W0395085

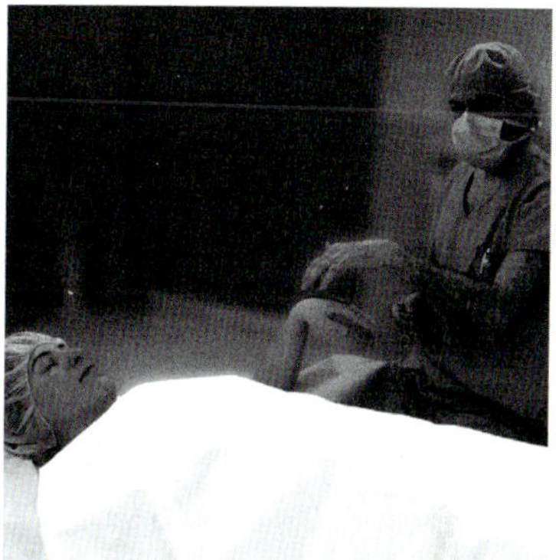

Hypnose, douleurs aiguës et anesthésie

Claude VIROT
Franck BERNARD

Préface :
Marie-Elisabeth FAYMONVILLE

Arnette

Chez le même éditeur

Comprendre les émotions en anesthésie-réanimation, J.-C. Lleu, 2010
Hygiène en anesthésie (4e édition), A.-M. Saire-Mauffrey, E. Gaertmer, H. de Montclos *et al.*, 2010
Les produits de l'anesthésie (4e édition), X. Sauvageon *et al.*, 2010
Anesthésie et réanimation du patient obèse, J.-E. Bazin, P. Coriat *et al.*, 2009
Nouveaux risques en anesthésie-réanimation, J.-J. Lehot, M. Canesson *et al.*, 2009
URG'Certificats, J.-M. Pécontal *et al.*, 2009
Principes et protocoles en anesthésie pédiatrique (2e édition), F. Duflo *et al.*, 2009
Manuel d'échographie en réanimation et service d'urgence, V. Noble, B. Nelson, A.N. Suttingco, trad. E. Gaertner, 2009
Iatrogénie et toxicologie en urgence, F. Baud et R. Bédry, 2009.
Douleur, inflammation et auto-immunité à l'usage des spécialités médicales, M. Sorel *et al.*, 2009.
Précis d'anesthésie clinique, P.G. Barash, B.F. Cullen, R.K. Stoelting, trad. E. Gaertner, 2008.
Urgences et infections, C. Martin, 2008.
Anesthésie, analgésie et sédation du patient âgé, F. Aubrun, 2008.
Urg'Pédiatrie, J.-M. Pécontal *et al.*, 2008.
Échographie en anesthésie régionale périphérique, E. Eisenberg, 2007.
Anesthésie et sédation en situation d'urgence, J.-L. Pourriat *et al.*, 2007.
Protocoles anesthésiques et analgésiques en ambulatoire, F. Duflo *et al.*, 2007.
Mémo douleur, I. Nègre, H. Belœil, 2007.
Dequad - Récupération rapide après chirurgie, E. Viel, 2007.
Analgésie, sédation et anesthésie préhospitalières, P. Hertgen et C. Fuilla, 2006.
Physiologie humaine appliquée, C. Martin, B. Riou, B. Vallet, 2006.
Anesthésie en chirurgie ophtalmique, J. Ripart et E. Nouvellon, 2006.
Anesthésie-réanimation en chirurgie cardiaque, J.-L. Fellahi, 2006.
Cœur et anesthésie, P. Coriat et J. Amour, 2005.
Guide pratique d'anesthésie locorégionale (2e édition), X. Paqueron, 2005.
Principes de réanimation chirurgicale (2e édition), J.-L. Pourriat et C. Martin, 2005.

Arnette
Wolters Kluwer France
1, rue Eugène et Armand Peugeot
92856 Rueil-Malmaison Cedex

© Wolters Kluwer France, 2010
ISBN 978-2-7184-1248-1

DANGER
LE PHOTOCOPILLAGE TUE LE LIVRE

Le code de la propriété intellectuelle du 1er juillet 1992 interdit en effet expressément la photocopie à usage collectif sans autorisation des ayants droit. Or, cette pratique s'est généralisée notamment dans l'enseignement, provoquant une baisse brutale des achats de livres, au point que la possibilité même pour les auteurs de créer des œuvres nouvelles et de les faire éditer correctement est aujourd'hui menacée.

En application de la loi du 11 mars 1957, il est interdit de reproduire intégralement ou partiellement le présent ouvrage sans autorisation de l'éditeur ou du Centre français du copyright (20, rue des Grands Augustin, 75006 Paris).

Table des matières

Liste des auteurs

Claude Virot
• Médecin psychiatre à Rennes
• Directeur de Émergences, Institut de formations et de recherche en communication thérapeutique (www.emergences-rennes.com)
• Fondateur de l'Institut Milton H. Erickson de Rennes
• Ex-président, vice-président et responsable des relations internationales de la Confédération francophone d'hypnose et de thérapies brèves
• Membre du bureau de la European Society of Hypnosis
• Membre du bureau de l'International Society of Hypnosis
• Award ISH 2009 : Haley Early Cancer for Innovative Contributions

Franck Bernard
• Médecin anesthésiste-réanimateur CHP Saint-Grégoire à Rennes
• Formateur au sein de l'Institut Émergences
• Membre de l'Institut Milton H. Erickson de Rennes
• Membre de la European Society of Hypnosis
• Membre de l'International Society of Hypnosis
• Ancien interne et assistant des hôpitaux
• Ancien chef de clinique des universités
• Titulaire du DU d'hypnose de la Pitié-Salpêtrière, Paris
• Intervenant dans les formations à l'hypnose de Liège, Genève, Paris

Préface

Le développement de l'hypnose a connu des moments de grand engouement et des moments de presque abandon. L'hypnose a servi de creuset à la psychothérapie mais son histoire est également intimement liée au développement de l'anesthésie dont elle a été un précurseur.

Quoi de surprenant à ce qu'un médecin psychiatre, Claude Virot, et un médecin anesthésiste, Franck Bernard, s'associent pour écrire un livre qui se propose de présenter un ensemble de connaissances théoriques concernant l'hypnose contemporaine et son application pratique dans le traitement de la douleur aiguë. Cet ouvrage, que je considère comme une importante contribution au domaine « hypnose-anesthésie », résume les nombreuses heures de cours que les soignants, utilisant l'hypnose pour la douleur aiguë, doivent recevoir pour prétendre à une formation adaptée dans ce domaine. Un manuel bien écrit, agréable à lire, compréhensible, le propos est clair, le contenu scientifique est bien documenté. Aussi bien le non-initié que l'initié trouveront dans cet ouvrage un support structuré de leur savoir qu'ils pourront élargir probablement au fur et à mesure de leur lecture.

Rien d'étonnant quand on sait que ces deux auteurs ont une longue et solide pratique de l'hypnose, chacun dans son domaine de compétence respectif. De plus, tous deux transmettent leur savoir dans des formations spécifiques depuis de longues années, ils possèdent donc des compétences pour donner des informations pertinentes et accessibles au lecteur.

Comment comprendre l'efficacité de l'hypnose ? Comment s'inscrit-elle dans la longue lignée des pratiques analgésiques-anesthésiques ? Comment l'hypnose peut-elle devenir un outil pour les soignants qui s'occupent précisément des malades dans une phase critique de leur vie : une chirurgie, un accident, un accouchement... Dans ces contextes anxiogènes, le patient vit un rétrécissement important de ses capacités d'analyse et devient très perméable aux paroles du soignant.

L'utilisation ciblée du langage dans la pratique clinique constitue une partie importante de ce livre. Permettre à chaque soignant de maîtriser l'essence d'un langage thérapeutique pour l'utiliser au profit de ses patients reste un défi majeur.

Ce livre peut être un guide et non un manuel d'instruction. Comme chacun sait, le simple fait de lire une grammaire ne suffit pas pour acquérir la maîtrise d'une langue, mais c'est déjà un début...

S'intéresser au « psychisme » des patients, même dans des branches de médecine somatique et technique (anesthésie, réanimation, urgences...), est le prérequis à l'apprentissage de l'hypnose. Cet apprentissage permettra au soignant de découvrir une déclinaison infinie des possibilités de la relation de soin ; il constatera que le langage imagé, les métaphores peuvent redonner aux patients du contrôle et de la maîtrise sur leur vécu. Il aiguisera son écoute bienveillante et utilisera davantage ce que le patient lui apporte, il osera s'avancer sur des chemins nouveaux.

Comme toute autre technique, l'hypnose ne peut s'utiliser comme clé passe-partout ou comme recette miracle. Elle nécessite un apprentissage sérieux et une pratique éthique. Elle enrichit celui ou celle qui l'utilise.

C'est le propre de l'hypnose que de ne pas laisser indemne celui qui s'y risque...

Bonne lecture,
Pr Marie-Élisabeth Faymonville

Introduction

Si l'hypnose existe sous différentes formes depuis plus de deux siècles et si elle a été largement utilisée à d'autres époques pour aider les patients dans les situations chirurgicales, son utilisation actuelle s'est développée de manière tout à fait originale depuis une douzaine d'années.

À la fin des années 90, Marie-Élisabeth Faymonville, professeur au CHU de Liège, est convaincue de la capacité de l'hypnose à amplifier les ressources d'anxiolyse et d'analgésie chez ses patients. Elle développe une pratique qu'elle appelle hypno-sédation avec des résultats remarquables. Parallèlement, elle mène des recherches prouvant l'existence d'un fonctionnement cérébral spécifique au processus hypnotique.

Dès 1999, Alain Thomas, médecin anesthésiste à Rennes, en perçoit toute l'importance et me sollicite pour croiser les connaissances des spécialistes de l'anesthésie avec celles des spécialistes de l'esprit. Le premier congrès international d'hypnose et anesthésie en 2000, première mondiale, montre toute la pertinence de cette collaboration et l'attente très forte d'une adaptation des pratiques. Le deuxième congrès de 2001 est une confirmation et appelle la création d'un enseignement spécifique à l'hypnose dans le monde de la douleur aiguë et de l'anesthésie : une formation unique voit le jour à Rennes.

À Rennes encore, Franck Bernard, médecin anesthésiste formé depuis 1996 à l'hypnose, utilise déjà ces techniques dans son établissement. Il rejoint l'équipe enseignante de Emergences et participe très largement à l'élaboration de la formation telle qu'elle existe aujourd'hui.

Malgré la disparition de Alain Thomas en 2005, le processus se poursuit dans le sens qu'il avait impulsé et imaginé.

Claude Virot

En 2008, à Quiberon, le troisième congrès international d'hypnose et douleur aiguë accueille 500 professionnels de santé. Le nombre impressionnant de participants montre que l'hypnose rencontre un réel intérêt dans le traitement de la douleur aiguë. La réalisation d'un ouvrage de référence dans le domaine paraît alors indispensable.

Claude Virot, spécialiste de l'hypnose depuis 1986 qui enseigne l'hypnose au sein de l'institut Emergences en tant que psychiatre, m'a proposé de faire le point sur nos connaissances en 2010. C'est ainsi qu'est né ce livre. Il repose sur notre expérience et sur les méthodes que nous avons développées pour la formation depuis 10 ans.

La matière exposée est en permanente évolution, tant au niveau des techniques que des indications. Pour limiter notre propos à ce qui est le mieux établi aujourd'hui, nous avons dû faire des choix parfois difficiles face à la créativité et à l'inventivité des soignants qui utilisent l'hypnose un peu plus chaque jour.

Chacun des chapitres est le fruit de notre collaboration mais nous nous sommes partagé l'écriture et avons chacun gardé notre style. Il nous a semblé qu'une présentation de l'hypnose par la juxtaposition des propos d'un psychiatre et d'un anesthésiste permettrait une intégration plus dynamique des concepts et des méthodes.

Que ce livre soit pour vous une première rencontre avec l'hypnose thérapeutique ou que vous ayez déjà suivi une formation, nous formons des vœux pour qu'il vous aide à développer de nouvelles ressources pour exercer votre art.

Franck Bernard

Chapitre 1

L'évolution de l'hypnose

LES PRÉCURSEURS

L'hypnose apparaît dans le domaine médical au moment de la Révolution française. Cette méthode thérapeutique ne s'appelle pas encore hypnose mais « magnétisme animal ». Elle est développée par un médecin d'origine autrichienne, le Dr Messmer, qui remarque que certains patients peuvent guérir sans recours aux techniques de soins alors en vigueur, quelles soient physiques, chimiques ou religieuses. La guérison serait due à la transmission par le thérapeute d'un fluide universel dit « fluide animal », du mot « *Anima* » qui signifie vivant. Cette hypothèse est rapidement écartée par les scientifiques. S'ils ne contestent pas les évolutions favorables des patients, ils les attribuent à l'effet de leur imagination. Cette imagination serait activée par leur espoir, amplifiée par la conviction du thérapeute et par une attente parfois longue de plusieurs heures. C'est la première apparition de l'intérêt de l'imagination comme facteur thérapeutique officiel. Nous dirions aujourd'hui que ces patients entraient dans un état d'hypnose naturel favorisant l'accès à des ressources potentielles présentes chez chaque individu à un niveau non conscient. Cet espace qui deviendra l'inconscient est ici le plus souvent appelé « Imaginaire ».

Ce phénomène n'est pas nouveau. Toutes les cultures et toutes les époques ont, chacune à leur manière, exploité ce fonctionnement mental particulier appelé « transe ». Un sujet en transe modifie ses rapports avec son environnement, avec les personnes présentes et avec son monde mental et physique ordinaire. Considérée comme permettant l'accès à une autre dimension du monde, un monde invisible ou magique (d'où le mot « imaginaire » mais aussi le mot « image »), la transe est utilisée pour la guérison, la relation avec le divin ou encore la relation avec le futur (prédictions). La valeur de chacune de ces croyances tient à l'espace culturel dans lequel elle se développe. Retenons simplement cette connaissance de fonctionnements mentaux particuliers qui font apparaître de nouvelles ressources chez le sujet.

Protéger les patients de la douleur est depuis toujours un objectif majeur du médecin. La culture occidentale de cette fin du XVIIIe et du début du XIXe siècle est alors très démunie. De l'alcool, du laudanum sont parfois administrés, quand il y en a. La rapidité est la principale qualité requise pour les amputations (principales interventions de l'époque). Cette rapidité est mise en œuvre en espérant alors que les forces du patient seront suffisantes pour supporter cette attaque extrêmement violente de sa conscience et de son corps.

Tout naturellement, les chirurgiens s'intéressent à la technique de Messmer qui « plonge » les patients dans un état spécial qui semble les mettre à distance de la réalité vécue. Nous voyons ici une gravure de 1834 *(Fig. 1)* représentant une mastectomie réalisée sans douleur par le docteur Jules Cloquet.

Si l'intérêt nous semble évident maintenant, rappelons-nous qu'une majeure partie du corps médical défend l'idée que la douleur est nécessaire et refuse ces méthodes analgésiques pour des motifs « scientifiques » et religieux. Pourtant, à cette époque, un chirurgien anglais, James Esdaile, expérimente cette méthode (appelée alors mesmérisme) à large échelle, à Calcutta *(Fig. 2)*. Ses comptes rendus opératoires à propos de plusieurs centaines de patients font état d'une réduction de la mortalité qui passe de 45 à 5 %, avec la même technique opératoire et les mêmes conditions d'asepsie (nous sommes avant Pasteur). La seule différence est la protection de la conscience du sujet par une technique mentale.

Le terme « hypnotisme » est créé en 1843 par James Braid, un médecin écossais. Il forge ce nouveau mot en référence à « *Hypnos* », dieu grec du sommeil, pour nommer cet état particulier dans lequel les sujets ont un aspect extérieur de sommeil. Cette association de l'hypnose à une forme particulière de sommeil ne sera invalidée qu'un siècle plus tard. Braid tentera, quelques années plus tard, de renommer l'hypnotisme « mono-idéisme », appellation plus proche de la focalisation et de la fixation de l'attention qu'il observe.

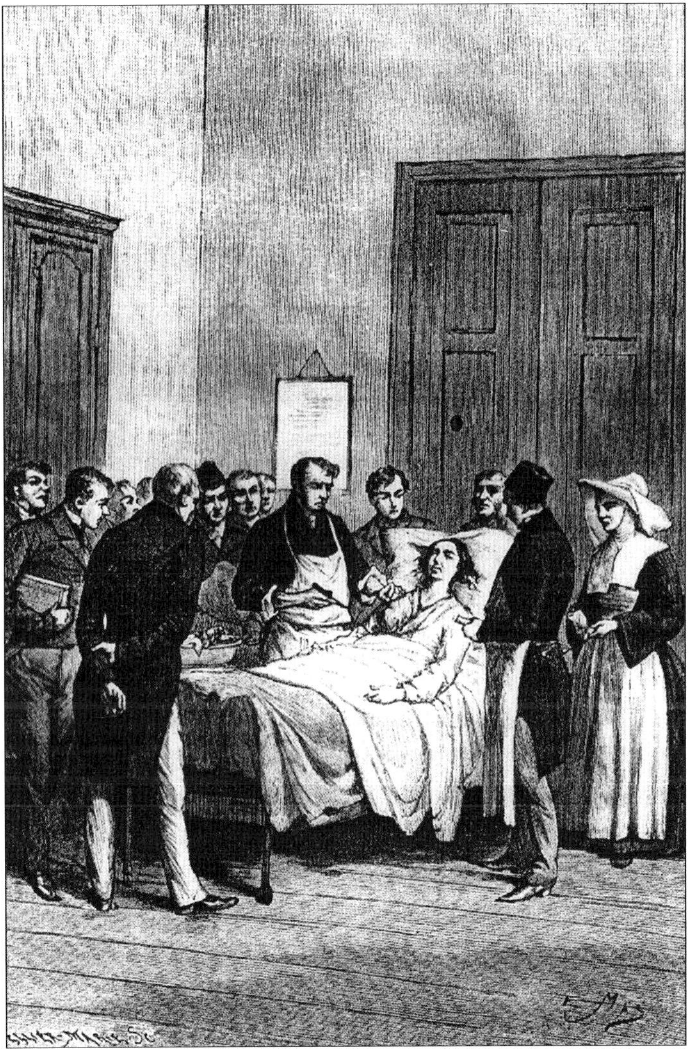

Figure 1 ▪ « Ablation d'un cancer du sein pendant le sommeil magnétique » (Jules Cloquet, 1829).

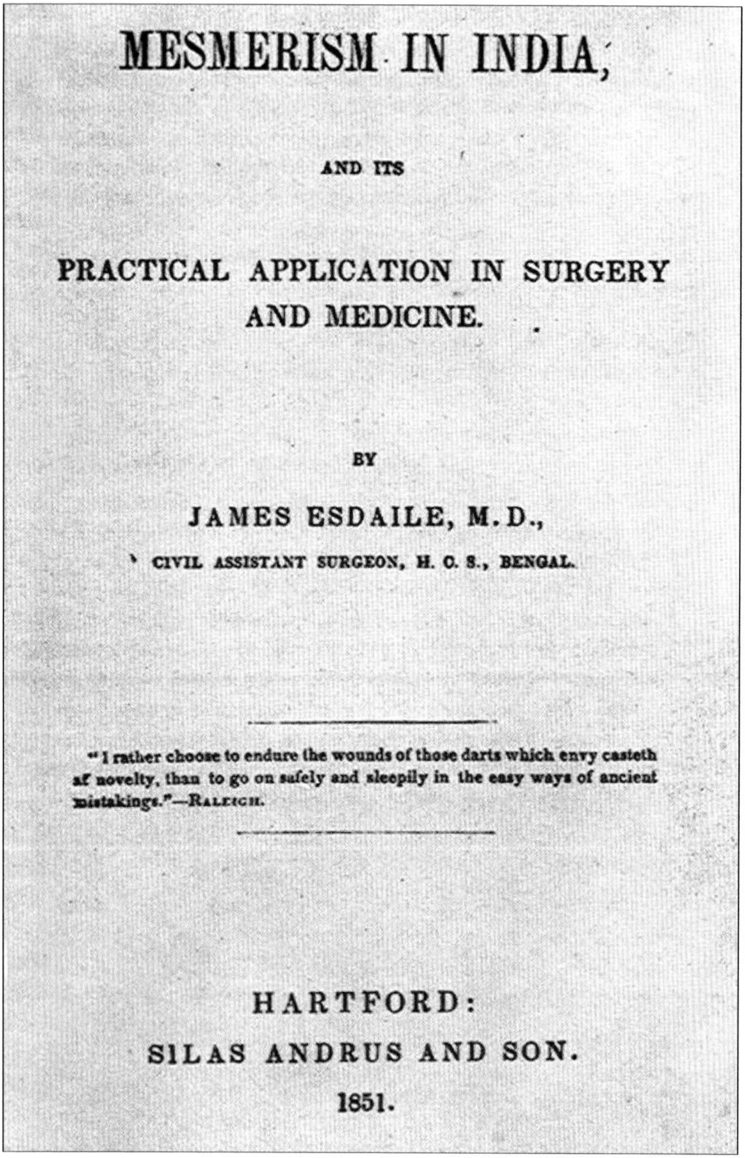

MESMERISM IN INDIA,

AND ITS

PRACTICAL APPLICATION IN SURGERY AND MEDICINE.

BY

JAMES ESDAILE, M.D.,

CIVIL ASSISTANT SURGEON, H. C. S., BENGAL.

"I rather choose to endure the wounds of those darts which envy casteth at novelty, than to go on safely and sleepily in the easy ways of ancient mistakings."—Raleigh.

HARTFORD:

SILAS ANDRUS AND SON.

1851.

Figure 2 ■ Publication de James Esdaile.

■ L'APPARITION DE L'ANESTHÉSIE PHARMACOLOGIQUE

Parmi les soignants, les chirurgiens dentistes sont particulièrement concernés par le problème de la douleur. La plupart des gens préfèrent supporter leurs douleurs dentaires plutôt que de se faire opérer, ce qui génère un état sanitaire déplorable. Vers 1850, deux d'entre eux, les docteurs Wells et Morton, expérimentent le protoxyde d'azote et l'éther pour déconnecter la conscience pendant l'intervention. L'analgésie pharmacologique est née. Elle est plus fiable et plus reproductible que les autres techniques. L'analgésie hypnotique passe au second plan.

La période 1870-1900 est une époque majeure pour l'hypnose. Deux directions très différentes sont explorées. L'une, dirigée par le professeur Jean-Martin Charcot, neurophysiologiste de renommée mondiale, s'intéresse aux modifications neurologiques observées chez les sujets en transe hypnotique : réduction ou disparition de certains réflexes, catalepsies, amnésies... Des analgésies locales peuvent être produites dans des territoires non conformes aux connaissances anatomiques : par exemple, une analgésie de la main prendra la forme d'un gant, conformément à l'idée que le sujet se fait du territoire « main ». Ces étrangetés seront considérées comme des anomalies survenant chez des sujets particuliers choisis pour leur extrême suggestibilité, les fameuses « hystériques de Charcot ». Dans le même temps, une autre école, dirigée par Hyppolite Bernheim à Nancy, explore les possibilités thérapeutiques de la transe hypnotique. Réfutant l'hypothèse pathologique de Charcot, la conception de Bernheim entre en conflit direct avec l'école de la Salpêtrière. Les deux premiers congrès mondiaux d'hypnose, en 1889 et 1900, ont lieu à Paris et témoignent de la virulence des tenants de ces deux positions.

À partir de cette date, l'hypnose est abandonnée. La recherche scientifique ne parvient pas à l'expliquer, elle reste trop mystérieuse et trop magique. La recherche sur les états mentaux est alors orientée par la psychanalyse de Freud, d'abord praticien de l'hypnose, élève de Charcot et de Bernheim.

■ MILTON H. ERICKSON

L'hypnose française a cependant franchi les frontières et intéresse quelques praticiens américains. Vers 1925, un jeune étudiant en médecine reçoit une formation à l'hypnose classique. C'est une forme d'hypnose très directive, conforme aux interactions ordinaires entre le médecin et le malade. Sous l'influence autoritaire du thérapeute, certains sujets expérimentent une transe hypnotique considérée comme un état mental particulier nécessitant des « compétences » spéciales chez le sujet. Ce jeune homme s'appelle Milton Erickson : il va se passionner pour l'hypnose puis y consacrer sa vie *(Fig. 3)*.

Très vite il conteste l'idée d'associer la transe à un phénomène provoqué par le thérapeute. Pour lui, la transe est un phénomène banal, naturel, que chaque individu connaît dans sa vie ordinaire. Cette position qu'il développera toute sa vie, position aujourd'hui très largement admise, s'oppose à la conception que l'hypnose ne peut apparaître que chez les sujets ayant une personnalité particulière. C'est ainsi que, à partir des années 50, vont se différencier deux courants hypnotiques : celui de l'hypnose classique, plus proche des conceptions françaises du XIXe siècle, et celui de l'hypnose ericksonienne, qui met l'accent sur le concept d'état naturel renforcé par la communication entre le sujet et le thérapeute.

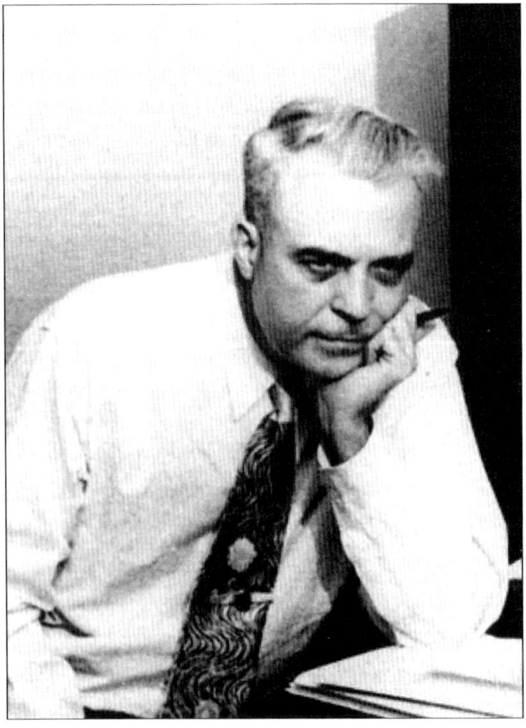

Figure 3 ■ Milton H. Erickson.

L'hypnose classique se développe dans les milieux de recherche universitaire. Elle s'appuie sur des méthodes d'induction stéréotypées plus accessibles à l'évaluation. Ce sont des suggestions directes – comme des ordres – auxquelles le sujet répond ou non. Ces suggestions stéréotypées permettent de créer plusieurs échelles qui mettent en évidence des différences importantes d'« hypnotisabilité » d'un sujet à l'autre. Elles montrent que 25 % environ des sujets sont très hypnotisables, 50 % sont peu hypnotisables et 25 % ne le sont pas du tout. Elles servent de référence pour toutes les recherches et pour sélectionner les sujets inclus dans les expériences. Peu à peu, cette échelle a été utilisée par les cliniciens pour détecter les patients susceptibles d'être soignés par hypnose.

La ligne de fracture est nette avec la théorie de Erickson pour lequel 100 % des patients peuvent vivre une expérience hypnotique et peuvent être aidés par cette technique.

Les deux affirmations sont vraies mais dans des cadres différents. La recherche fondamentale a besoin de sujets qui répondent bien à certaines suggestions, identiques chez tous les sujets, dans tous les pays. Erickson, par contre, développe l'idée que chaque patient peut expérimenter une transe thérapeutique si le thérapeute s'adapte en fonction des expériences spécifiques de ce sujet, de ses attentes, du contexte de soin, en proposant des suggestions acceptables par ce sujet. C'est la démarche « utilisationnelle » fondée sur la communication, mode d'échange permanent entre le sujet et le thérapeute, qui fait de chaque session hypnotique une session unique. Si cette méthodologie est beaucoup plus performante pour la clinique, elle l'est moins pour la recherche fondamentale.

Cette distinction est importante afin de faire la différence entre les recherches fondamentales et les recherches cliniques. Dans les recherches cliniques, n'importe quel patient est susceptible de se voir proposer l'hypnose, quel que soit son niveau d'hypnotisabilité. Les résultats proviennent de groupes randomisés sur la totalité des patients et sont plus conformes à ce que les praticiens observent sur le terrain thérapeutique.

Si la technique ericksonienne s'appuie sur la permissivité, le choix laissé au patient de vivre une transe qui lui convient et sur la souplesse du thérapeute, nous verrons qu'elle recourt aussi à des suggestions plus directes et à des décisions de la part du thérapeute. C'est cette combinaison que nous appelons aujourd'hui l'hypnose ericksonienne, combinaison particulièrement efficace dans notre cadre de « douleur aiguë et d'anesthésie ».

La méthodologie hypnotique fondée sur une complémentarité entre le patient et le thérapeute est aujourd'hui la plus largement pratiquée sur le plan international, même s'il y a des disparités importantes d'un pays à l'autre. En Turquie, par exemple, les anesthésistes utilisent des techniques très directes, très autoritaires, compatibles avec la culture médicale du pays. Ce développement est dû à son efficacité mais aussi à l'évolution que demandent aujourd'hui les patients (chacun d'entre nous...) dans les systèmes de santé. De plus en plus, les patients souhaitent être acteurs du soin, demandent de l'information, veulent avoir des choix, veulent une prise en charge individualisée respectant leur personnalité. C'est un changement fondamental par rapport à la médecine du siècle dernier reposant sur un rapport d'autorité. Ce n'est pas toujours simple pour les thérapeutes de s'adapter à cette évolution, de fonctionner autrement que les pères et les maîtres, les traditions étant par nature stables et solides, mais cette adaptation est en cours. L'intérêt rencontré par les techniques ericksoniennes dans tous les champs de la santé le montre.

L'étude des modifications de l'activité de certaines populations neuronales lors de différents états de la conscience par la neuro-imagerie fonctionnelle est à l'origine du regain d'intérêt pour l'utilisation de l'hypnose antalgique. Entre 1990 et 2000, différentes équipes ont objectivé l'action de l'hypnose sur la nociception [1, 2]. Les auteurs ont mis en évidence non seulement une modification de l'évaluation subjective de la douleur mais aussi des modifications objectives de l'activité cérébrale régionale.

■ L'AVÈNEMENT DES NEUROSCIENCES

Les arguments expérimentaux

Si l'électroencéphalogramme apporte une contribution modeste à la compréhension du processus hypnotique [3], il a permis depuis 1949 d'objectiver que l'hypnose n'est ni un sommeil ni un coma mais un état de veille. Le sujet est éveillé, il est donc conscient puisque la veille est la clé de la conscience.

Les premières expériences portant sur ce qu'on peut appeler l'hypnose moderne datent des années 30 mais il faut attendre la fin des années 50 pour que l'hypnose soit enfin reconnue par la British Medical Association puis par l'American Medical Association. C'est à la même époque que l'étude scientifique du processus prend tout son essor. L'apparition des échelles d'hypnotisabilité permet l'observation plus rigoureuse du processus. Les échelles les plus usitées sont actuellement celle de Stanford (mise au point par Hilgard et Weitzenhoffer) et celle de

Harvard (mise au point par Orne). En 1967, Hilgard [4] cherche à mesurer l'effet de l'hypnose et des suggestions antalgiques. Il utilise pour cela l'exposition au froid du pied ou de la main. Les sujets se servent d'une échelle EVN pour préciser l'intensité de la douleur ressentie. Quel que soit le degré d'hypnotisabilité des sujets, les suggestions d'analgésie hypnotique entraînent une augmentation de la tolérance à la douleur. Cette tolérance est corrélée au degré d'hypnotisabilité du sujet.

Plusieurs équipes tentent en vain de corréler des modifications physiologiques (pouls, pression artérielle, fréquence respiratoire, résistance et température cutanée...) à l'hypnose [5, 6]. Il est vraisemblable que les variations des principaux paramètres physiologiques sont variables en fonction des suggestions hypnotiques délivrées et du contenu de l'hypnose (type de souvenir...).

Une des premières hypothèses neuroscientifiques de l'hypnose est l'asymétrie du fonctionnement hémisphérique cérébral. Cette hypothèse est fondée sur l'observation des mouvements oculaires [7]. On parle de cerveau droit et de cerveau gauche. Le cerveau droit aurait une prépondérance dans les activités imaginatives, un fonctionnement plus holistique qu'analytique ; le cerveau gauche serait plus analytique, rationnel, logique [8]. Cette hypothèse a été progressivement abandonnée en raison de l'absence totale de preuves scientifiques.

L'étude des potentiels évoqués a également été proposée pour étudier le processus hypnotique et sa nature. Là encore, les résultats diffèrent et sont plus à rapporter à la nature des suggestions délivrées qu'à une spécificité du processus hypnotique [9].

Dans les années 90, des équipes de recherche s'appuient sur des données de neuro-imagerie fonctionnelle pour mettre en évidence les particularités cérébrales du processus hypnotique.

La tomographie par émissions de positons et la résonance magnétique fonctionnelle procurent des mesures indirectes de l'activité cérébrale par l'évaluation des variations du débit sanguin régional dans le cerveau et de l'activité métabolique. Elles reposent sur la corrélation qui existe entre l'activité neuronale et l'augmentation circonscrite dans le temps et l'espace du débit sanguin.

En 1997, Rainville [10] publie une étude dans laquelle il objective que la composante affective de la douleur est encodée au niveau d'une partie du cortex cingulaire antérieur ; l'activité du cortex cingulaire antérieur augmente significativement avec l'augmentation de l'inconfort de la douleur. Faymonville objective que le cingulaire antérieur est non seulement impliqué dans la composante émotionnelle de la douleur, mais qu'il participe à la modulation de l'ensemble du phénomène nociceptif. Son étude [11] porte sur des volontaires sains. Les sujets sont consécutivement placés dans trois situations différentes :

— premier temps : état d'éveil au repos, allongé, les yeux fermés ;
— deuxième temps : imagerie mentale autobiographique : le sujet se remémore un souvenir agréable ;
— troisième temps : ce même souvenir agréable leur est redonné par un intervenant formé à l'hypnose qui utilise cette technique.

Pour chaque temps de l'expérience, un examen par tomographie par émission de positons (PET scanner) est effectué. On observe alors des modifications spécifiques de certains débits sanguins régionaux, modifications corrélées avec celles de l'activité cérébrale régionale dans les structures visualisées. Les résultats sont les suivants.

— Certaines zones sont activées uniquement lors de la session « hypnose » et ne le sont pas dans les sessions contrôles (éveil au repos et imagerie mentale) : le cortex cingulaire antérieur et le cortex prémoteur.
— D'autres zones sont spécifiquement inactivées lors de la session « hypnose » alors qu'elles sont activées lors des deux autres sessions : le cortex cingulaire postérieur et le précunéus.
— Enfin, il existe des zones qui sont activées uniquement chez certains sujets. Ces activations « personnalisées » dépendent du contenu de l'hypnose. Ainsi, si le sujet a choisi un souvenir à prédominance visuelle, on observe des activations occipitales comme si le sujet voyait réellement quelque chose ; ces zones activées ne l'étaient pas lors de la session « imagerie mentale » alors qu'il s'agit du même souvenir.

Ces résultats ont été confirmés par Rainville en 1999 [12].

Les aspects phénoménologiques

Kosslyn décrit la distribution du débit sanguin cérébral lors d'illusions visuelles de perception de couleurs induites par hypnose. Les aires qui sont habituellement impliquées et activées lors de la vision des couleurs sont les cortex fusiforme et lingual. Si un panneau coloré est présenté au sujet hypnotisé, ces aires sont activées comme lorsque le sujet est en état de veille ordinaire. Lorsque le même panneau, mais cette fois dépourvu de couleurs, est présenté au sujet hypnotisé et qu'il lui est suggéré que ce panneau comporte un grand nombre de couleurs, ces aires sont également activées, comme si le sujet voyait réellement des couleurs.

Inversement, si un panneau très coloré est présenté au sujet en état d'hypnose et qu'il lui est suggéré que ce panneau est gris, les cortex fusiforme et lingual ne sont pas activés, comme si le sujet ne voyait pas de couleurs [13].

Il existe donc au niveau du cerveau humain des modifications d'activation spécifiques du processus hypnotique. La mise en évidence de ces modifications chez des sujets volontaires sains permet d'affirmer que l'hypnose n'est ni un jeu de rôle, ni un état particulier du cerveau observable uniquement chez certains sujets présentant une personnalité ou une pathologie hystérique.

Les aspects expérimentaux

Deux des principales tâches d'un anesthésiste sont de lutter contre l'anxiété et contre la douleur des patients. L'hypnose a-t-elle une place dans ces activités ?

L'action de l'hypnose sur l'anxiété

L'anxiété face à une intervention est une manifestation commune. Les sujets opérés sont en moyenne 20 % plus anxieux que la population générale et on détecte une anxiété chez 40 % des patients [14]. Des raisons évidentes nous amènent à prendre en compte l'anxiété préopératoire des patients. Cette anxiété peut avoir des conséquences non seulement d'ordre psychologique mais aussi d'ordre somatique. De plus, en dehors du résultat des traitements péri-opératoires institués, c'est aussi sur la manière dont les patients sont accompagnés durant leur séjour hospitalier qu'il importe de faire porter les efforts pour améliorer les pratiques [15].

L'anxiété péri-opératoire est diminuée par l'hypnose [16]. La comparaison à J1, J10 et J30 de l'anxiété de deux groupes de patients ayant une thyroïdectomie – un groupe « anesthésie générale » *versus* un groupe « hypnose » – objective une diminution significative de l'anxiété dans le groupe « hypnose ». À la lecture de ces résultats, on peut se poser deux questions. Est-ce l'hypnose qui diminue significativement l'anxiété ou est-ce l'anesthésie générale qui est anxiogène ? Que se passe-t-il lorsqu'on compare l'hypnose à une technique réputée non anxiogène ? La même année, une étude a comparé le confort de deux groupes de patients devant subir une intervention de chirurgie mineure – un groupe sous diazanalgésie consciente *versus* un autre sous hypnose – : le groupe « hypnose » s'est avéré beaucoup plus confortable et moins anxieux [17]. Une autre étude [18] a comparé l'efficacité de l'hypnose à celle de techniques de relaxation. Deux groupes de 30 patients victimes de brûlures touchant 25 % de la surface corporelle avaient des pansements quotidiens pendant au moins 14 jours. Un groupe a bénéficié de techniques de relaxation classique alors que les patients de l'autre groupe étaient en transe hypnotique pendant les pansements. On a observé des réductions significativement plus importantes de l'anxiété non seulement avant mais aussi pendant et après les pansements dans le groupe « hypnose » en comparaison avec le groupe « relaxation ».

Une autre étude de 2006 rapporte la diminution de l'anxiété à l'entrée du bloc opératoire et à sa sortie chez des sujets ayant bénéficié d'une prise en charge hypnotique préopératoire [19]. La réduction de l'anxiété préopératoire est également objectivée chez les enfants [20].

Il est donc clair que l'hypnose présente un intérêt dans la prévention de l'anxiété péri-opératoire. Toutes ces études ont conforté l'impression clinique.

L'action de l'hypnose sur la douleur

Les études

Les différentes structures cérébrales impliquées dans le traitement de l'information nociceptive sont nombreuses et jouent un rôle de modulation dans les différentes composantes de la douleur. Ces structures cérébrales sont en interaction entre elles et peuvent donc influencer la réponse de l'individu à un stimulus nociceptif.

Les protocoles d'étude de la modulation nociceptive par l'hypnose explorent trois conditions d'état successives : repos, imagerie mentale puis hypnose. Un stimulus nociceptif est appliqué sur une des mains des sujets. Dans les conditions de repos et d'imagerie mentale simple, l'effet principal de la stimulation douloureuse s'observe dans le cortex insulaire ; dans la condition d'hypnose, l'activation principale est notée au niveau du cortex cingulaire antérieur (région 24'). Il existe une corrélation forte entre, d'une part, l'augmentation du débit sanguin régional observée au niveau cingulaire antérieur, et, d'autre part, l'intensité des sensations douloureuses et l'inconfort ressenti de ces sensations. Cette corrélation n'est pas retrouvée dans les groupes contrôles. Sur le plan comportemental, l'hypnose diminue significativement la douleur : les sujets hypnotisés ressentent un inconfort moins important que ceux des groupes contrôles.

En 2003, l'équipe du professeur Faymonville [21] objective que, lors d'un stimulus douloureux, l'hypnose permet une activation de la cingulaire antérieure mais aussi une modification de sa connectivité avec d'autres régions impliquées dans la gestion de la douleur. Ces modifications apparaissent corrélées à l'intensité de la douleur : plus la douleur augmente plus les structures sont activées. Aucune corrélation n'est retrouvée dans les groupes contrôles (repos, imagerie simple). Sur le plan comportemental, il est rapporté une diminution de 50 % environ de la douleur évaluée chez les sujets hypnotisés par rapport à la population en condition « groupe contrôle ».

Ces résultats ont été confirmés et complétés en 2009 grâce à des images obtenues par IRM fonctionnelle [22]. Dans cette étude, c'est un laser infrarouge qui est utilisé pour créer le stimulus douloureux. L'intensité du rayon laser est progressivement augmentée. Cela permet de modifier l'intensité de la stimulation qui est non douloureuse dans un premier temps (intensité du laser < 450 mJ), puis qui devient de plus en plus douloureuse. Les images cérébrales obtenues avec ou sans hypnose sont comparées. Parallèlement, des évaluations comportementales sont effectuées : on étudie la perception du stimulus et la douleur ressentie. Ces évaluations comportementales ne s'avèrent différentes que si la stimulation est douloureuse (intensité du laser > 450 mJ). En d'autres termes, la perception de l'existence du stimulus est la même avec ou sans hypnose mais l'inconfort ressenti et la douleur, lorsqu'ils apparaissent, sont significativement diminués dans le groupe « hypnose ». Ces résultats concordent avec une étude clinique de 2000 [23]. Sur le plan des images, toutes les structures cérébrales qui sont activées en conscience critique lors de l'application des stimulations par laser le sont significativement moins lorsque les sujets sont hypnotisés, qu'il y ait douleur ou non. Par ailleurs, il existe des régions qui sont très activées en conscience critique lorsque le stimulus est douloureux, non seulement au niveau cortical mais aussi au niveau sous-cortical (tronc cérébral, en particulier). Ces régions ne s'activent pas ou que peu sous hypnose dans ces mêmes conditions. Par contre, la connectivité fonctionnelle entre l'aire S1, l'insula et le cortex préfrontal est augmentée en cas d'hypnose lorsque le stimulus devient douloureux, ce qui n'est pas le cas dans le groupe contrôle. Ces résultats suggèrent une inhibition des perceptions périphériques et une modulation du codage du message douloureux.

Le processus hypnotique permet de recruter des régions cérébrales pour participer à la gestion de la douleur. L'hypnose met ainsi en avant la capacité formidable du cerveau à recruter certains réseaux neuronaux. Ce recrutement se fait en fonction des besoins, avec une modulation impliquant, notamment, la connectivité du cortex cingulaire antérieur avec l'ensemble des régions qui participent à l'évaluation cognitive. Ceci aboutit à une meilleure évaluation sensori-discriminative, émotionnelle et cognitive du stimulus nociceptif. Ce traitement de l'information optimalise la réponse affective et comportementale des sujets.

Les hypothèses neuropsychologiques

Plusieurs théories tentent actuellement d'expliquer l'action de l'hypnose sur la douleur.

La théorie néo-dissociative

Elle suggère que le corps enregistre la douleur mais qu'une barrière amnésique empêche de prendre conscience de cette perception. Cette théorie est développée par Hilgard à Stanford [24]. Selon lui, l'hypnose est caractérisée par des dissociations partielles. Ces dissociations seraient l'explication de phénomènes tels que l'amnésie, la régression en âge et l'analgésie, entre autres.

La théorie de l'activation d'un circuit inhibiteur

Elle propose que le processus hypnotique diminue les afférences nociceptives de provenance périphérique soit au niveau de la moelle, soit via l'activation d'un circuit inhibiteur cortico-spinal comme le suggère la diminution du réflexe RIII. Ce réflexe standardisé est un réflexe polysynaptique, de longue latence, provoqué par des stimulations douloureuses électriques. Il représente un outil intéressant pour l'étude de la transmission et de la modulation de la nociception au niveau médullaire car son seuil d'apparition et son amplitude dépendent uniquement du seuil et de l'intensité de la douleur. Sa conduction est assurée par les fibres A delta. Ce réflexe dépend uniquement de circuits organisés dans la moelle. Sa diminution chez 60 % des sujets hypnotisés suggère que l'action de l'analgésie hypnotique mobilise des systèmes capables de bloquer la transmission des informations douloureuses dans la moelle épinière. Cependant, ce réflexe n'est inhibé que chez 60 % des sujets : il est donc probable que la transmission des informations s'effectue également à d'autres niveaux du système nerveux. Cette théorie prend en compte les observations faites en neuroimagerie lors de l'étude de 2009 décrite plus haut [22] réalisée avec le laser infrarouge.

La théorie des opioïdes endogènes

Elle ne résiste pas au fait que la naloxone ne neutralise pas l'analgésie hypnotique. En outre, l'analgésie hypnotique peut être répétée et terminée rapidement tandis que l'effet des opioïdes se dissipe plus lentement.

■ L'HYPNOSE EST-ELLE UN PLACEBO ?

Il existe certainement un effet placebo dans l'hypnose. En effet, la mise en place d'un contexte d'hypnose joue un rôle d'activation de la réponse hypnotique.

Miller et Bowers [25] ont montré que, si les patients croient qu'ils sont hypnotisés et qu'il est procédé à un rituel hypnotique, cela suffit à déclencher une réponse analgésique, en dehors de toute hypnose réelle. La part de l'effet placebo dans toute thérapeutique existe et l'hypnose n'échappe pas à la règle. Un faisceau d'arguments montre cependant que l'hypnose ne se réduit pas seulement à un effet placebo.

- La conception des deux phénomènes est différente : l'analgésie placebo se réfère à un processus d'apprentissage, où une source extérieure peut être à l'origine d'un soulagement, alors que l'analgésie hypnotique se réfère à une capacité innée et auto-dirigée à modifier ses propres perceptions.
- L'efficacité est différente : environ 30 à 35 % pour l'effet placebo, contre 50 % pour l'hypnose [5, 26].
- Les effets antalgiques placebo sont antagonisés par la naloxone qui n'a aucun effet sur l'analgésie induite par hypnose [27].
- Le réflexe RIII n'est pas modifié par l'effet placebo alors qu'il disparaît chez plus de 60 % des sujets hypnotisés [28].
- Enfin, les images obtenues en neuro-imagerie diffèrent entre effet placebo et hypnose [29].

CONCLUSION

Les techniques modernes neuroscientifiques ont permis de redonner à l'hypnose une place de choix au sein de l'arsenal des outils utilisables pour améliorer la prise en charge des patients présentant une douleur aiguë. Les différents points abordés ici mettent en avant que l'hypnose peut agir non seulement sur l'anxiété mais aussi sur la douleur. Ainsi, un large réseau neuronal peut être mobilisé par chaque être humain pour atténuer les différentes composantes de la douleur. Il semble que l'hypnose modifie le traitement de l'information mais également la plasticité neuronale. Même si les neurosciences permettent ainsi d'explorer chaque jour un peu plus le fonctionnement de notre cerveau et d'appréhender l'hypnose sur le plan de la recherche fondamentale, c'est dans ses applications pratiques que l'hypnose trouve tout son intérêt. La modification de l'alliance thérapeutique et l'activation des ressources des patients permettent quotidiennement une meilleure prise en charge qui s'inscrit dans un processus de réhabilitation [30].

Chapitre 2

De la transe spontanée à l'hypnose thérapeutique

Si le monde de l'hypnose recèle encore beaucoup d'inconnues, d'approximations, c'est aussi une discipline vivante qui avance. Nous voyons notre connaissance des états de transe et de leur utilisation évoluer d'année en année, comme les premières cartes dessinées par les géographes sur indications des (rares) marins qui exploraient le monde. Ces cartes, très imparfaites, permettaient à d'autres de préciser telle côte, telle île et d'aller plus loin. Les cartes se sont affinées, stabilisées. Aujourd'hui, chacun peut y accéder et voyager simplement en les utilisant. Mais la nature garde toujours de nombreux mystères : les océans, le climat, l'atmosphère, les volcans… autant de directions à explorer pour dessiner de nouvelles cartes.

■ LES ÉTATS MENTAUX ORDINAIRES

La veille et le sommeil

En 1843, James Braid souhaite trouver une nouvelle appellation pour ce phénomène psychique qui est décrit alors comme un sommeil artificiel provoqué. En se référant au nom du dieu grec du sommeil, « *Hypnos* », il propose le terme « hypnotisme ». Il se réfère ainsi à l'apparence extérieure du sujet qui semble dormir du fait de son immobilité, de la régularisation de sa respiration mais aussi du contenu de sa pensée qui s'apparente aux rêves. Très rapidement, ce terme est plébiscité par la communauté des praticiens qui savent que cette appellation recouvre un mode mental dans lequel le sujet reste très actif.

Ce terme, qui deviendra « hypnose » à la fin du XIXe siècle, fera peu à peu penser que le sujet est endormi et donc passif. Ce n'est qu'avec l'électro-encéphalogramme que les scientifiques prouveront qu'il s'agit bien d'une forme d'éveil. Nous savons depuis que le sujet est conscient, mais dans un « état de conscience modifié ».

Nous garderons ici cette double idée : une présentation physique proche du sommeil et un état mental d'éveil.

Nous avons tendance à assimiler le terme d'éveil à celui de conscience. Nous avons aussi tendance à parler de l'état conscient comme s'il était évident et unique. En même temps, chacun de nous expérimente des états mentaux d'éveil très différents. Discuter avec des collègues, bavarder avec des amis, explorer un nouveau lieu, passer un examen écrit, regarder un film, faire du sport, être dans la lune, se concentrer sur une tâche... autant de moments quotidiens d'éveil.

Chacun de ces moments pourrait être décrit de manière spécifique, créant une sorte de classification des états d'éveil. Nous savons déjà différencier deux modalités.

- Dans la première, nous sommes capables d'explorer de nombreux éléments du monde extérieur qui nous entoure, de nombreux éléments de notre propre monde intérieur et y réfléchir pour trouver la meilleure position personnelle (discussion, exploration...). Nous l'appelons « conscience critique ».
- Dans l'autre modalité, nous faisons abstraction d'une grande partie du monde qui nous entoure, nous nous focalisons sur ce qui nous intéresse plus particulièrement (film, rêverie...). Nous l'appelons « transe ».

Ainsi, la conscience ordinaire est ce que nous nommons « conscience critique ». En hypnose, le sujet est dans un état de conscience modifiée appelé « transe » *(Fig. 1)*.

La transe est un mode mental très banal, qu'Erickson a été le premier à décrire comme un fonctionnement naturel. L'induction hypnotique consiste alors « simplement » à activer et à amplifier un mode mental banal, présent chez tous. Nous parlons alors de transe provoquée. De la même manière que chacun vit des phases de transe naturelle, chacun peut, s'il le souhaite, être accompagné par un thérapeute pour expérimenter une phase de transe provoquée ou hypnose.

La réalité et l'imaginaire

La réalité

La réalité est l'ensemble des choses qui existent dans le monde. Plus exactement, pour chacun de nous, la réalité est l'ensemble des choses que nous pouvons

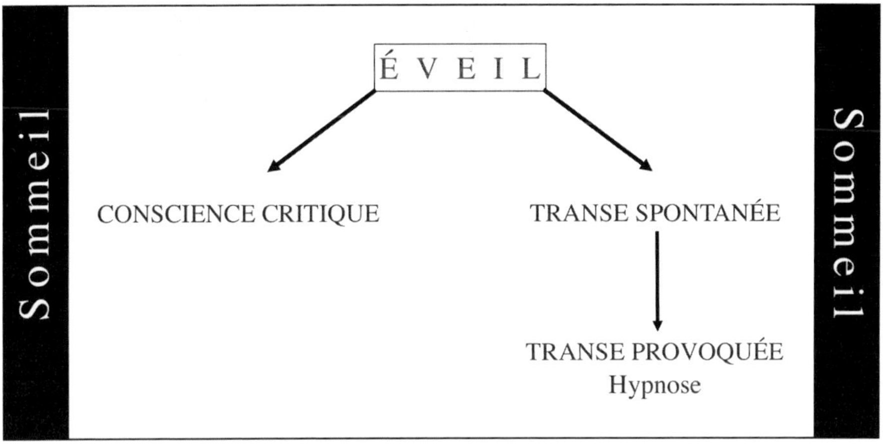

Figure 1 ■ Conscience critique et conscience modifiée.

percevoir du monde, ce que nous pouvons observer, toutes les choses dont nous pouvons être conscients. Cette réalité peut être divisée en réalité extérieure et réalité intérieure.

La réalité extérieure

La réalité extérieure est ce qui est autour de moi : les gens, les objets, les lumières, les bruits... Tout ce qui est accessible à mes perceptions. J'en prends connaissance grâce aux capteurs sensoriels de mon corps qui définissent cinq types de sensorialités : la vue (V), l'ouïe ou l'audition (A), le toucher ou la kinesthésie (K), l'odorat (O), le goût (G). Ces cinq sensorialités sont contenues dans une abréviation, VAKOG, que nous retrouverons plus loin comme une dimension déterminante dans la pratique clinique.

La réalité extérieure contient tout ce que je vois – les gens, les objets, les couleurs, les lumières –, tout ce que j'entends – les bruits, les voix, les musiques –, tout ce que je touche – le sol, l'air, la chaise, les gens –, tout ce que je sens – les odeurs des objets, des gens, de la cuisine, de la rue, de la pièce, du bloc opératoire –, tout ce que je goûte.

La réalité est bien plus vaste que ce que nous en percevons, elle est limitée par la capacité de nos capteurs. Nous ne percevons qu'une partie du spectre des ondes lumineuses ou du spectre des ondes sonores. Selon la finesse de chacun de mes canaux sensoriels, je vais plus ou moins bien percevoir cette réalité extérieure, ce qui va générer des différences d'un individu à l'autre.

Il est essentiel de connaître cette variabilité pour au moins deux raisons :

— pour aller vers le confort d'un patient, ce qui est important est ce que le patient perçoit. C'est sa réalité et c'est à nous de la prendre en compte. Dans ce moment particulier qu'est l'hypnose, la capacité du patient à mieux percevoir certains phénomènes est modifiée. Nous pensons à la sensibilité aux contacts, douloureux ou rassurants, ou à la sensibilité aux mots entendus ;
— chacun utilise différemment ces cinq canaux : certains sont plus « visuels », d'autres sont plus « kinesthésiques »... En tenir compte facilite la communication avec le patient.

Dans des conditions ordinaires, cette réalité extérieure est commune, accessible à chacun, partageable. Nous le vérifions simplement à chaque fois que nous rencontrons une nouvelle personne et que nous regardons ensemble vers le ciel pour parler de la météo.

La réalité intérieure

La réalité intérieure est personnelle, intime : c'est tout ce qui existe à l'intérieur de moi ou, plus exactement, tout ce que je peux savoir de ce qui est à l'intérieur de moi. Ce sont mes idées, mes souvenirs, mes expériences, mes émotions, mes sensations internes, mes projets, mes fantasmes, mes apprentissages, ma culture...

L'extrême variabilité individuelle de tous ces critères fait de chacun un être unique. Si cette affirmation enfonce des portes ouvertes, elle veut dire en pratique que chacun, dans un contexte de soin, doit être perçu comme unique et recevoir une attention personnalisée. Nous verrons plus loin comment le thérapeute apprend à tenir compte de cette dimension dans toute interaction hypnotique. Des techniques simples décrites dans le chapitre sur la communication thérapeutique permettent au thérapeute de respecter les protocoles (qui ont tendance à dépersonnaliser le soin) tout en s'adaptant à la réalité intérieure d'un patient donné à un moment donné (à personnaliser le soin).

L'imaginaire

Si notre conscience reçoit des informations sur la réalité, sur ce que nous pouvons savoir, elle reçoit aussi des éléments que nous inventons, que nous créons, que nous imaginons. Il ne s'agit plus de savoirs, mais de croyances, d'intuitions, de mémoires transformées, d'inventions. C'est ce qui se passe lorsque nous voulons créer quelque chose de nouveau : écrire, peindre, improviser en musique, inventer une histoire, rêver un voyage ou un accident... La réalité est objectivable : un objet ou un son peut être enregistré, touché, mesuré et son existence peut être partagée par plusieurs personnes. Même une mémoire, une loi, un apprentissage, une expérience peuvent être objectivés par d'autres personnes qui ont vécu le même événement *(« Tu y étais, tu as vu la même chose que moi... je n'ai pas rêvé ! »)*, par la référence à un texte de loi ou à un livre, par un souvenir ramené de vacances et posé sur le buffet de la salle ou accroché au mur.

Les données imaginées ou inventées n'ont pas ou n'ont pas encore de réalité objectivable mais sont très présentes en nous. Elles se combinent avec les données sur la réalité en la colorant, en la développant, en l'améliorant, en la transformant, en l'interprétant. Ce que nous ne savons pas, nous pouvons le construire au gré de nos envies, de nos craintes, de nos désirs... essentiellement au gré de nos émotions. Qu'y a-t-il dans cette boîte fermée, sans indication pour nous orienter ? Un bijou ? Du vide ? Des outils ? Un animal ? Un monstre ? Je peux aussi me dire que je ne sais pas et refuser ce que mon imaginaire pourrait inventer, ce qu'il m'apporte. Je peux accepter le jeu ou empêcher mon mental de recevoir ces réponses imaginées.

Dans d'autres cas, ce que j'ai vécu ou appris mais que je ne sais plus, je peux le reconstruire, le recréer. Évidemment, le résultat sera très différent de ce qui a été la réalité. Un étudiant a appris son cours par cœur comme le demande l'enseignant. À l'examen, il restitue exactement ce qu'il a appris et ce qu'il sait, ce qui fait maintenant partie d'une réalité intérieure objectivable, mesurable. Un autre a moins bien appris. À l'examen, il restitue pour partie ce qui était dans le cours, pour une autre partie ce qu'il imagine, parfois pour la plus grande joie des correcteurs ! Si, dans un autre cas, le sujet de l'examen porte sur une création romanesque ou graphique ou musicale ou chorégraphique, le candidat met essentiellement en œuvre son imagination, et c'est cet imaginaire qui sera noté.

La capacité à respecter les données connues, les textes et les protocoles apporte la rigueur, la possibilité d'évaluer objectivement, les références. La capacité à imaginer apporte l'empathie, la souplesse, l'adaptabilité, la créativité.

La focalisation sur la réalité ou l'imaginaire

Ces deux dimensions sont présentes en chacun de nous à chaque instant même si, là encore, il existe des différences individuelles. Mais elles ne sont pas présentes en nous à chaque instant de la même manière. Nous pouvons décrire deux modes de fonctionnement très différents. Dans le premier, notre conscience est essentiellement occupée à observer des éléments de réalité externe ou interne. Dans le second, elle est essentiellement occupée à recevoir des éléments imaginaires. Que ce soit en fonctionnement « objectif » ou en fonctionnement « imaginaire », l'autre reste actif, mais à l'arrière-plan. Cette complémentarité est fondamentale, elle est permanente quel que soit le sujet, quel que soit le moment.

Nous retrouvons ici nos deux modalités de conscience. La conscience critique est orientée vers ce que nous observons et que nous savons soit d'avance, soit au moment de l'observation. Elle est plutôt en charge du présent en s'appuyant sur les connaissances du passé. La transe est orientée vers ce que notre imagination nous propose, agréable ou non. Elle nous permet de nous adapter dans le présent en inventant un futur possible, en inventant des données qui n'existent pas encore.

Nous pouvons imaginer la conscience critique comme cette étoile avec de nombreuses pointes tournées vers l'extérieur et vers l'intérieur *(Fig. 2)*. Chacune capte en permanence les informations de la réalité.

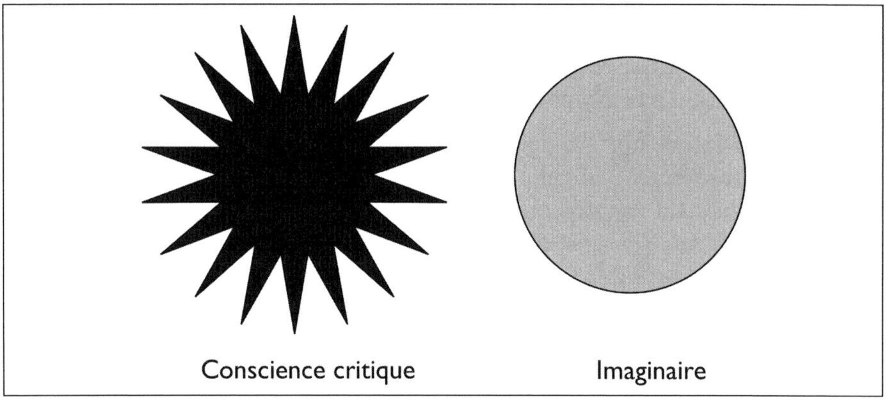

Figure 2 ▪ Le disque gris représente l'imaginaire. Au quotidien, notre mental oscille entre ces deux modalités qui peuvent alterner de manière très rapide et très fugace. L'hypnose consiste à privilégier le mode transe et à limiter le mode conscience critique.

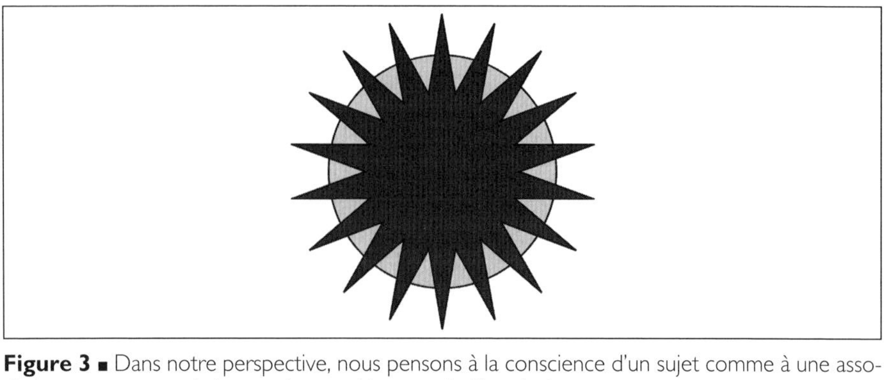

Figure 3 ▪ Dans notre perspective, nous pensons à la conscience d'un sujet comme à une association permanente de la conscience critique et de l'imaginaire.

L'attention

Pour être conscients, nous devons prêter attention aux informations. À chaque instant, de très nombreuses informations venant du monde extérieur comme du monde intérieur cheminent dans notre cerveau, dans notre système nerveux sans que nous le sachions. Ce n'est que lorsque nous orientons notre attention vers elles, lorsque nous les observons, que nous savons qu'elles existent.

Nous pouvons visiter un lieu, nous y intéresser et pourtant y découvrir de nouvelles choses lorsque nous revenons. Parfois, nous ne percevons un élément visuel ou un son que parce qu'une personne oriente notre observation dans le bon sens. C'est comme si l'attention portée à une information ouvrait la voie vers la conscience de cette information. *A contrario*, lorsqu'une information est essentielle pour nous, nous pouvons l'isoler précisément du contexte général et ne plus percevoir qu'elle. C'est ce que nous appelons la focalisation de l'attention.

Dans la conscience critique

Ce processus attentionnel semble être saltatoire, discontinu. L'attention se porte très rapidement d'un élément à un autre, amenant à la conscience des fragments successifs de la totalité d'un phénomène. Par exemple, lorsque je regarde un tableau, mon œil se déplace par sauts rapides, d'un endroit à l'autre ; la conscience enregistre les différences d'un endroit à l'autre. À partir de ces nombreux fragments différents les uns des autres, la conscience recompose l'ensemble du tableau. La notion de différence est essentielle. Lorsqu'un phénomène visuel devient permanent – ce qui nous entoure au quotidien par exemple –, nous n'y prêtons plus attention et, peu à peu, nous ne le voyons plus. Dès qu'une différence apparaît de nouveau – un meuble déplacé par exemple –, notre attention la repère. Parfois, nous avons seulement la conviction que quelque chose a changé, mais sans savoir ce qui a changé.

Ce fonctionnement est si rapide que nous avons l'impression de voir l'ensemble d'une situation de manière instantanée et de manière globale. Nous subissons la même illusion qu'au cinéma. Notre attention se comporte de la même manière avec les autres aspects de la réalité extérieure, en particulier lorsque nous sommes dans une situation nouvelle. Notre attention se porte extrêmement rapidement pour intégrer les informations venant de nos cinq sens. Dans cette situation nouvelle, nous sommes conscients successivement d'informations visuelles, auditives, kinesthésiques, olfactives et, le cas échéant, gustatives mais il est difficile de savoir dans quel ordre ; ceci dépend probablement de l'importance de chacune d'entre elles à ce moment-là.

Dans le même temps, notre attention vient aussi explorer notre réalité intérieure : sensation, émotion, idée, souvenir…, de manière à nous permettre de reconnaître cette situation ou de nous y adapter en fonction de ce que nous connaissons déjà.

Cette description correspond à ce que nous avons déjà appelé « conscience critique ». C'est un mode mental dans lequel nous explorons au mieux l'ensemble des informations externes et internes d'une situation pour savoir comment nous comporter. Nous y reviendrons.

Comme nous l'avons dit plus haut, nous pouvons aussi prendre conscience dans le même temps d'éléments que notre imaginaire crée en permanence ; toutefois, dans le mode conscience critique, cet accès à l'imaginaire est de moindre importance.

Dans la transe

Notre système attentionnel dispose d'une autre modalité de fonctionnement : il peut se fixer sur un seul élément ou sur une seule partie de la réalité et ignorer le reste. Dans ce cas, nous sommes capables de prêter une attention soutenue à quelque chose de particulièrement important dans une situation. Je peux ne prendre conscience que d'une personne dans un groupe et être incapable de me souvenir des autres. Je peux ne prendre conscience que d'une voix dans un lieu bruyant. Je peux ne prendre conscience que d'une sensation de mon corps. Je peux être entièrement focalisé par une émotion. Dans tous ces exemples, mon attention s'est arrêtée beaucoup plus longtemps sur un seul type de phénomène de la réalité, me laissant croire qu'il n'y a rien d'autre. Ce fonctionnement, qui focalise et fixe notre attention, peut devenir très intense. C'est ce qui se passe dans le mode « transe ». Nous disons que, en transe, nous ne percevons que ce qui est important pour nous, nous le percevons particulièrement bien et intensément, que ce soit une couleur agréable ou une douleur désagréable.

Dans ce mode, nous sommes beaucoup plus « ouverts » à notre imaginaire, à notre créativité et beaucoup moins à la réalité. C'est ce mode que nous activons en hypnose pour permettre à un patient de saturer sa conscience d'informations et d'idées agréables, tout en « oubliant » plus ou moins la réalité difficile dans laquelle il se trouve. Si le phénomène est suffisamment installé et stabilisé, la conscience du patient perçoit tous les plaisirs d'une baignade aux Antilles pendant que le chirurgien opère. La douleur qui serait normalement perçue est remplacée par des informations de confort et de bien-être.

Nous représentons ici la focalisation de l'attention qui se concentre sur un seul point *(Fig. 4)*.

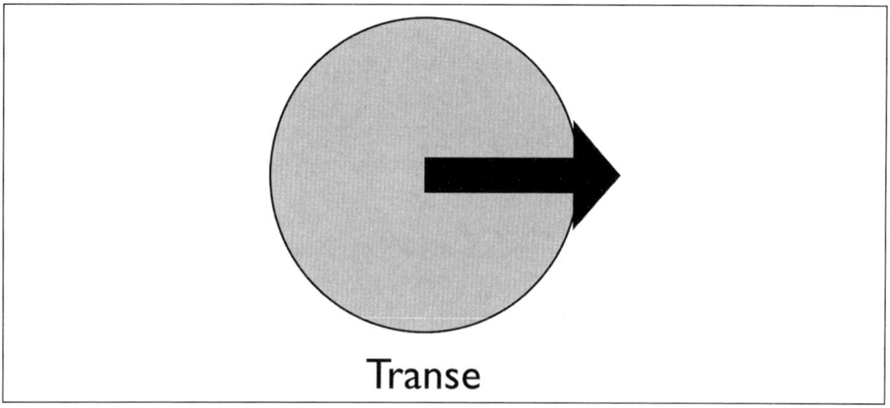

Figure 4 ▪ Focalisation de l'attention.

Vers ce point, plus ou moins étroit, la perception devient de plus en plus précise. La réduction de la conscience critique découvre plus largement le disque gris de l'imaginaire qui s'exprime alors de manière beaucoup plus intense.

Il est à noter aussi que, dans ce mode, l'attention se déplace d'une information à une autre de manière beaucoup plus lente qu'en conscience critique. Lorsqu'une image est suggérée, il lui faut « un certain temps » pour devenir consciente. Lorsqu'une question est posée, le patient met là aussi un certain temps pour y répondre. Cette lenteur est considérée comme un des signes majeurs de transe.

Deux systèmes de transmission ?

Certaines recherches ont montré qu'il existe deux systèmes de transmission de l'information dans le système nerveux. Celui que chacun connaît est le système neuronal, très rapide et précis. Il en existerait un autre qui emprunterait le système glial, plus lent et plus diffus. Il se pourrait que la conscience critique privilégie le système neuronal alors que la transe mettrait plus en évidence le système glial. À suivre…

La conscience

Ce terme « conscience » est bien difficile à cerner. Nous pensons tous savoir ce qu'il en est mais, lorsqu'il s'agit de la définir, de la décrire, de la mesurer, c'est beaucoup plus difficile. Les études sur la conscience sont dynamiques mais récentes, ce qui fait que notre terminologie est pauvre. Nous avons des milliers de mots pour décrire notre corps mais si peu pour parler de la conscience. Nous avons nous-mêmes utilisé ici quelques-uns d'entre eux : esprit, cerveau, psychisme, mental, pensée, vigilance. Souvent ces mots recouvrent des concepts proches et, parfois, ils sont plus ou moins utilisés comme synonymes, ce qui rend toute présentation et toute discussion sur la conscience bien difficiles. Nous pouvons imaginer que cette faiblesse sera peu à peu comblée et que de nouveaux mots viendront soutenir un discours plus précis.

Pour la suite de cet ouvrage, nous allons définir quelques termes qui vont nous servir à nous repérer.

La conscience globale

Nous parlerons de la conscience ou de la conscience globale, ce mécanisme ou ce lieu qui est le siège de nos pensées. Nous savons que des informations venant de la réalité extérieure, de la réalité intérieure et de l'imaginaire y arrivent. Nous pourrions la comparer à un écran d'ordinateur sur lequel s'affichent les résultats d'opérations extrêmement rapides et complexes mais invisibles. Nous disons aussi que c'est le lieu d'où émergent les informations, les idées, les pensées.

Cette conscience globale est active en permanence, sauf état pathologique ou coma pharmacologique. Nous lui décrirons deux modalités spécifiques : la conscience critique et la transe. Ces deux modalités sont exclusives l'une de l'autre : nous sommes en conscience critique ou en transe. Le passage de l'une vers l'autre est quasi immédiat : par exemple, lorsque nous écoutons un cours, nous sommes en conscience critique mais très souvent, pendant de brefs moments, nous passons dans le mode transe. Pendant ces moments, notre attention quitte le cours, nous n'entendons plus ce qui se dit, nous sommes ailleurs. Les enseignants le repèrent à la fixité du regard, autre signe essentiel pour diagnostiquer une transe. Pour nous-mêmes, de l'intérieur, nous ne percevons pas toujours ces passages courts en transe puisque c'est seulement en conscience critique que nous percevons notre propre réalité. Pour savoir que nous sommes en transe, nous devons quitter la transe et passer dans l'autre modalité. C'est ainsi que, lorsque nous sommes « dans la lune », nous ne savons pas que nous sommes « ailleurs ». Si je peux me poser la question *« Suis-je en transe ? »*, c'est que je n'y suis pas !

Longtemps, il a été dit que la transe s'apparentait à une réduction du champ de conscience. Le champ de conscience est l'ensemble des informations que nous pouvons percevoir. Aujourd'hui, nous disons volontiers que, pendant la transe, nous expérimentons une amplification du champ de conscience. Paradoxalement, les deux sont vrais mais le mot « conscience » n'a pas le même sens dans les deux cas. Dans la transe, il y a une réduction du champ de conscience critique et une amplification du champ de conscience imaginaire. Nous pensons aujourd'hui que c'est de ce côté imaginaire que se situent les ressources de changement thérapeutique, de guérison. Erickson en parlait comme d'un « immense magasin de ressources et de solutions ».

Plus exactement, la phrase de Erickson était : *« Faites confiance à votre inconscient, cet immense magasin de solutions »*. Il est probable que ce que nous avons décrit comme étant l'imaginaire se superpose assez bien à cet inconscient cité par Erickson. Une dimension invisible, difficile à décrire, qui existe en chacun de nous, plus particulièrement efficace en mode transe. Une dimension dont nous avons besoin à chaque fois que les réflexions et les analyses de la conscience critique ne permettent pas d'assurer notre bien-être : par exemple, lorsque nous voulons nous protéger de la douleur.

Nous utilisons toujours ce terme « inconscient » comme équivalent de « imaginaire » ou, comme nous le verrons à propos de la dissociation, « une autre partie de vous », une autre partie de votre esprit. Le fait que nous ayons encore besoin d'utiliser ce mot, qui n'exprime que le contraire de la conscience, trahit cette pauvreté linguistique que nous évoquions plus haut. Aujourd'hui, et de plus en plus, nous lui préférons le mot « imaginaire ».

La conscience critique

Nous allons réunir ici ce que nous avons déjà dit à propos de la conscience critique et compléter la présentation par cette modalité de la conscience.

Lorsque nous sommes en conscience critique, nous pouvons observer tout ce qui est à notre disposition dans la réalité. Notre attention capte les informations venant du monde extérieur et du monde intérieur.

Les informations du monde extérieur nous sont connues par nos cinq sens. Ils sont tous actifs et nous donnent une image globale du monde en cinq dimensions. Chacun est plus ou moins développé selon les individus qui ont ainsi une orientation sensorielle préférentielle. Nous verrons plus loin que, avant d'induire une transe, nous vérifierons que le sujet est capable d'activer sa conscience critique, modalité qui lui permet de saisir une situation telle quelle est à un moment donné. Une bonne technique est d'activer successivement les cinq sens en respectant l'ordre VAKOG : visuel, auditif, kinesthésique, olfactif et gustatif.

Les informations du monde intérieur nous sont connues en observant les sensations corporelles, les souvenirs, les apprentissages, les croyances, les émotions, les réflexions..., autant d'éléments potentiellement présents à un moment donné dans la conscience du sujet et qu'il peut connaître en les observant.

La conscience critique est notre mode de sécurité et notre mode d'adaptation ordinaire. Nous savons que la première fonction de la conscience est de nous permettre de rester en vie, de nous assurer que nous sommes en sécurité et, si besoin, d'augmenter cette sécurité, de nous protéger. Chaque situation et chaque rencontre nouvelles sont potentiellement dangereuses car elles contiennent des éléments inconnus. Il est essentiel de pouvoir observer le mieux possible tous les paramètres en jeu, de se référer à des situations connues, à ce que nous avons appris ailleurs, à ce que l'on nous a dit pour décider comment nous comporter, nous adapter, parler, nous protéger.

Je rencontre un nouveau directeur, un nouveau patron, un nouveau responsable de mon activité. Je dois savoir rapidement quel type d'attitude je dois adopter, comment lui parler, que lui dire, ce que je dois garder pour moi. Je dois repérer son attitude, ses gestes, son regard pour y déceler la sympathie ou une hostilité potentielle. Ceci donne souvent aux premiers instants d'une rencontre un aspect un peu guindé. C'est la phase où chacun porte au plus haut sa vigilance et reste attentif à tout ce qui se passe. Cette phase sera suivie de l'ouverture et de la détente ou de la fermeture et de la tension selon la relation qui s'établit.

Ce même genre de fonctionnement se retrouve dans un aéroport, une chambre d'hôtel, dans une circulation difficile sur la route, à chaque fois que nous devons vérifier que tout se passe bien et prendre des décisions adaptées rapidement.

La conscience critique est la modalité qui nous permet de comprendre ce qui se passe, ce que l'on nous dit, d'intégrer ces informations et de les relier à ce qui nous est déjà connu. Nous pouvons alors dire « oui » ou « non ». C'est ce que chaque professionnel de santé met en œuvre dans la phase d'information du patient en vue d'un soin : une information éclairée pour que le patient puisse décider. Encore faut-il qu'il soit capable de comprendre, que sa conscience critique soit active. Est-ce vrai d'un patient auquel on vient d'annoncer une mauvaise nouvelle ? Un cancer, une complication. Est-ce vrai du mari, de la mère qui voit le visage du médecin se fermer, son regard devenir fuyant ?

■ LA TRANSE NATURELLE

La transe spontanée

Définition

La définition la plus simple et la plus habituelle dit : « *la transe est la focalisation et la fixation de l'attention pendant un certain temps* ». Chacun de ces deux critères est essentiel.

La focalisation

La « focalisation » signifie que l'attention n'observe qu'une partie de la réalité. Par exemple, je suis dans un paysage maritime et mon attention est toute focalisée sur ce magnifique bateau aux voiles rouges. Que me disent mes amis pendant ce temps-là ? Je ne sais pas. Y a-t-il d'autres bateaux ? Je ne sais pas non plus. Plus la focalisation est étroite, plus la transe est intense, moins je perçois ce qui se passe à côté, sauf si une surprise survient, un danger potentiel. Par exemple, quelqu'un crie. Je détourne mon attention pour observer ce qui se passe. Si ce cri signifie un problème pour moi ou pour la personne en question, je passe de nouveau en conscience critique pour prendre les meilleures décisions. Il est étonnant de penser que, souvent, nous ne percevons qu'une partie de la réalité extérieure ; les policiers qui enquêtent sur un accident le savent bien.

La fixation

La « fixation pendant un certain temps » signifie que l'attention reste sur cette même partie de la réalité pendant un temps supérieur à son déplacement en conscience critique. Nous ne savons pas très bien quel est ce temps, mais il est très court, inférieur à 1 seconde. Pendant longtemps, nous avons pensé l'hypnose comme un processus qui dure au moins plusieurs minutes et qui demande aussi plusieurs minutes pour s'installer. Il y a 25 ans, les inductions étaient longues ; une grande excitation est apparue lorsqu'il a été question, pour les premières fois, d'inductions brèves, en quelques secondes. Cela semblait impossible. C'est probablement Milton Erickson qui a initié cette connaissance. Dans la fin de sa vie, les observateurs qui assistaient à ses séances avaient bien du mal à voir les processus hypnotiques en jeu. Ils s'attendaient à assister à ce que nous appelons une séance d'hypnose formelle. Il y a un rituel d'induction, une phase de transe pendant quelques minutes (ou plus) et une phase de « réveil ». Ceci existe toujours et nous présenterons plus loin un protocole de cet ordre très utile pour un soin complexe qui dure longtemps, par exemple pour une intervention chirurgicale.

Un phénomène naturel

Erickson décrivait la transe comme un phénomène naturel, spontané, qui apparaît très souvent lors d'un échange thérapeutique. Simplement, il savait repérer ces phases et les interpréter comme des phases hypnotiques pendant lesquelles le patient accède à ses ressources imaginaires. Ces phases parfois très courtes traduisent un changement au niveau de la conscience. C'est ce que nous appelons transe spontanée : un changement d'orientation de la conscience pendant lequel l'attention se fixe sur quelque chose d'important pour le sujet. Cette connaissance est réunie aujourd'hui dans le terme d'« hypnose conversationnelle ». Les thérapeutes expérimentés l'utilisent au quotidien de manière souvent peu visible pour les observateurs, en particulier ceux qui ne connaissent pas ces processus. Ils sentent bien qu'il se passe quelque chose de spécial, mais quoi ? Ceci est vrai aussi pour les patients.

Une focalisation externe ou interne

Dans l'exemple avec le bateau, nous avons décrit une focalisation externe. Le même phénomène apparaît lorsqu'il y a focalisation et fixation sur une partie de la réalité intérieure *(Fig. 5)*.

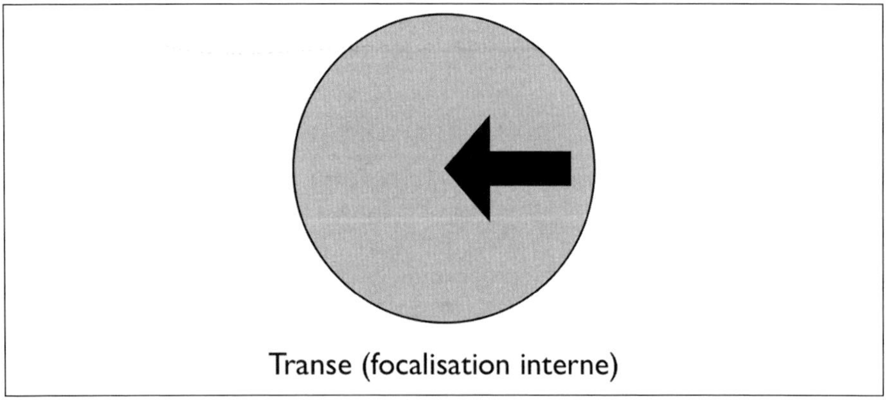

Figure 5 ▪ Focalisation interne.

Vous parlez avec un ami ou un collègue. Soudain, vous vous apercevez qu'il ne vous écoute plus, son regard est « ailleurs ». Il est en train de s'intéresser avec toute son attention à quelque chose qu'il connaît en lui, quelque chose que votre conversation a activé. Vous avez évoqué des vacances récentes et il est « parti » dans un de ses voyages ou dans la préparation de ses futures vacances. Vous avez

évoqué votre enfant et il est « parti » avec un neveu malade. Dans l'échange relationnel, vous repérez très vite cette « déconnexion » de votre interlocuteur.
« Où es-tu ? Tu ne m'écoutes plus ? »
« Si, si, je suis là. »

En changeant votre ton de voix et votre rythme, vous réactivez le mode conscience critique et votre interlocuteur « revient » immédiatement avec vous.

Il vient de vivre une transe spontanée pendant quelques secondes et se souviendra plus ou moins bien de ce à quoi il était en train de penser.

Si la transe peut être très brève, elle peut aussi durer plus longtemps, nous permettant de nous immerger beaucoup plus dans cette dimension créative de notre esprit. Une créativité qui peut être agréable ou non.

La terminologie

Nous avons encore un problème de terminologie avec le terme transe. Nous en avons déjà avec le mot hypnose et avec le mot conscience. Le mot transe évoque les transes décrites dans des rituels magiques ou thérapeutiques appartenant à d'autres cultures. Transe évoque un état d'agitation ou d'hébétude mystique. Transe évoque les danses rythmiques des Derviches tourneurs. Transe évoque l'état amoureux. Cela fait beaucoup de choses qui paraissent si différentes. Mais, dans le fond, pour toutes les transes, il y a cette focalisation et cette fixation de l'attention qui font se déconnecter avec une partie de la réalité. Autrement dit, ces états si différents (et beaucoup d'autres encore) ont un critère commun : un fonctionnement particulier de la conscience, différent de la « conscience ordinaire ». Faudra-t-il trouver un autre mot ou, au contraire, garder l'idée que, dans toutes les parties du monde et à toutes les époques, cet état mental si important a été connu et utilisé ?

La transe spontanée et la concentration

Si la conscience critique permet une attention large, la transe spontanée focalise l'attention *(Fig. 6)*. On peut dire que la quantité d'éveil ou d'attention est la même mais elle est concentrée. Autrement dit, lorsque nous sommes concentrés, nous expérimentons une transe spontanée. Nous expérimentons cette impression que rien d'autre n'existe autour. Nous l'expérimentons dans le travail, surtout lorsque la tâche requiert toute notre attention, lorsque nous voulons être très précis dans une activité manuelle ou dans une activité sportive.

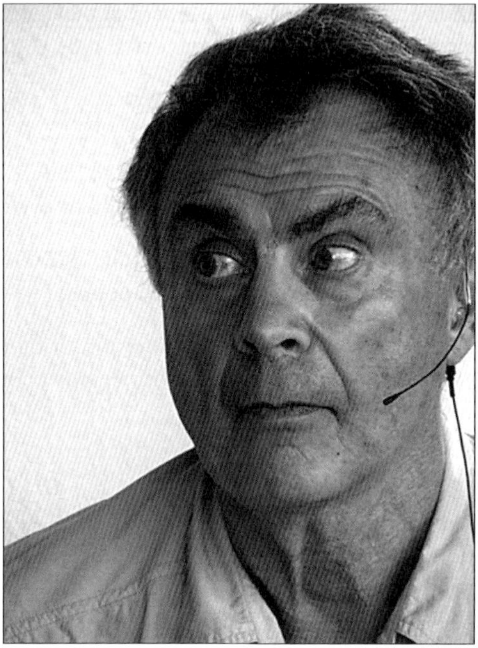

Figure 6 ▪ Ernest Rossi observant un élève (Photo C. Virot, juillet 2009).

Cette compétence à passer dans ce mode mental facilement est très importante dans notre quotidien. Nous connaissons tous des moments où nous n'arrivons pas à nous concentrer, à nous focaliser sur notre objectif. Cette capacité à passer d'un état mental à un autre est essentielle pour l'équilibre vital, pour intégrer le présent, s'appuyer sur le passé et construire le futur.

La transe spontanée et la mémoire

Lorsque nous voulons apprendre un texte, nous avons besoin de cette concentration. En conscience critique, nous pouvons le comprendre. En transe, toute notre conscience est disponible pour intégrer cet apprentissage et le mémoriser. Il est probable que cette complémentarité mentale joue un rôle essentiel dans les processus de mémorisation. Tout se passe « comme si » il fallait que les informations soient « conscientisées » et transformées pour être mémorisées.

Lors de soins en hypnose, le patient se souvient très bien de ce qu'il a vécu de manière imaginaire, l'expérience agréable qui a servi de guide à l'expérience hypnotique. Le plus souvent, même à distance de cette expérience, c'est ce vécu intérieur qui est conservé.

En revanche, il se souvient très peu du soin lui-même, de ce qui s'est passé dans le lieu de soin. Il se souvient très peu des éventuelles phases délicates, des sensations plus difficiles qu'il a pu ressentir *(cf. ouvrages et articles conseillés).*

Cette mémorisation sélective est très intéressante lors de soins répétitifs. Nous savons qu'un patient peut mémoriser intensément la douleur d'un soin et que cette mémoire sera réactivée lors du soin suivant, le rendant encore plus difficile. Pour les chirurgies à répétition, les prélèvements ou injections, les FIV, les manipulations en kinésithérapie, les soins dentaires..., la mémoire peut compliquer les choses ou les rendre plus faciles si le patient mémorise quelque chose d'agréable, de confortable, de sécurisant. La première expérience va servir d'appui positif pour la suivante. À chaque session de soin, et de plus en plus, le patient sait qu'il dispose d'un modèle mental et de mémoires pour se protéger de la douleur et, mieux encore, pour vivre quelque chose d'agréable et de constructif.

Pour prolonger ce propos, il est essentiel de distinguer la transe à quantité d'éveil constant de la fatigue ou de l'usage de drogue qui réduisent la quantité d'éveil. Dans ces deux cas, il y a réduction de la conscience critique sans augmentation de la fonction transe. Dans la fatigue, il y a une moindre mémorisation globale de l'événement mais la mémorisation de ce qui est difficile ou douloureux reste possible. Avec les benzodiazépines d'usage courant en préopératoire, il y a réduction du niveau de conscience, autant de la conscience critique que de la transe. Ceci permet de moins appréhender le soin, de moins mémoriser les difficultés mais aussi de moins passer en mode transe qui favorise l'apprentissage de compétences de protection. On peut dire que ces substances favorisent le soin maintenant mais n'augmentent pas l'autonomie pour un éventuel soin futur.

La transe spontanée et la temporalité

Notre connaissance du temps, de la durée est une compétence de la conscience critique. Par l'observation d'indices externes, comme une horloge évidemment, mais aussi par la modification de la lumière, l'observation des mouvements autour de nous, la mer qui monte ou descend, la mémoire des échanges verbaux, celle de nos déplacements... Par des indices internes aussi : mouvements respiratoires ou cardiaques, sensations de fatigue musculaire, de fatigue mentale ou de faim. Autant de possibilités pour évaluer le temps qui passe, plus ou moins précisément.

En transe, notre attention est focalisée ailleurs et notre idée du temps, de la durée devient très subjective. Quand vous êtes « dans la lune » ou quand vous en sortez, il vous est difficile de savoir combien de temps vous avez été déconnecté.

Lorsque nous vivons une transe agréable, notre évaluation du temps est raccourcie. Nous pouvons lire pendant 1 heure et avoir l'impression qu'il ne s'est passé que quelques minutes. Nous pensons quitter des amis à minuit et nous avons la surprise de voir qu'il est déjà 2 heures du matin. Un patient est opéré pendant 2 heures et pense que cela n'a duré que 1 heure. Nous entendons souvent cette surprise : *« C'est déjà fini ? Je croyais que ça durerait plus longtemps... »*.

A contrario, une expérience désagréable est toujours vécue comme plus longue que sa durée objectivée. Si la formule *« Ce ne sera pas long, il n'y en a que pour 5 minutes »* est pertinente avec un patient en conscience critique, le patient qui se focalise sur la douleur vit un temps subjectif beaucoup plus long. Ici, nous entendons plutôt : *« Ça n'en finissait pas »*.

Nous retrouverons plus loin cette dimension temporelle, les difficultés qu'elle soulève et les solutions techniques que l'hypnose thérapeutique propose *(cf. Chapitre 6)*.

Deux types de transe spontanée

En filigrane de ces derniers paragraphes apparaît une nouvelle distinction. Jusqu'à maintenant, nous avons parlé de la transe comme d'un phénomène univoque. Effectivement, nous devons décrire deux types de transe spontanée qui diffèrent selon leur valeur émotionnelle. Selon que l'attention se porte sur des éléments agréables ou désagréables, nous parlerons de transe positive ou négative. Pour chaque modalité, nous décrirons les circonstances et les conséquences sur les plans mental et physique.

La transe spontanée négative

La définition est simple aussi : *« focalisation et fixation de l'attention sur des émotions dites négatives »*.

Fondamentalement, aucune émotion n'est négative. Toute émotion nous informe sur l'état de notre monde intérieur. Les émotions de ce type sont, par exemple, la douleur, la peur, la tristesse, la colère, la honte, le regret. Chacune nous informe d'un problème que nous devons traiter pour qu'elle disparaisse. Chacune est une sorte de signal pour nous informer de modifier quelque chose. Le signal est désagréable mais très utile en termes d'équilibre, voire de survie. Nous savons que les individus qui ne ressentent pas la douleur sont en danger permanent, de même que ceux qui ne connaissent pas la peur. La honte nous informe que nous n'avons pas respecté des lois morales ou culturelles.

La conscience globale est une alternance entre la fonction « conscience critique » et la fonction « transe ». C'est une sorte de mouvement interne psychique comme les battements du cœur sont un mouvement interne physique. La transe devient négative lorsque les émotions désagréables ne sont pas traitées. L'attention s'y fixe de plus en plus et la souplesse mentale disparaît ; le mouvement mental s'estompe au profit d'une fixation mentale douloureuse. Plus le temps passe et plus les émotions deviennent pénibles et permanentes. Or, fondamentalement, les émotions sont faites pour être en mouvement. C'est même la racine étymologique de leur appellation. L'un et l'autre viennent de *« movere »*, mouvement en latin.

Pendant ces phases de transe négative, le sujet perd plus ou moins sa conscience critique et sa capacité à réfléchir, comprendre, décider, restaurer l'équilibre en utilisant ses compétences intellectuelles. Il perd ainsi une partie de ses ressources pour résoudre le problème.

Nous avons dit que la transe favorise l'accès à l'imaginaire. Cet imaginaire peut lui aussi être positif ou négatif. Nous pouvons en effet amplifier les problèmes, amplifier une douleur, imaginer le pire, nous plonger dans les mémoires de catastrophes, autrement dit, permettre à notre conscience d'être envahie par des émotions difficiles.

> Un conflit vient d'apparaître dans l'équipe et toute mon attention est focalisée sur la colère que je ressens. Je ne peux pas penser à autre chose, ça m'empêche même de me concentrer sur mon travail. Je ressens aussi une inquiétude quant à l'évolution, je me projette dans quelques semaines et je me demande déjà si je vais rester dans cette unité…

> Le bac est dans quelques semaines ou quelques jours. J'ai l'impression que ma fille ne travaille pas assez. Je suis convaincue qu'elle est capable d'échouer. Je suis très angoissée, je dors mal, je suis nerveuse. Elle le sent bien d'ailleurs. Je ne peux pas m'empêcher de lui demander 10 fois par jour si elle se sent bien… Je la trouve de plus en plus nerveuse chaque jour. La preuve, à chaque fois que je veux lui parler de ses révisions, elle m'envoie promener.

Nous connaissons cet état mental pénible dans notre quotidien.

Dans le champ de la santé, nous sommes particulièrement confrontés à ces transes négatives. Les dentistes disent que 80 % des patients arrivent dans leur cabinet en transe négative. Combien à la porte du bloc opératoire ? Pendant les FIV ? Avant un pansement pour brûlure ? Pour les accouchements ?

Bien sûr, la transe négative n'empêche pas le soin dentaire, la tumorectomie, l'implantation embryonnaire, le pansement, la naissance. Mais elle rend les soins plus difficiles, plus longs, plus douloureux et les suites plus complexes. Il est difficile de savoir combien de soins sont différés par la peur, combien de fécondations sont perturbées, combien de complications sont générées, combien de césariennes sont pratiquées ?

Par nature, tout acte de soin est susceptible d'induire cette transe négative, que ce soit du fait de la nature du patient ou de la nature du soin, parfois aussi du fait d'une mauvaise communication que nous avons avec le patient. Nous pouvons nous dire que ce n'est qu'un petit problème psychologique qui n'interfère pas avec la qualité du soin physique que nous avons à mener.

Ce n'est pas si sûr. Nous avons déjà évoqué les refus ou retards de soins, les complications éventuelles, voire les échecs. Nous avons évoqué l'amplification douloureuse d'un soin à l'autre, un vécu plus douloureux pour le patient, un soin plus difficile techniquement et émotionnellement pour le soignant, parfois même un arrêt des soins préjudiciable au patient.

Revenons maintenant aux annonces de mauvaises nouvelles. Dès que le patient perçoit le danger dans l'attitude du soignant, un danger qu'il ne peut pas fuir, contre lequel il ne peut pas lutter, s'installe un sentiment de peur, voire de panique. Si le patient peut garder sa conscience critique, il peut se raisonner. Dans le cas contraire, il va aller de plus en plus et très vite dans une transe négative. Cette transe va aussi s'accompagner d'une sorte de rigidité mentale s'opposant à la réactivation de la conscience globale.

Son attention étant focalisée sur sa peur amplifiée par son imaginaire, il devient quasiment incapable de recevoir les messages que le soignant lui adresse. Et le peu qu'il entend, destiné à sa capacité de compréhension, arrive d'abord dans cette panique dans laquelle il se noie. Ce n'est pas le pire : du peu de chose qu'il entend, il ne retiendra que les mots en conformité avec son état émotionnel. Il entendra : *« grave »*, *« long »*, *« douloureux »*, *« mal »*, *« panique »*. Et ce, même si le soignant a dit : *« ce n'est pas grave »*, *« ça ne sera pas long, ni douloureux »*, *« vous n'aurez pas mal »* et *« il n'y pas de quoi paniquer »*.

C'est sur ce point que nous voyons le mieux la différence entre cette position de transe et la conscience critique. Notre esprit n'utilise pas le même langage dans les deux modalités. Nous dirons simplement ici que les expressions fondées sur une négation ont du sens en conscience critique. En revanche, en fonction transe, la négation n'est pas efficace et le patient entend exactement l'inverse du message que l'on veut transmettre. L'un des objectifs majeurs à atteindre dans le cadre d'une communication thérapeutique est de repérer l'état émotionnel du patient et d'adapter notre langage.

Allons plus loin : notre patient focalisé par sa peur ou sa douleur, en prise directe avec un imaginaire orienté vers la catastrophe, va se projeter dans un futur rempli de complications et d'échecs. Et nous savons bien que, lorsque nous sommes convaincus d'échouer, il y a fort peu de chances de réussir. Par ce biais, notre état mental peut augmenter le risque de difficulté et diminuer les chances de succès.

Le cas de figure le mieux connu est celui de l'annonce d'un cancer. L'évolution du patient dépend en partie de son orientation mentale à ce moment précis et de ce qu'il mémorise des messages qui lui sont envoyés. Les thérapeutes peuvent apprendre à activer la conscience critique du patient pour qu'il puisse entendre, comprendre et discuter, pour que le lien thérapeutique qui se crée soit un lien de confiance et de sécurité.

La transe négative a aussi des conséquences sur le fonctionnement physique : amplification de la douleur, immobilité par tension et rigidité, tendance au froid. Cette rigidité du corps est en écho avec la rigidité mentale. Elle est à l'origine de certaines difficultés dans les soins, lorsque la mobilisation est essentielle par exemple.

Cet exposé sur la transe négative nous a permis d'identifier une partie des enjeux autour de l'état mental du patient. Abordons maintenant la partie « constructive » : le confort du patient, son bien-être, son implication à sa guérison, l'utilisation optimale de ses ressources physiques et mentales.

La transe spontanée positive

Nous parlons de transe donc de focalisation et de fixation de l'attention. Elle est dite positive lorsqu'elle contribue au bien-être et à l'évolution du sujet.

La coloration émotionnelle est du côté de la sécurité, du confort, du plaisir, de la joie, du calme, du bien-être, de la réussite, de la force, de la tranquillité. Les émotions positives traduisent un fonctionnement mental, physique, relationnel, voire social favorable. Autrement dit, les mêmes critères que ceux qui définissent la santé.

En transe positive, le sujet se focalise sur ces émotions positives, les amplifie, les active, les utilise. Ainsi, il va vers la santé ou, si elle est déjà présente, il la renforce.

De manière plus simple, au quotidien, nous sommes adeptes de la transe positive et nous employons une partie importante de nos ressources disponibles en temps et en argent pour la favoriser : en partant en vacances, en allant au spectacle, en faisant du sport ou une activité dite de loisir, en recherchant des distractions. Tous ces moments de vie où nous souhaitons focaliser et fixer notre attention sur des choses agréables peuvent être décrits en termes de transe positive.

Il est 10 heures. Je vais voir un spectacle ce soir. J'en attends beaucoup parce que je suis fatigué. Je travaille beaucoup et j'ai eu du mal à garder cette soirée pour moi. Je sais déjà que, pendant ces 2 heures, je vais tout oublier, la magie de ce spectacle va, comme à chaque fois, faire briller mes yeux de plaisir. C'est ce soir mais j'ai l'impression d'y être déjà, il suffit que je ferme les yeux quelques secondes. Ou, comme tout à l'heure en voiture, j'entendais déjà la musique, les voix, je voyais la scène, je sentais l'odeur de la salle…

Scénario 1 : transe positive

Il est 23 heures, je suis dans la rue. Quel bonheur ! Dommage que ce soit si court. Tiens, bizarre, il est 23 heures, je n'ai pas vu le temps passer. Pas étonnant. Quelle maîtrise ! Quelle ambiance ! Je resterais bien un peu en discuter avec ma femme, mes amis. Des moments comme celui-là, ça redonne le moral et de l'énergie.

Scénario 2 : conscience critique

Il est 23 heures, je suis dans la rue. Un peu déçu. C'était bien, les acteurs sont très bons sauf l'acteur principal qui n'est pas trop bien dans son rôle. Il faudrait aussi que les lumières soient plus adaptées…

Scénario 3 : transe négative

Il est 23 heures ! Cela n'en finissait pas. Quand on a aussi peu de choses à transmettre, il suffit de 1 heure, et encore. Et puis, c'est la dernière fois que je vais dans cette salle. C'est incroyable comme elle est mal insonorisée, il fait un froid de canard, et je ne parle pas des fauteuils ! Moi qui venais me détendre, j'ai passé 3 heures à tourner dans ma tête cette histoire de boulot de cet après-midi. Pourtant, je sais que cela ne sert à rien puisqu'on aura les infos seulement demain, mais… Avec tout ça, je suis vanné, j'espère que je vais quand même dormir correctement.

Au spectacle, nous cherchons le plaisir, nous sommes en position de spectateurs, un peu passifs. Dans d'autres moments, ce que nous voulons, c'est réussir (ce qui nous donnera aussi du plaisir, mais plus tard). Nous savons que nous devons être très concentrés, très focalisés sur l'objectif tout en restant fluides, souples, pour pouvoir faire appel à toutes nos ressources, à tous nos apprentissages. Si tout se passe comme il faut, nous savons déjà que le reste du monde va disparaître de notre esprit pendant ces quelques heures. C'est ce que connaît le joueur d'échecs, celui qui fait un match de tennis, celui qui passe un examen, celui qui s'engage dans une longue randonnée avec des passages décrits comme délicats. Dans ces exemples, nous restons très actifs, nous gardons une activité de réflexion, d'analyse dans un secteur localisé du champ de la réalité. Mais ce n'est pas notre conscience critique qui peut nous dire comment mettre la raquette ou garder l'énergie disponible pendant la randonnée.

Quand nous sommes dans cette forme de transe, nous disons facilement : *« J'étais dedans »*... dans mon livre, dans mon match, dans ma préparation culinaire, dans mes révisions. Et quand nous sommes dedans, nous n'aimons pas en sortir. Nous n'aimons surtout pas en sortir d'une manière imposée par quelqu'un d'autre. Nous préférons décider nous-mêmes quand et comment nous allons quitter cet état agréable et efficace. Nous préférons faire la transition transe/conscience critique à notre rythme et à notre manière, sauf si la situation l'exige pour notre sécurité. Nous verrons plus loin que c'est un des aspects délicats de l'hypnose thérapeutique conduite par un tiers.

Dans cette forme de transe, nous mémorisons très bien ce qui est agréable ou utile pour nous. Les étudiants qui s'approchent d'un examen connaissent bien cette capacité à mémoriser et à se concentrer qui augmente de jour en jour lorsque l'échéance approche (d'autres ont connu l'effondrement de cette capacité dans les mêmes circonstances). Même s'il y a eu des moments plus délicats ou difficiles, ce qui va rester est un sentiment globalement positif. Nous retrouverons ce phénomène décrit par nos patients en hypnose.

> J'ai gardé très précisément le souvenir de la première formation « Hypnose, douleur aiguë et anesthésie » il y a près de 10 ans.
> Une dame qui avait été opérée du sein pour une tumeur avait accepté de venir témoigner. Ses premiers mots ont été : *« J'ai passé un moment merveilleux ! »*.
> Comment peut-on dire cela quelques semaines après avoir passé ces moments d'angoisse après le diagnostic, ces heures passées avant ou pendant la chirurgie,

> les jours de soins postopératoires ? La seule chose dont la dame se souvenait clairement était l'état de calme, de confort, de sécurité qu'elle avait vécu en hypnose pendant que l'équipe chirurgicale s'occupait parfaitement d'elle.
> Cette phrase m'a fait toucher l'importance de cette aide que nous pouvons apporter à nos patients dans les moments les plus difficiles de leur existence.

Dans cette transe, nous sommes capables de nous projeter vers la réussite dans le futur, réussite sportive, aux examens, à la guérison. Nous savons combien cette projection est essentielle pour atteindre nos objectifs. Il est probable que cette dimension est au cœur des évolutions plus simples et plus favorables observées chez les patients ayant bénéficié d'un accompagnement hypnotique. Cette dimension sera amplifiée par le thérapeute.

Sur le plan physique, nous trouvons l'inverse des critères décrits pour la transe négative. Ici, le corps reste souple, garde son énergie, sa chaleur. S'il est immobile, il est aussi immédiatement réactif, comme le joueur de tennis qui doit renvoyer un service. L'expression la plus habituelle est de sentir du confort et de la sécurité.

Nous l'avons déjà dit, ce n'est pas cette forme de transe que nous voyons le plus souvent en situation de soin. C'est par notre capacité à communiquer, à accompagner, à protéger que nous pouvons orienter le patient vers cette transe positive qui lui donne le plus de confort et les meilleures chances pour le soin et la guérison.

■ LA TRANSE PROVOQUÉE OU L'HYPNOSE

Nous donnerons ici seulement quelques indications sur l'hypnose ou transe provoquée puisque le reste de l'ouvrage lui est consacré.

L'objectif thérapeutique

L'objectif de l'hypnose est d'utiliser les intérêts de la transe spontanée positive dans des moments et dans des endroits où, justement, elle n'a pas tendance à apparaître spontanément. Avec l'accord du patient, nous utiliserons un ensemble de techniques pour provoquer cette transe. Tout ce que nous avons précédemment décrit à propos de la transe reste applicable ici *(Tab. 1)*.

Tableau I ■

	La transe	
Modalité	Spontanée	Hypnotique
Origine	Naturelle	Provoquée
Induction	Personnelle	Par un tiers
Retour vers la conscience critique	Spontané Immédiat	Technique Progressif

La présence d'un tiers

La grande différence est la présence d'un tiers que nous appelons thérapeute, soignant, accompagnateur. Son rôle est d'induire la transe, de l'accompagner puis d'orienter le patient vers un retour en conscience critique.

L'intensité et la stabilité

Cette transe accompagnée peut être beaucoup plus intense et plus stable que la transe spontanée. Cette dernière est rarement suffisante dans un cadre de soins douloureux et parfois longs. Nous avons dit qu'il existe des différences individuelles naturelles dans cette capacité. Il y a aussi des apprentissages possibles permettant alors au patient de s'auto-induire une auto-hypnose. En cumulant ces deux aspects, certaines personnes développent une compétence particulière pour se protéger de la douleur. Mais, pour la plupart d'entre nous et pour des soins difficiles, cette compétence n'est pas suffisante.

Le confort et la sécurité

Le thérapeute va orienter son travail sur deux axes majeurs : le confort et la sécurité. C'est dans cet ordre aussi que nous étudierons les techniques hypnotiques.

Le confort

Le confort est assuré par une transe positive stabilisée et accompagnée par le thérapeute. Elle s'appuie sur des expériences agréables vécues, le plus souvent, ou imaginées par le patient. C'est la meilleure manière pour permettre au patient d'activer un climat émotionnel favorable.

La sécurité

La sécurité s'exerce sur deux plans : par rapport au monde externe et par la ré-activation de la conscience globale.

Par rapport au monde externe

Le thérapeute protège le patient de la réalité extérieure. Dans toute phase de transe, il y a une moindre surveillance du sujet sur le monde extérieur. Dans un cadre potentiellement hostile ou dangereux, nous avons vu que nous activons plutôt la modalité « conscience critique ». Or, un lieu de soin douloureux et, a fortiori, un bloc opératoire sont des endroits menaçants, réellement ou amplifiés par l'imaginaire. Ce danger potentiel empêche habituellement le patient de relâcher sa propre surveillance, sa propre nécessité vitale à tenter de garder le contrôle sur le cours de choses, contrôle qu'il a bien peu dans cette situation. Ayant peu de contrôle, il va augmenter encore ses efforts pour l'obtenir. Comme le contrôle n'est pas suffisant, un phénomène de stress apparaît. C'est une réaction émotionnelle qui signale un danger auquel le patient devrait se soustraire. Ici, il ne peut pas (en principe, il ne veut pas non plus). Ne pouvant s'y soustraire malgré le signal du stress, ce signal va s'amplifier, générant alors une transe négative. Apparaissent alors angoisse, peur, douleur, tension, rigidité, ensemble de phénomènes qui conduisent à l'impossibilité de faire le soin. Un des objectifs des techniques anesthésiques vise à éviter ce processus catastrophique, par la présence, bien sûr, et aussi en apportant un contrôle chimique sur l'anxiété, par des benzodiazépines, et sur la douleur, par des antalgiques. Ceci n'empêche pas toujours la transe négative mais en réduit fortement les effets.

Dans son travail avec le patient, le thérapeute va assurer cette sécurité extérieure. Elle repose sur la confiance réciproque entre les deux acteurs : patient et thérapeute. Lorsque cette confiance est installée et stable, le patient va pouvoir « aller » dans cette transe positive.

La réactivation de la conscience globale

Le deuxième point d'action majeur du thérapeute en termes de sécurité se situe au niveau du passage de la transe à la conscience globale ordinaire. Dans la transe spontanée, le passage de la conscience globale à la transe se fait de manière naturelle pour le sujet en question. Chaque individu a sa propre manière d'aller vers cet état de transe, son propre chemin mental.

Par exemple : « *Je ferme la maison, j'éteins mon téléphone, je m'installe dans le jardin avec mon livre et une boisson* ».
Il suffit d'interroger nos patients ou de nous interroger nous-mêmes pour découvrir ce genre de rituel qui nous permet d'aller vers une transe positive.
À la question : « *Et quand vous reprenez vos activités, comment faites-vous ?* », la réponse sera du genre : « *Mon problème est de savoir depuis quand je suis là, alors je mets ma montre sur la table pour la surveiller un peu (conscience critique). Quand il est l'heure, j'aime bien regarder le jardin pendant 2 ou 3 minutes, écouter les oiseaux ou le vent, puis je m'étire et je me lève. Je retourne dans la maison, je range soigneusement mon livre et j'allume mon téléphone. Et voilà, la pause est terminée !* ».
Nous voyons ici que la personne va plus ou moins refaire à l'envers ce qu'elle avait fait pour s'installer (observez ce que vous faites le matin au réveil...).

Lorsque la transe est induite par un tiers, le protocole est nouveau pour le patient. Lorsqu'il voudra quitter cette transe, il ne connaîtra pas bien le chemin à suivre et pourra rester inconfortable. Le rôle du thérapeute consiste alors à accompagner de nouveau le patient en faisant le chemin inverse de celui qui a conduit vers la transe. Cette phase permettra au patient de réactiver son fonctionnement mental personnel.

Ceci est le cas de figure standard mais un autre cas est à examiner. Que se passe-t-il si le patient sort de sa transe en cours de soin ? Ceci peut arriver si, pour une raison ou une autre – douleur, anxiété, fatigue –, le patient perd son sentiment de sécurité. Il va alors réactiver son mode conscience critique sans respecter la procédure de sortie de transe.

Deux questions se posent. Le soin peut-il continuer ? Le patient peut-il recouvrer immédiatement son équilibre psychologique ? La réponse est « non » aux deux questions. Le rôle du soignant est d'entrer en communication avec le patient (qui est éveillé, rappelez-vous !) pour s'informer de ce qui se passe, de le rassurer sur ses inquiétudes ou sa douleur et enfin de l'inviter tranquillement à retourner vers la transe positive. Ce retour en transe positive se fait facilement dès que le patient perçoit de nouveau qu'il est en sécurité. Ce phénomène est d'autant plus rare que le thérapeute a bien créé l'alliance thérapeutique et la confiance. Une technique appelée « *signaling* » renforce la sécurité de la transe thérapeutique.

En résumé, l'hypnose consiste à induire une transe positive confortable et sécurisée, s'appuyant sur l'expérience du patient et sur celle du thérapeute amplifiée par les techniques rigoureuses qu'il met en œuvre.

Les trois conditions fondamentales

Nous verrons ailleurs que l'hypnose connaît aujourd'hui des indications et des limites. Dans ce cadre connu, tous les sujets peuvent bénéficier d'un accompagnement hypnotique. La transe étant un fonctionnement naturel, chacun peut bénéficier de cette transe positive pour un soin douloureux. Mais trois conditions doivent être remplies pour prétendre remplacer une technique anesthésique attendue du patient par une technique hypnotique.

Les motivations

Le patient doit être motivé. L'hypnose thérapeutique ne se pratique qu'avec un patient qui le souhaite, qui en a compris les bénéfices. Si un patient préfère une technique anesthésique classique, c'est son choix.

La coopération

Le patient doit être coopérant. En effet, il va devoir participer à la réussite du soin. C'est d'ailleurs aussi une des sources majeures de l'intérêt de l'hypnose : le patient reste acteur de sa vie. Il est possible que cet aspect explique les évolutions et les réhabilitations meilleures observées. Cet item pose quelques limites : surdité, démence, débilité, enfant en bas âge. Plus globalement, les patients avec lesquels il est impossible d'avoir une communication facile et stable. En effet, il est essentiel pour le thérapeute de réunir un certain nombre d'informations avant le soin et, le cas échéant, pendant le soin, ce qui nécessite une capacité du patient à communiquer ces informations.

La confiance

Le patient doit avoir confiance dans le thérapeute. Cette confiance se crée dans l'ici et maintenant de la relation, parfois avant, dans une consultation. Cette confiance n'apparaîtra que si le thérapeute a lui-même confiance en lui, c'est-à-dire s'il respecte son champ de compétence et son expérience. Il est en effet essentiel que les thérapeutes qui utilisent l'hypnose le fassent très progressivement comme pour toute technique majeure de soin. Il est essentiel aussi qu'ils connaissent le champ d'intervention considéré pour pouvoir anticiper et décoder tout signal d'alerte. Par exemple, un soignant qui travaille depuis toujours avec des adultes ne peut pas prétendre, du jour au lendemain, utiliser l'hypnose avec un enfant pour un soin majeur. Un soignant qui connaît parfaitement bien le domaine de la FIV ne peut pas prétendre, du jour au lendemain, accompagner un patient pour une thyroïdectomie.

Le contrat thérapeute/patient

Nous conclurons par la notion de contrat. Lorsque tous les éléments précédents ont été discutés entre le thérapeute et le patient, ils établissent un contrat moral.

Chacun des acteurs a ses limites qu'il doit respecter. Si le patient perçoit qu'il est dépassé par la situation, il doit en informer le soignant qui adaptera alors son travail. Si le thérapeute perçoit que les limites de sécurité sont franchies, il doit en aviser le patient et adapter sa conduite en conséquence (changement de technique anesthésique par exemple).

Avec ou sans hypnose, tout soignant doit veiller à apporter au patient les meilleures conditions de soin et les meilleures chances de guérison. Ceci nécessite des apprentissages et de la rigueur. Nous allons entrer maintenant dans ces apprentissages que tout professionnel de santé qui veut utiliser l'hypnose se doit de posséder.

Chapitre 3

La communication thérapeutique

LA CONSCIENCE CRITIQUE ET LA CONSCIENCE IMAGINAIRE

En 1981, un neurophysiologiste, Roger Sperry, reçoit le prix Nobel de Médecine pour ses travaux sur les connexions entre hémisphères cérébraux et la mise en évidence de différences dans le fonctionnement et le rôle de chaque hémisphère. Même si, aujourd'hui, il semble difficile d'associer les différences observées avec une représentation anatomique ou l'existence de deux cerveaux, la double nature du fonctionnement psychique nous intéresse tout particulièrement. Nous avons choisi ici de garder la terminologie déjà utilisée précédemment. Nous pourrions parler aussi de conscience réelle *versus* conscience virtuelle.

Il est intéressant de savoir que cette différence entre deux mondes mentaux, connue depuis la nuit des temps probablement (distinction réalité/rêves), est largement décrite dans les connaissances hypnotiques (veille/sommeil provoqué). Il est probable que la distinction conscient/inconscient s'en rapproche. C'était le cas pour Erickson.

Quelle que soit l'appellation, ces deux dimensions psychiques présentent des fonctionnements différents que nous présentons ici sous forme d'un tableau *(Tab. 1)*. Chacun des items va nous permettre de mieux faire connaissance avec ce double fonctionnement mental. Nous n'avons retenu ici que les éléments qui nous sont utiles dans le cadre de l'hypnose adaptée à la douleur aiguë et à la communication thérapeutique.

Tableau I ■

	Critique/Réel/Conscient/Gauche	Imaginaire/Virtuel/Inconscient/Droit
1	Logique rationnelle	Logique émotionnelle
2	Analytique	Intuitif
3	S'appuie sur les faits concrets	Imagine
4	Connaissances et savoir	Croyances
5	Capacité linguistique développée	Utilise les symboles et images
6	Observe la syntaxe, la grammaire	Observe le para-verbal, le non-verbal
7	Langage digital	Langage analogique
8	Besoin de clarté, d'explications	Apprécie la globalité
9	Organisation précise	Stratégie générale
10	S'intéresse aux éléments	S'intéresse aux relations
11	Comprendre	Expérimenter
12	Pratique	Créatif
13	Présent et passé	Présent et futur
14	Sécurité	Prise de risque

Remarque : de même que la conscience globale associe des phases de transe et de conscience critique, l'équilibre global d'un individu nécessite des compétences de type cerveau critique associées à des compétences de type cerveau imaginaire, les unes prenant le dessus sur les autres si nécessaire.

L'ordre des éléments est indifférent et ne reflète pas une importance hiérarchique.

■ DESCRIPTION

La logique rationnelle – La logique émotionnelle (1)

« Le cœur a ses raisons que la raison ne connaît point. » Depuis très longtemps, nous connaissons le Quotient intellectuel de Binet et, aujourd'hui, nous évaluons aussi le Quotient émotionnel. C'est la fluidité relationnelle entre ces deux dimensions qui permet d'apprécier l'intelligence situationnelle et relationnelle d'un individu. Les individus ont des connaissances, de la mémoire, de la logique mais aussi de l'empathie, de la créativité, de l'imagination. L'exercice plein et entier de la médecine requiert un équilibre entre ces deux dimensions, équilibre malheureusement fort mal apprécié par les procédures de sélection en vigueur aujourd'hui dans les études qui n'évaluent que le cerveau critique. Combien d'étudiants sont, chaque année, désemparés au contact du malade, devenant rapidement imperméables aux émotions mais très performants en termes de diagnostic et de thérapeutique ?

L'analytique – L'intuitif (2)/ S'appuie sur les faits concrets – Imagine (3)

Ces deux items vont dans le même sens que le premier. Le cerveau critique observe la réalité et les faits concrets, les classe, les organise, les analyse pour arriver à la prise de décision, à l'action. C'est une démarche très performante qui s'appuie sur tout ce qui est connu ou qui peut l'être. Elle a fait ses preuves dans tous les domaines scientifiques, en particulier en médecine. Aujourd'hui, nous la rencontrons sous le nom de « *Evidence Based Medicine* » qui s'appuie sur l'évaluation et les statistiques.

L'imagination, l'intuition, c'est le *feeling* qui permet d'aller au-delà des règles connues pour rester pertinent dans une situation inconnue. C'est indispensable face aux « cas uniques », aux maladies orphelines et à chaque fois que la nature se débrouille pour fabriquer « un cas ».

Les connaissances et le savoir – Les croyances (4)

Le terme « croyance » fait vite peur dans notre culture médicale tant nous le rapportons immédiatement à la religion. Mais ce concept est beaucoup plus large. À chaque fois que nous disons *« Moi, je crois qu'il faut faire comme cela »*, nous disons en même temps que nous ne savons pas au sens du cerveau critique et que, pourtant, nous devons décider quelque chose. Nous prenons alors le moins de risque possible mais nous prenons des risques quand même. Les discussions d'équipe ou de service sont très habituellement confrontées à ces décisions fondées sur la croyance. Dans le meilleur des cas la croyance est partagée, mais il s'agit toujours d'une croyance.

Individuellement, chacun a des croyances sur lui-même, sur ce qu'est une famille, sur ce qu'est le travail, sur ce qu'est la médecine. Chaque patient a aussi des croyances sur l'origine de sa maladie, la manière de soigner, sa capacité à guérir. Nous savons qu'il est toujours très périlleux de s'attaquer aux croyances, même avec des arguments rationnels. Lorsqu'un thérapeute est confronté à une croyance, il devra être très prudent, l'explorer soigneusement, la respecter avant de proposer une autre position au patient. Cette compétence fait partie de l'art de convaincre, du doigté dont nous avons tant besoin.

La capacité linguistique développée – Utilise les symboles (5) et les images

Le cerveau critique est celui de l'adulte qui a appris un langage, parfois très précis en fonction de son métier.

Le cerveau imaginaire est celui avec lequel nous avons fonctionné dès notre jeune âge, nourri d'images, d'histoires et de contes. C'est celui qui connaît peu de mots mais qui se débrouille avec ses limites. En hypnose, nous devons utiliser ce langage simple et imagé que tout le monde peut comprendre.

Observe la syntaxe, la grammaire – Observe le non-verbal, le para-verbal (6)

Le langage para-verbal est la manière dont les phrases et les mots sont prononcés. Il s'acquiert dès les premiers jours de vie, lorsque nous sommes particulièrement sensibles aux intonations des mots qui nous sont adressés, intonations rassurantes ou intonations inquiétantes.

Le non-verbal concerne la gestuelle et les mimiques qui accompagnent le langage parlé, les mots.

Chaque élément de communication passe simultanément par ces trois canaux.

Un mot prend du sens selon sa prononciation et le geste qui l'accompagne. *« Vos yeux sont magnifiques »*, voila une jolie phrase, mais que veut-elle dire ? Une séductrice ou un ophtalmologiste qui vient de finir un fond d'œil ? Les prononciations seront fort différentes et les gestes aussi.

Pour savoir ce que quelqu'un dit vraiment, il faut l'entendre et le voir. Connaître les mots ne suffit pas pour connaître la totalité du message et pouvoir l'utiliser en termes de communication thérapeutique.

Le langage digital – Le langage analogique (7)

Le langage digital demande une connaissance du code employé pour être compris. Le langage analogique est construit sur des images. Un exemple simple en est la notation des chiffres.

En chiffres arabes : 1, 2, 3. Un étranger à notre culture chiffrée ne pourrait pas comprendre que 2 est le double de 1.

En notation romaine : I, II, III. Il y a, entre le sens et le code, un lien immédiatement accessible.

Dans ce registre de langage analogique, nous trouvons tout ce qui concerne les panneaux routiers, les logos. Il y a, à chaque fois, une ressemblance visuelle avec le message qui veut être transmis.

Dans notre quotidien relationnel ordinaire ou professionnel, nous utilisons très souvent le langage analogique. À chaque fois que nous donnons un exemple, une illustration, que nous racontons une histoire pour renforcer notre propos. C'est le cas ici aussi, tout au long du livre. Avec un patient, ce langage est très pertinent puisqu'il est déjà souvent plus proche de l'imaginaire que de la conscience critique. Nous pouvons, par exemple, lui raconter l'histoire d'un autre patient qui venait pour le même soin, et ainsi attirer son attention, ou l'histoire d'une femme qui avait le même métier.

Un peu plus loin nous nous arrêterons sur les métaphores, catégorie majeure du langage analogique.

« C'est comme si un volcan est prêt à exploser dans ma tête » dit ce patient qui a une migraine telle que sa tête pourrait exploser et qui mime avec ses mains la tension qu'il ressent et l'idée d'explosion.

Le besoin de clarté, d'explications – Apprécie la globalité (8)

Lors des enseignements, le mode cerveau critique est vite repérable. Il ne se contente pas d'à peu près ou d'image globale, il a besoin de détails, de chiffres, de faire des liens avec d'autres notions connues. Son organisation interne est très rigoureuse et peut servir à restituer les mêmes connaissances si besoin. Il est souvent dit que les enseignants sont des patients difficiles (ce n'est pas mon avis). Ce qui gêne les soignants, c'est leur besoin de poser des questions, de comprendre ce qui se passe, pourquoi ceci, pourquoi pas cela. Beaucoup de soignants sont agacés. Mais c'est la logique naturelle des enseignants : s'ils veulent pouvoir enseigner, ils doivent intégrer précisément le savoir. Cette attitude traduit non pas une défiance particulière envers le soignant mais une modalité de compréhension du monde. Nous verrons plus loin que, dès que le sentiment de sécurité est atteint grâce à une bonne communication, l'interaction thérapeutique devient très facile et simple.

L'organisation précise – La stratégie globale (9)

La complémentarité fondamentale de ces deux fonctionnements mentaux est ici particulièrement importante puisqu'il s'agit de la dimension globale et de la dimension locale. La stratégie thérapeutique est de l'ordre du global, le protocole de soin est de l'ordre du local, de la précision, de l'organisation. Laisser un patient dans le flou de la stratégie *(« On verra cela quand vous arriverez ! »)* tend à le placer dans l'imaginaire, peut-être négatif. Lui expliquer dans le détail comment l'accueil sera fait, avec qui, combien de temps, puis encore après... prend du temps mais tend à le placer en conscience critique (avec le risque qu'il veuille encore plus de détails), fonctionnement mental bien plus satisfaisant qu'une inquiétude larvée. Les livrets remis pour expliquer l'hypnose et son utilisation vont dans ce sens.

S'intéresse aux éléments – S'intéresse aux relations (10)

Dans une procédure de soin, nous pouvons nous intéresser à chacune des étapes et vérifier qu'elle est satisfaisante : par exemple, la chambre, le lieu d'attente, la salle opératoire, la SSPI, puis la chambre de nouveau. Nous pouvons être satisfaits de chacune des étapes et ne pas nous intéresser à la manière dont se font les transitions entre chaque lieu, aux délais d'attente, aux messages délivrés au patient ou perçus par lui volontairement ou non dans ces moments d'interface. La logique globale est de tenir compte de l'ensemble du parcours de soin.

Comprendre – Expérimenter (11)

Pour apprendre, nous avons deux voies possibles : d'une part, écouter, lire, réfléchir, comprendre et, d'autre part, faire, expérimenter, vivre l'expérience. Un apprentissage complet doit lier les deux dimensions. C'est ainsi que sont construites toutes nos formations à l'hypnose.

Ceci veut dire aussi qu'il est impossible d'expliquer à un patient exactement ce qu'il va vivre, de lui faire comprendre l'ensemble du processus. Nous pourrons en transmettre une partie mais seule l'expérience lui donnera des réponses. Il y a bien sûr quelque chose de rassurant dans l'idée de comprendre et quelque chose d'inquiétant dans l'expérience. C'est toujours cette différence entre savoir et imaginer.

Pour apporter au patient le maximum de sécurité dans l'expérience, le thérapeute lui donnera un moyen simple et efficace de communiquer avec lui pour lui faire savoir si tout va bien ou si un inconfort, quel qu'il soit, apparaît.

Le pratique – Le créatif (12)

Avoir des idées, c'est bien, encore faut-il qu'elles soient réalistes et applicables. Il y a quelques années, la difficulté majeure officielle à l'utilisation de l'hypnose en salle de chirurgie était la durée de l'induction. Une partie de l'équipe disait : *« C'est formidable que tu veuilles proposer ce genre de technique au patient, que tu sois prêt à t'impliquer comme cela… mais, en pratique, c'est impossible, on n'a pas le temps »*.

Aujourd'hui, la pratique sur ce plan a rejoint la créativité puisque les inductions proposées sont devenues plus rapides, probablement grâce à une meilleure connaissance de l'hypnose chirurgicale et de la pratique. La créativité des praticiens en hypnose a permis de s'adapter aux pratiques en vigueur.

Que font les chirurgiens au quotidien ? Ils répètent consciencieusement les techniques apprises, respectant l'anatomie. Ils sont très pratiques. Pourtant, ils rencontrent bien souvent des situations qu'aucun manuel ne décrit vraiment, des curiosités anatomiques. À chaque fois, le chirurgien s'adapte, imagine, crée une technique spécifique qui deviendra peut-être son style à lui.

Sans créativité, pas de changement, pas d'évolution, pas d'expériences nouvelles.

Sans adaptation à la pratique, la créativité est une discipline de doux rêveurs.

Le présent et le passé – Le présent et le futur (13)

« *Il faut vivre dans le présent* » dit-on. Qu'est-ce que le passé ? Hier ? Il y a 1 heure ? Il y a 1 minute ? Et le futur ? Dans 6 mois ? Demain ? Dans 1 heure ? Dans 1 minute ? Dans 5 secondes ? Le présent est difficile à localiser, c'est comme un navire en permanence en mouvement. Il vient du passé connu et identifié pour aller vers l'avenir qui reste, lui, imprévisible et incertain, malgré les cartes.

Le passé, ce sont des expériences, des apprentissages, un état de santé que le patient a vécus. Le passé fait partie de nos savoirs. Chacun de ses éléments peut devenir une ressource pour franchir l'étape actuelle.

Le futur est en cours de création, il est imaginé, rêvé. Le futur fait partie de notre imaginaire. Si le patient peut imaginer le retour au domicile, le retour au travail, les adaptations qu'il fera dans sa vie, il se fabrique des ressources pour franchir l'étape actuelle.

Et si ce qu'on lui a promis ne se déroule pas comme prévu ! L'art de la communication est de ne rien promettre, mais de permettre au patient d'imaginer, d'inventer sa propre évolution. S'il est en transe positive, il fabriquera des ressources utiles pour lui ici et maintenant.

La sécurité – La prise de risque (14)

Vient ici le mot sécurité, concept fondamental dans toute démarche de soin. Quelle que soit la technique proposée au patient, elle doit présenter tous les critères de sécurité. Sur le plan mental, c'est la conscience critique qui joue ce rôle. À tout instant dans la relation thérapeutique, le soignant doit garder cette position de conscience critique. C'est une sorte de paradoxe qui traduit la difficulté de bien communiquer et de travailler avec l'hypnose : rester en conscience critique, en observation, tout en accompagnant le patient dans son imaginaire ou sa transe. Il est simple d'être dans l'une des deux modalités, il est plus difficile d'activer le cerveau imaginaire tout en gardant le cerveau critique actif. C'est un apprentissage, comme celui de la conduite automobile qui permet, un jour, de conduire la voiture, tout en rêvant à ses prochaines vacances.

■ LA COMMUNICATION : UN ÉCHANGE D'INFORMATIONS

Dans tout cet ouvrage le mot « communiquer » contient une double dimension : recevoir des informations et envoyer des informations.

Informer, c'est envoyer un message à quelqu'un, comme le fait un panneau dans le hall de l'hôpital ou comme le fait un journal.

Communiquer veut dire créer un échange permanent, plus ou moins dense, de messages (informations). Chaque message contient une réponse au message précédent et peut ajouter une information nouvelle.

« Je vais au cinéma ce soir » est une information *(Fig. 1).*

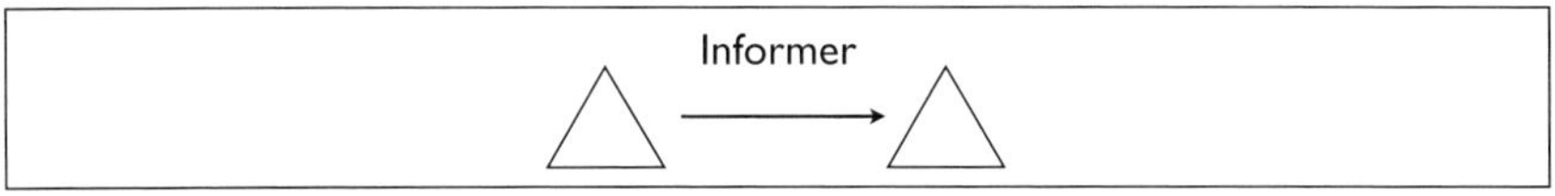

Figure 1 ▪

« Je vais au cinéma ce soir. »
« Que vas-tu voir ? »
Débute ici une séquence de communication. La question posée appelle une réponse qui pourra elle-même en appeler une autre… Les deux interlocuteurs peuvent s'engager dans un dialogue *(Fig. 2).*

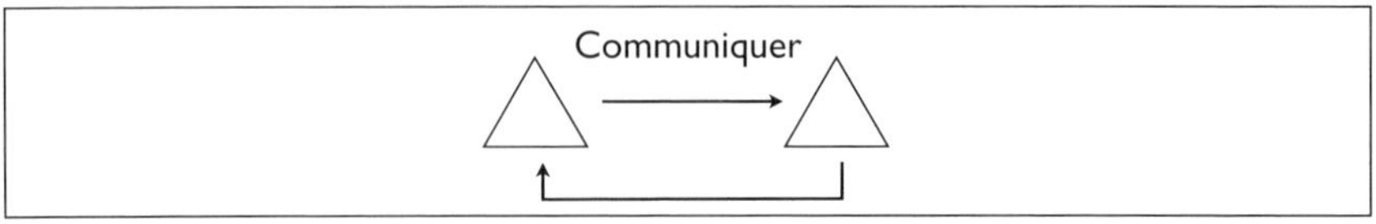

Figure 2 ▪

Dès qu'une séquence de communication est engagée, s'installe une circularité de l'information : chaque message se construit sur le message précédent et oriente le message suivant. S'il est essentiel d'émettre les bons messages thérapeutiques, il est aussi essentiel de recevoir les messages que l'autre nous envoie. Cette réception s'appuie sur l'observation.

La communication est fondamentale dans le travail hypnotique qui se construit essentiellement à partir des ressources et des idées du patient, ce qu'il nous a transmis dans nos échanges par ses mots, ses gestes, sa voix. Ceci est vrai dès le premier contact entre le thérapeute et le patient lorsqu'ils se disent « Bonjour ». Ceci reste vrai dans les phases les plus intenses de la transe dans lesquelles le patient garde la possibilité d'informer le thérapeute afin que celui-ci adapte le soin si besoin.

■ L'OBSERVATION

Pour observer le monde extérieur et les messages qui nous sont envoyés, nous disposons de cinq canaux sensoriels. Par chacun d'entre eux, nous pouvons capter un type d'information. Observer consiste à prêter attention à ce que ces cinq canaux perçoivent. Nous les étudierons selon l'ordre VAKOG, en commençant par le canal qui nous donne le plus d'informations.

La notion d'observation contient une dimension active, il s'agit de faire quelque chose, d'être attentif et d'enregistrer (prendre conscience) les informations reçues. C'est ainsi que l'observation est considérée comme un acte fondamental en médecine pour recueillir le plus précisément possible les signaux que nous envoie le patient concernant ce qui va bien et ce qui va mal (symptômes).

À chaque instant, nous recevons des messages par les cinq sens créant cette réalité en cinq dimensions déjà évoquée. La rapidité avec laquelle notre cerveau passe d'un sens à l'autre nous donne l'illusion que nous captons tous ces messages en même temps. Nous savons aujourd'hui qu'il n'en est rien : notre conscience reçoit les informations une par une, séparément, mais suffisamment rapidement pour créer l'illusion de la simultanéité. C'est le même principe que le cinéma, une succession d'images fixes.

Ceci est vrai dans la modalité « conscience critique » mais, dans la modalité « transe », notre cerveau peut privilégier un canal sensoriel et « se fermer » aux autres.

En disant ici qu'observer consiste à recevoir les messages par les cinq canaux et à en prendre conscience, nous disons d'une autre manière qu'observer consiste à rester en conscience critique. Ce sera un des objectifs majeurs de l'apprentissage de l'hypnose : garder une partie de nous en conscience critique pour une observation large et sécurisante, pendant qu'une autre partie de nous accompagnera le patient dans la transe en se focalisant sur un seul sens à la fois.

■ LES CANAUX SENSORIELS

Le canal visuel

C'est celui par lequel nous recevons le plus d'informations, conscientes ou non. C'est par la vision que nous recevons les premières informations de nos interlocuteurs, de nos patients. L'œil est l'organe qui repère les informations les plus distantes, comme la lumière d'un phare ou d'une étoile. Garder les yeux bien ouverts est un bon conseil dans toute situation délicate pour recevoir très vite nombre d'informations essentielles, ce que nous faisons dans un bloc opératoire pour « recevoir » les paramètres qui s'affichent.

A contrario, fermer les yeux suppose d'être en sécurité pour renoncer à ce canal essentiel et réduire sa capacité à contrôler l'environnement.

Nos yeux nous permettent d'obtenir plusieurs types d'informations. La couleur des téguments, la présence du regard, la tonicité musculaire, la raideur de la marche, la stabilité de la station debout. Le corps du patient nous dit beaucoup de choses lorsque nous l'observons visuellement.

Par le regard, nous captons les mouvements et les gestes, intentionnels ou non, qui participent à tout échange relationnel. Ce seront des informations fondamentales dans la communication thérapeutique. Si nos yeux observent le patient, les siens nous observent aussi ! Si nous contrôlons assez bien nos mots, nous contrôlons beaucoup moins nos attitudes, notre regard, notre mimique *(cf. plus loin, Le langage non verbal)*.

Pour résumer, nous dirons que bien observer un patient pour bien communiquer, c'est d'abord bien le regarder.

Le canal auditif

Par lui, nous entrons dans le domaine de l'écoute qui nous permet de recevoir les messages verbaux et para-verbaux de notre interlocuteur. La voix, les mots, les phrases et leur intonation permettent de transmettre ce que nous pensons, ressentons, souhaitons. Une bonne écoute, couplée à un bon regard, est essentielle pour connaître le patient et évaluer ses besoins, son état émotionnel, son état physique. L'écoute est difficile, elle suppose de recevoir les messages en interférant au minimum (il faut seulement accuser réception) sur ce que le patient veut dire. Écouter, c'est laisser parler. Trop souvent, nous commençons à répondre avant d'avoir écouté !

Cette écoute est particulièrement importante et délicate lorsque le patient vit des émotions fortes et difficiles : peur, colère, douleur morale. Une dimension thérapeutique majeure est de permettre au patient de s'exprimer et de l'écouter. Le patient se sent écouté, donc respecté. Il a aussi « déchargé » une partie de sa tension émotionnelle. Le thérapeute a alors les éléments dont il a besoin pour rassurer ou calmer ce patient.

Dans une perspective hypnotique, nous devons apprendre cette écoute qui nous donne les mots du patient, ses expressions, ses idées. Chacun de ces éléments peut ensuite être utilisé par le thérapeute pour envoyer des messages personnalisés adaptés à ce patient, des messages qui sont simples à comprendre et à intégrer.

Le canal kinesthésique

Il réunit les informations que nous captons par la peau, les muscles, les articulations. C'est surtout dans l'examen, les massages, les touchers thérapeutiques que ce sens nous apporte des informations.

C'est aussi lors de chaque poignée de main, lors de l'installation du patient pour un soin ou en faisant attention à la température d'une pièce que nous captons des informations qui seront utiles pour communiquer avec ce patient.

Le contact direct est toujours délicat à doser tant il fait vite référence à l'intimité. Il nécessite d'entrer à l'intérieur du périmètre de sécurité du patient, là où ne sont en principe admis que les proches, voire les très proches. Le corps est un peu comme une maison. Les étrangers restent dehors, le facteur vient dans l'entrée, les amis dans le salon, la famille dans les chambres, le conjoint partage la chambre. Autant de barrières invisibles et pourtant efficaces.

Cette autorisation est tacite envers les soignants et le restera pour peu que les gestes et les contacts soient clairement identifiés comme thérapeutiques et nécessaires.

Dans la relation hypnotique, le contact est nécessaire dans l'induction de la catalepsie *(cf. La dissociation)* et dans le « *signaling* », technique permettant au patient de communiquer avec le thérapeute par contact manuel.

Le canal olfactif

Ce canal nous donne beaucoup d'informations sur ce qui est bon ou mauvais, ce qui favorise la vie ou non, ce que nous aimons ou non. Il existe de grandes catégories d'odeurs que nous apprenons et mémorisons dès notre enfance. Toute notre vie, les odeurs vont créer un sentiment confortable ou inconfortable, de bien-être ou de mal-être. Cette impression est très rapide et très puissante, plus puissante que ce que nous voyons ou entendons. Un beau plat qui sent mauvais est immangeable.

Le moment le plus net où nous observons les odeurs est le premier contact avec une personne ou avec un lieu. Cette première odeur active des émotions positives ou négatives très difficiles à transformer par la suite. Chaque personne et chaque lieu ont une odeur naturelle. Nous pouvons difficilement la modifier mais nous pouvons en ajouter une autre.

Chacun connaît l'odeur naturelle du cabinet dentaire ! Le clou de girofle. C'est une odeur quelconque dans la nature, mais tellement reliée à la peur et à la douleur qui peuvent survenir dans ce lieu qu'elle génère un mal-être chez beaucoup de gens qui arrivent dans un cabinet dentaire, comme un signal fort de danger. Aujourd'hui, certains cabinets dentaires diffusent des odeurs plus agréables pour favoriser chez les patients un état plus confortable, très bénéfique pour l'ensemble du soin. Cela arrivera peut-être un jour dans les blocs opératoires ou les chambres d'hospitalisation !

Le canal gustatif

C'est le moins utilisé en médecine. Il nous arrive très rarement de goûter à nos patients ! Le goût prend beaucoup d'importance dans les soins concernant la sphère ORL et pour les médicaments.

Dans la communication hypnotique, nous utiliserons la mémoire gustative dans les accompagnements hypnotiques.

Synthèse

Pour une bonne communication, nous avons besoin de devenir de bons observateurs sensoriels afin de percevoir ce que le patient transmet et l'univers sensoriel dans lequel il vit ici et maintenant. Cet apprentissage sera précieux pour envoyer des messages adaptés dans toute communication et pour pouvoir imaginer un univers sensoriel agréable pendant la transe hypnotique.

■ LES VOIES DE COMMUNICATION

Dans toute communication, les interlocuteurs transmettent leurs messages par trois voies (les 3 « V »). Bien que le langage verbal soit le mieux connu, nous allons d'abord étudier le langage para-verbal (la voix) et le langage non verbal. Ces deux canaux complètent et précisent les mots utilisés et, comme nous l'avons vu, sont les canaux privilégiés du mode imaginaire.

La voix ou langage para-verbal

Tout le monde n'a pas une voix de comédien, de présentateur radio ou de conteur. Mais chacun de nous peut modifier sa voix pour que les messages soient entendus « consciemment » et « inconsciemment », de manière visible et invisible.

Le rythme

La voix doit être ralentie, ce qui signifie qu'elle est plus lente que la voix dite ordinaire pour le soignant. Ce ralentissement tient compte de la lenteur relative du mode imaginaire. Ce ralentissement permet aussi au soignant de mieux maîtriser son langage et les mots qu'il utilise. Ce ralentissement est très vite acquis en formation lorsque, dans les jeux de rôle, le stagiaire prend la position du patient. Il se rend compte très vite que des messages trop rapides ne permettent pas au patient de les entendre, de les comprendre, de les suivre.

Le « pacing »

Habituellement, nous parlons sur notre expiration. Nous ne tenons pas compte du rythme respiratoire du patient. Pour bien communiquer, nous inversons les rôles et adaptons notre diction au rythme respiratoire du patient. C'est ainsi le patient qui donne le rythme, un peu comme lorsque nous faisons un footing avec quelqu'un sans expérience. C'est le plus compétent qui s'adapte à l'autre. Nous retrouverons cette notion d'adaptation du thérapeute au patient tout au long de cet ouvrage.

Cette technique très puissante est appelée « *pacing* respiratoire » ou « *pacing* ». Elle impose au thérapeute de se mettre en position de « *mirroring* respiratoire » avec le patient. C'est une méthode très efficace d'accompagnement, quels que soient les messages du thérapeute.

Un patient stressé a souvent un rythme respiratoire élevé défavorable à l'équilibre du milieu intérieur. Lui demander de ralentir sa respiration (suggestion directe) est souvent inefficace. Avec un peu d'expérience, le thérapeute apprend à suivre ce rythme rapide et inconfortable (il va *« rejoindre le patient là où il est »*) puis à ralentir progressivement. Nous constatons alors que le patient a tendance à garder cette synchronisation et à ralentir son propre rythme. C'est une suggestion respiratoire indirecte.

Le timbre

Il est important d'utiliser une voix plus grave, plus basse, une voix qui vient du corps plutôt qu'une voix qui vient de la tête. Les gens qui chantent ou ceux qui ont l'habitude de raconter des histoires le soir aux enfants savent très bien le faire. La pratique de l'hypnose permet aussi de développer cette compétence. Il est possible que cette voix transmette plus d'émotions alors qu'une voix plus haute s'adresse plus à l'intellect, à la conscience critique.

La modulation

Pendant la phrase

Lorsqu'il parle, le thérapeute abaisse sa voix à la fin de la phrase ou du segment de phrase qu'il énonce. Cette technique tend à orienter le patient vers l'intérieur, vers ses sensations. Pour induire un retour vers la conscience critique, la fin de la phrase se fera en remontant vers l'aigu.

Pendant la séquence hypnotique

Si le thérapeute doit modifier sa voix pour aller vers la transe, il doit aussi la modifier (timbre, rythme, modulation) pour accompagner et aider le patient à revenir en conscience critique. La puissance de la voix est particulièrement évidente en fin de transe. Si le thérapeute garde une « voix de transe », le patient a du mal à réactiver sa conscience critique, même si les messages verbaux sont adaptés. Le type de voix est un message très puissant pour inviter le patient à rester en transe ou à en sortir. Tous les thérapeutes qui utilisent l'hypnose ont rencontré ce phénomène dans les exercices mais aussi dans leur pratique. Le soin est terminé, le patient invité à sortir de transe reste immobile, les yeux fermés, silencieux. C'est une surprise et parfois une source d'inquiétude chez le thérapeute jusqu'à ce qu'il se rende compte qu'il a gardé une voix hypnotique dans cette phase d'induction de la conscience critique !

L'importance de la voix est telle que certains patients nous disent après l'hypnose : *« Je ne sais pas très bien ce que vous me disiez, j'entendais seulement votre voix ».* Milton Erickson disait souvent à ses patients en début de transe hypnotique : *« Et ma voix vous accompagne ».*

Ces premiers critères deviennent aussi très utiles dans la pratique. Il est en effet fréquent que le soignant doive s'adresser à ses collègues en cours de soin. Il le fera simplement avec sa voix ordinaire et le message implicite reçu par le patient sera le suivant : *« Ce message ne s'adresse pas à vous ».* En transe, rapidement, le patient ne reçoit les informations que par cette fréquence vocale. Dans le quotidien, lorsque plusieurs voix sont audibles, s'il y a plusieurs interlocuteurs, nous sommes capables de nous « brancher » sur la voix qui nous convient et de ne plus entendre les autres.

Les pauses et les silences

Les pauses

En conscience critique, nous avons tendance à faire notre discours de façon linéaire. Si nous nous arrêtons, notre interlocuteur peut penser que nous avons « un trou » ou que nous ne savons plus ce que nous avons à dire. Pendant ce « trou », il va se mettre à imaginer ce que nous venons d'évoquer ou il va « partir ailleurs » et perdre le contact avec nous.

Ceci répond à la vivacité mentale en conscience critique dans laquelle nous avons besoin de recevoir en permanence de nouvelles informations.

Je viens déjà d'évoquer l'intérêt des pauses verbales. Dans ces pauses, c'est l'imaginaire qui se met en fonctionnement. C'est une bonne chose si cet imaginaire est orienté du côté agréable. L'utilisation des pauses est très importante pour induire la transe positive.

> Thérapeute : *« J'aime bien la couleur de bleu de ce tissu »* (le champ opératoire).
> Pause. Quelques secondes. Le patient intègre cette information et a le temps de se demander si lui aussi l'aime bien (orientation vers une émotion agréable).
> Trois types de réponse sont possibles.
> **Patient orienté vers une transe négative de peur :** *« Ce que je veux, c'est que cela se termine rapidement ».*
> **Patient en conscience critique** qui réfléchit et essaie de comprendre : *« Pourquoi ils ne mettent pas plutôt du rose ? ».*
> **Patient orienté vers une transe positive,** relié au thérapeute et qui accepte d'imaginer le plaisir que le bleu peut apporter : *« Ce que je préfère est un bleu clair, j'en ai mis dans ma chambre ».*

Sans ce temps de pause, ce mécanisme ne peut pas se mettre en route. Il sera utilisé dans toute communication thérapeutique : évoquer quelque chose d'agréable ou d'intéressant puis donner le temps au patient de se saisir de cette suggestion positive. Ces pauses amplifient la lenteur de la communication et déconnectent encore plus la conscience critique.

Les silences

Nous parlons de silence lorsque le thérapeute interrompt son discours pendant un temps plus long qui peut durer 30 secondes ou plusieurs minutes. Cette technique est plutôt utilisée dans les transes hypnotiques, lorsque la transe est bien installée. En effet, un patient en transe a tendance à y rester, que ce soit agréable ou désagréable. Dans un soin plus ou moins long, il y a des phases relativement neutres, assez facilement acceptées ou supportées par le patient. S'il est dans une transe agréable, revivant par exemple un repas entre amis ou une balade au bord de la mer, il a tendance à poursuivre cette activité imaginaire pendant ce silence. C'est très économique pour le soignant. En revanche, si une phase plus difficile est connue, elle est anticipée par le thérapeute qui parle de nouveau au patient pour renforcer les messages verbaux et le rassurer par cette voix d'accompagnement.

L'orientation de la voix

Nous avons déjà évoqué le changement de voix pour s'adresser à des collègues. Ceci est renforcé en changeant l'orientation de sa voix lorsque le soignant tourne la tête vers l'autre interlocuteur. C'est un nouveau message implicite pour faire savoir au patient que ce message s'adresse à quelqu'un d'autre. À la fin du repas, le maître d'hôtel vient à votre table. Vous l'entendez dire : « *Tout va bien ? Au revoir monsieur et madame* ». Est-il en train de vous suggérer de partir ? Non, il a tourné la tête pour saluer un couple qui s'en va. S'il avait gardé la même position, il aurait généré une confusion dans votre esprit et une question : « *Qu'est-ce qu'il raconte ?* ». Même avec un patient en transe hypnotique, les yeux fermés, il est essentiel de modifier l'orientation de la voix car notre système auditif repère d'où vient une voix ou un bruit.

Le saupoudrage de la voix

Vous versez quelques grains de sucre sur un gâteau au chocolat. Ils se voient très peu. Mais, si vous continuez, peu à peu, la surface du gâteau change de couleur et devient blanche. Dans la communication, nous avons tendance à énoncer les mots importants avec une voix différente, plus marquée. L'attention est, plus ou moins consciemment, attirée vers ce mot qui prend alors plus d'importance. Dans la communication thérapeutique, nous utilisons ce phénomène pour mettre en évidence les mots importants, en particulier les mots à connotation positive : confortable, agréable, réussite, facile… Séparés, ils ont peu d'impact, mais employés de manière répétitive, ils finissent par donner une nouvelle couleur à l'échange et à aider un patient à passer tranquillement vers une transe positive, celle que tout un chacun apprécie le plus souvent possible. Cette méthode, très indirecte, est peu perceptible par l'interlocuteur qui se rend seulement compte que l'échange verbal avec ce soignant est agréable.

Le langage non verbal

Généralités

C'est la deuxième voie de communication que nous explorons ici. Nous communiquons beaucoup plus par cette voie que par l'autre. C'est le premier langage lors d'une rencontre, c'est aussi le premier que nous utilisons dans la vie. Il est complètement intégré dans notre expression et nous sommes tous des experts de cette communication. Il suffit de regarder deux personnes parler ensemble en fermant nos oreilles ! Les mimes et le cinéma muet n'utilisent que cette voie. La vidéo est un outil précieux pour observer ce langage et pour en faire un outil thérapeutique.

Pour l'essentiel, nous utilisons ce langage à notre insu, automatiquement. Il est très difficile à contrôler dans un échange et, même si nous sommes silencieux ou immobiles, dans une situation relationnelle, notre corps va émettre des messages. Être immobile et silencieux pourra être « entendu » par le patient comme : *« Il est coincé »* ou *« Il fait la gueule »* ou *« Il ne s'intéresse pas à moi »*. Ce seront bien sûr des interprétations, des choses que le patient imagine mais, faute de messages clairs, il va en inventer. Alors, mieux vaut s'en servir.

Cette impossibilité d'éteindre tout signal non verbal fait dire *« qu'on ne peut pas ne pas communiquer »* et aussi qu'il vaut mieux savoir ce que nous communiquons et envoyer les bons messages au bon moment.

Le langage non verbal joue aussi un rôle dit de « méta-communication », c'est-à-dire qu'il précise dans quel registre un message doit être entendu. Il permet d'envoyer deux messages en même temps. Nous l'utilisons volontiers dans les plaisanteries : *« Docteur, combien de temps durera l'intervention ? »* (une thyroïdectomie), *« Oh, ça va très vite, deux, trois minutes ! »*. Le sourire accompagnant le message permet au patient de comprendre qu'il s'agit d'une plaisanterie et invalide la réponse. La même réponse énoncée « sérieusement » pourrait plaire au patient, satisfait de rester peu de temps au bloc, mais rapidement inquiet de la brièveté de cette intervention.

Les soignants, comme tous les professionnels de la relation, ont naturellement, pour la plupart, un langage non verbal riche et rassurant. Nous savons générer un climat de confiance, apaiser, utiliser la bonne distance. C'est inné ou appris par expérience quotidienne. Mais notre compétence a des limites. Lorsque nous sommes inconfortables, lorsque la situation est plus difficile, lorsque le patient est très perturbé et perturbant, notre corps va émettre des messages de doute, de gêne, de colère, de désintérêt. Bien communiquer, c'est surtout bien communiquer dans ces moments-là, ceux où le patient en a le plus besoin. C'est ici que la technique va soutenir la compétence naturelle.

Avec ce langage, nous rencontrons la limite majeure du discours verbal. Comment décrire avec des mots la gestuelle, le plissement des coins des yeux qui accompagne un sourire « authentique » ? La connaissance et l'apprentissage de ce langage ne peuvent se faire que par l'observation visuelle et plus encore par l'expérience. Nous sommes dans le monde analogique qui sait dire des choses vraies mais souvent approximatives.

Le contenu

L'habillement

Dans la vie courante, nous sommes très attentifs à notre tenue vestimentaire, notre coiffure… Ce sont des messages très importants que nous envoyons aux autres. Des vêtements très onéreux disent : *« J'ai les moyens »*. Le costume-cravate du banquier dit : *« Je suis sérieux »*. En évoquant cet aspect avec l'un d'eux récemment, il m'a immédiatement dit : *« Vous imaginez ce que les gens penseraient si je venais en jean-basket ? »*. La blouse blanche du médecin et de l'infirmière… Il convient malgré tout d'être très prudent dans la valeur de ces messages vestimentaires. Comme dit l'adage : *« Tout ce qui brille n'est pas d'or »*.

La poignée de main

Dans notre culture, toute séquence relationnelle professionnelle commence par une poignée de main, un contact physique. Il transmet beaucoup d'informations pour l'un comme pour l'autre. Un contact ferme peut transmettre force, confiance ou défi. Un contact « mou » peut traduire épuisement, doute ou passivité. Le bras tendu le plus long possible peut traduire le besoin de garder ses distances, la crainte d'être envahi par l'autre. Une poignée de main rapprochée peut traduire la confiance… ou la séduction.

Nous voyons combien ces messages sont ambigus et soumis à l'interprétation du soignant comme à celle du patient. La valeur plus juste de ces messages apparaît par leur multiplication ou par des messages verbaux. C'est souvent la conjonction du verbal et du non-verbal qui prend du sens.

Pour le professionnel de santé, cet acte est fondamental, c'est lui qui « ouvre la séquence relationnelle ». D'une certaine manière, nous devons être des spécialistes de la poignée de main, comme certains politiques dont on dit qu'ils ont réussi leur carrière grâce à ce geste ! On dit aussi que d'autres ont un peu gâché la leur du fait de leur difficulté à serrer la main « du peuple ».

Comme tout ce qui est du registre corporel, aucun ouvrage ne peut nous apprendre à serrer la main. Nous pouvons lire et acquérir des informations mais seule la pratique permet l'apprentissage.

Les mouvements

Tout individu est en mouvement en permanence, parfois de manière très limitée. Pensez à ces artistes qui se transforment en statue dans les lieux touristiques. Il faut être très attentif pour repérer les mouvements… ou très patient. À un moment ou à un autre, un mouvement infime ou manifeste révèle la vie. Nos gestes, nos mouvements sont peu contrôlables lorsque nous sommes en conscience critique. C'est comme si nous laissions alors le corps faire ce qu'il veut. En transe, c'est beaucoup plus accessible. La « statue artistique » est un artiste en transe. Il peut devenir presque immobile en créant dans son mental une image d'immobilité. En transe thérapeutique, le patient devient quasiment immobile. Chacun de ses gestes, volontaire ou non, prend alors une valeur communicationnelle majeure et doit être repéré par le thérapeute.

Dans l'interaction habituelle, les mouvements nous informent de l'état mental du patient. Est-il fermé dans une attitude de méfiance ou de protection ? Est-il ouvert dans une attitude de confiance et d'accueil ? Est-il tendu avec des mouvements rapides ou saccadés ? Est-il calme et confortable avec des gestes plus harmonieux et plus doux ? Cette lecture des gestes remplit des dictionnaires du comportement non verbal. Des dictionnaires qui « interprètent » chaque geste, qui en donnent une lecture selon la culture. Chacun peut y trouver des connaissances utiles pour comprendre l'autre.

En position de thérapeute, notre gestuelle est également très instructive pour le patient. Le mieux que nous puissions faire est de trouver une position psychologique confortable. L'expérience de la transe est ici précieuse. Nous pouvons apprendre progressivement non pas à contrôler nos gestes mais à nous installer dans un état émotionnel positif. Dans cet état, notre gestuelle renforce nos messages de sécurité, de respect, de ré-assurance, de confort. Ces gestes n'ont pas besoin d'être mentalisés, notre corps sait exprimer simplement ces émotions positives, nous pouvons lui faire confiance.

Nous avons un autre outil gestuel à notre disposition. Il s'agit du « *mirroring* » qui consiste à imiter les gestes du patient. Les enfants connaissent bien ce jeu qui consiste à singer l'autre pour s'amuser… ou se moquer. À notre niveau, en reproduisant les gestes du patient, nous lui envoyons un message implicite : *« Je suis en phase avec vous »*. Ce message est rassurant. Au-delà de ce message, reproduire les gestes ou la position du patient nous aide à mieux comprendre ses messages, à mieux intégrer ses émotions. Nous y reviendrons à propos de la relation thérapeutique.

La proxémie

Il s'agit de la distance relationnelle physique de sécurité ou de confort entre deux personnes selon leur degré d'intimité.

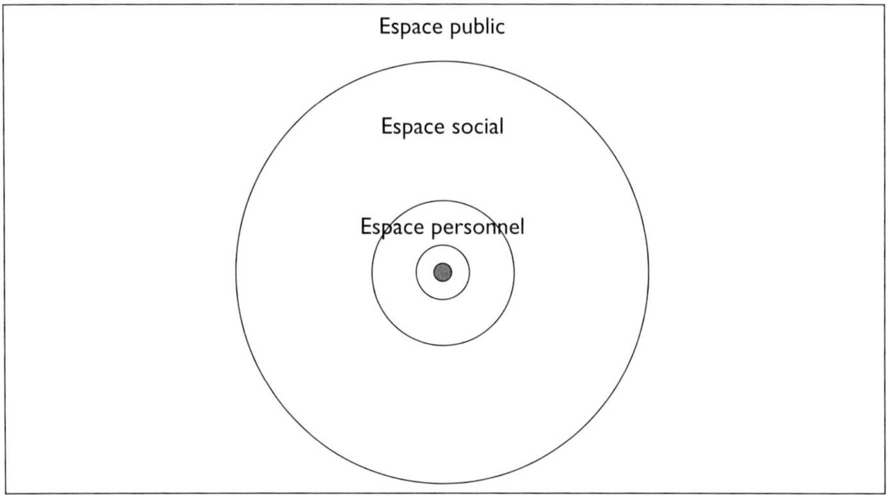

Figure 3 ▪ La proxémie.

Voici des valeurs moyennes applicables aux pays latins *(Fig. 3)* :
— le rond gris au centre définit l'intérieur du sujet ;
— le premier cercle autour définit la distance intime de 15 à 45 cm ;
— le deuxième définit la distance personnelle pour les amis, de 45 cm à 1,2 m ;
— le troisième définit la distance sociale, pour les connaissances, de 1,2 à 3,6 m ;
— au-delà, c'est l'espace public.

Chaque cercle définit une sorte de territoire interdit à l'autre. Un inconnu n'entre pas dans la chambre d'un malade. Une connaissance peut entrer et rester sur une chaise au bout du lit. Un ami peut s'asseoir sur le lit. Un enfant, un conjoint peut venir au contact.

Cette distance varie selon les cultures et, à l'intérieur d'une même culture, selon les individus et, pour un même individu, selon le contexte.

Exemple 1

Deux files d'attente pour le bus, l'une à Bamako, l'autre à Oslo.
À Bamako, les gens sont collés les uns aux autres. À Oslo, chacun garde une cinquantaine de centimètres d'écart avec celui qui est devant et avec celui qui est derrière. Les gens ne se touchent pas.
Si vous allez à Bamako et que vous restez à distance en attendant le bus, vous êtes considéré comme étrange, voire hostile. Si vous vous collez à la dame devant vous à Oslo, vous créez un malaise.

Exemple 2

On raconte que, après la Seconde Guerre mondiale, en Normandie, beaucoup d'histoires d'amour ont fini avant d'avoir vraiment commencé. Il était naturel que des soldats américains soient attirés par les jeunes filles normandes et réciproquement. Au premier rendez-vous, le malaise s'installe. L'Américain s'assoit tout près de la jeune fille comme il l'a appris dans sa culture. La jeune fille s'assoit plus loin comme elle l'a appris dans sa culture. Le jeune homme s'approche. La jeune fille trouve qu'il va trop vite et se sent menacée. Elle s'éloigne. Le jeune homme se sent rejeté et trouve que cette fille ne sait pas ce qu'elle veut.

Cette connaissance peut devenir essentielle pour les soignants qui travaillent avec des patients de culture différente.

Nos besoins en termes de distance ne sont pas les mêmes. Certains préfèrent rester à distance physique, d'autres sont plus à l'aise en étant plus proches. Nous avons tendance à nous sentir mieux avec les interlocuteurs qui ont la même notion de distance relationnelle. En tant que thérapeute, nous devons respecter le besoin du patient lorsque nous avons le choix. Par exemple, en consultation, le bureau crée une distance, bonne pour la relation avec ce patient ou mauvaise. Certains patients y trouvent leur compte, d'autres perçoivent le soignant comme distant. Après avoir appris cette communication thérapeutique, certains professionnels font leurs consultations en modifiant l'organisation de leur bureau. Ils se sont rendu compte que les patients sont plus vite et plus facilement en confiance si le thérapeute est plus proche.

Nous pourrons remarquer que la relation est difficile à établir avec certains patients. S'éloigner ou se rapprocher peut devenir déterminant pour trouver la bonne distance avec ce patient et établir le contact.

Bien sûr, le contexte est déterminant pour cette distance. Dans le contexte médical, cette distance est le plus souvent ramenée à zéro, le soignant ayant le droit de toucher physiquement le patient, d'entrer dans sa sphère intime, parfois même d'aller à l'intérieur du corps, privilège qui doit s'accompagner d'une éthique extrême et d'un respect absolu. Si le soignant a le droit de toucher, il ne l'a pas tout le temps et doit être vigilant sur la distance que le patient accepte.

Pendant le soin, c'est la nécessité thérapeutique qui décide. Mais, quand le thérapeute utilise la transe thérapeutique, il doit trouver le meilleur compromis entre cette nécessité du soin et la possibilité de communiquer efficacement avec le patient. La technique du thérapeute joue un rôle important aussi. Pour une même chirurgie, on peut voir un anesthésiste murmurer à l'oreille du patient et un autre se tenir debout à 1 mètre de lui. Il est important d'en convenir avec le patient avant l'intervention.

Les « *strokes* »

Ce sont de petits mouvements automatiques de la tête et du visage. Le premier intérêt est d'accuser réception d'un message par un petit « oui » non verbal. Dire « non » de cette manière signale un désaccord sur le contenu du message mais confirme quand même la réception de ce message. Par une mimique, nous pouvons aussi signifier notre surprise ou une demande d'information complémentaire.

L'absence de ces petits mouvements fait savoir que le récepteur n'a pas reçu ou pas compris le message envoyé. Il est essentiel de vérifier que le patient envoie ce genre de réponse pour savoir que nous sommes bien en communication avec lui, qu'il enregistre et valide les messages. Un patient sans réponse est potentiellement en transe, le plus souvent négative. Son esprit est focalisé sur d'autres informations que celles que nous transmettons. Il tend alors à l'immobilité relationnelle.

Lorsque nous sommes engagés dans un échange communicationnel avec le patient, celui-ci est aussi très sensible à ces signaux du thérapeute qui témoignent d'une écoute ou d'un regard attentif et orienté vers lui.

Le langage verbal de base

C'est notre meilleur allié et notre pire ennemi. Nous pouvons communiquer beaucoup de bien-être et de sécurité en l'utilisant bien mais aussi beaucoup de doutes, de peurs et même de douleurs en l'utilisant mal.

Nous allons étudier ici quelques dimensions et techniques très simples et pourtant parfois difficiles à utiliser tant nos habitudes verbales sont ancrées. Dans la communication thérapeutique et pour l'hypnose, nous devons tenir compte du mode de conscience du patient et nous souvenir qu'un patient en transe, surtout en transe négative, ne reçoit pas les mêmes messages qu'un patient en conscience critique.

La négation

S'il n'y avait qu'un seul objectif à atteindre pour améliorer la communication thérapeutique, il serait que tout message doit être formulé sous une forme affirmative.

Un patient en transe, positive ou négative, est très sensible à son imaginaire et peu à sa conscience critique. Or, dans l'imaginaire, la négation n'existe pas. Pour pouvoir écrire cette phrase qui signifie que les négations ne sont pas entendues en transe, j'utilise du langage de la conscience critique. En effet, c'est la conscience critique, plus rapide, qui permet de décoder un message négatif.

Lorsque nous disons à un patient en conscience critique : *« Vous n'aurez pas mal »*, il peut entendre : *« Ce soin est indolore »* ou : *« Pendant ce soin, votre corps et votre esprit vont rester confortables »*. Il doit faire une traduction automatique et rapide.

Lorsque nous disons à un patient en transe : *« Vous n'aurez pas mal »*, il entend : *« Vous aurez mal ! »*. Le mot majeur, celui qui a un sens immédiat, est le mot « mal ». C'est ce qui est affirmé dans cette phrase. Une image de douleur est alors induite dans l'esprit du patient. La formulation négative, dont le but est de dire le contraire, n'est pas entendue.

En communication ordinaire, nous ne nous rendons pas compte que nous faisons cette traduction permanente. Lors des transes provoquées, dès les premières expériences d'apprentissage, nous ressentons la différence.

Dire à un sujet en conscience critique : *« Il ne fait pas froid ici »* lui permet de penser (d'imaginer) qu'il fait chaud ici. C'est un travail mental. En transe hypnotique, le même sujet va se voir sur une plage glaciale. Le travail mental de la conscience critique est débranché.

Notre langage quotidien est saturé de ces expressions négatives : *« Cela ne durera pas longtemps »*, *« Ne pensez pas à votre bras »*, *« Ne clignez pas les yeux »*, *« N'ayez pas peur »*, *« Ne bougez pas »*…

En émettant ces messages, l'intention est bonne mais le résultat peut être désastreux. Ceci tient à la très grande suggestibilité du patient en transe qui n'est plus protégé par sa conscience critique.

Le langage positif

Nous choisissons d'utiliser un langage dont le sens est immédiatement compréhensible, un langage qui contient les messages que nous voulons transmettre.

« Vous sentirez le produit passer dans votre bras, peut-être plus fort pendant 2 ou 3 secondes. » Si nous voulons que le patient ne pense pas à son bras droit, nous lui suggérons ce qu'il peut observer pendant ce temps-là : *« Sentez comment votre pied gauche est en contact avec le sol et la différence avec votre pied droit »*. Nous orientons alors l'attention du patient vers autre chose que son bras droit.

Nous lui demandons : *« Avez-vous suffisamment chaud ? »* plutôt que : *« Avez-vous froid ? »*.

Si ces formules nous semblent curieuses dans un contexte professionnel, nous les connaissons déjà. Au moment de passer avec un enfant devant une boulangerie avec d'appétissants pains au chocolat, qui dirait : *« Ne regarde pas la boulangerie »* ? Nous savons que le résultat immédiat sera d'attirer immédiatement l'attention de l'enfant vers les pains au chocolat. Nous avons plus d'efficacité en disant : *« Regarde cette drôle de voiture rouge, on dirait celle de papy »*. En parlant quelques instants de cette voiture, nous sommes passés devant la boulangerie.

C'est de la manipulation mentale au quotidien. Elle est pertinente si c'est pour le bien de cet enfant, si notre intention est bonne.

À quelqu'un qui a le vertige, dirons-nous : *« Ne regarde pas le vide »* ? Non, nous dirons : *« Regarde la ligne d'horizon, la forme des nuages »* ou : *« Regarde la paroi »*. Nous aurons plus de chances d'aider cette personne paniquée.

Nous connaissons aussi ce langage dans nos métiers, en particulier dans les prescriptions.

> Nous savons qu'il est plus pertinent de dire :
> *« Prenez le traitement les jours pairs »* plutôt que : *« Ne le prenez pas les jours impairs »*.
> *« Prenez le comprimé avant ou après le repas »* plutôt que : *« Ne le prenez pas en mangeant »*.
> *« Bougez votre bras dès votre réveil »* plutôt que : *« N'attendez pas midi pour bouger le bras »*.
>
> Au restaurant : *« Je ne veux pas de steak saignant »*. Comment arrivera le steak, bleu ou bien cuit ?
> À l'architecte : *« Je ne veux pas une grande maison »*. Quel genre de maison doit dessiner l'architecte ?
> Au jardinier : *« Ne mettez pas cet arbre dans le coin droit »*. Où sera planté cet arbre lorsque vous arriverez ce soir ?
> Au patient : *« Ne pensez pas au froid »*. À quoi va penser alors le patient ? À la peur, à la douleur, aux circonstances de l'accident ?

Autrement dit, nous savons déjà qu'il est plus performant de dire à quelqu'un ce qu'il doit faire plutôt que ce qu'il ne doit pas faire. En effet, dire ce qu'on ne doit pas faire ne dit rien de ce qu'on doit faire. Dire ce qu'on ne veut pas ne dit rien de ce qu'on veut.

Les mots qui protègent – Les mots qui font mal

De nombreux mots peuvent évoquer du bien-être ou du mal-être. En parlant d'évocations, nous faisons référence aux sens que ces mots prennent ou peuvent prendre pour l'imaginaire.

Quelques mots qui vont vers le bien-être, la protection, le confort, la sécurité

Calme, confortable, sécurité, protégé, confiance, chaleur, sourire, équilibre, tonique, doux, moelleux, musique, soleil, vacances, voyage, détente, stable, pain chaud, boisson fraîche, énergie…

Quelques mots qui vont plutôt vers l'inconfort, la tension, l'insécurité

Peur, mal, froid, cher, lourd, profond, tomber, couper, piquer, glisser, blesser, enfoncer, attacher, enfermer, casser, bruit, supporter, travail, doute, hésiter, cri, dur, pointu, tranchant, fatigue, potence, électrodes…

Pour une part, ces mots seront modifiés par le contexte. Par exemple, « *J'ai entendu votre fils crier* » : c'est inquiétant pour la maman dans la salle d'attente mais rassurant pour le papa qui attend la naissance de son enfant. Ce qui veut dire qu'au-delà de la valeur intrinsèque des mots, le contexte d'emploi a de l'importance. Cependant, de manière générale, les mots de la première liste seront plus habituellement thérapeutiques.

Mieux vaut dire : « *Avec cette barrière de protection, votre corps pourra rester confortablement installé dans votre lit et profiter de la chaleur* » que : « *La barrière est là pour vous éviter de tomber et de vous blesser sur le sol* ».

La construction des messages verbaux

Dans tous les cas, communiquer veut dire envoyer des messages compréhensibles par l'autre. Le langage utilisé sera toujours le plus simple possible. Il est en particulier essentiel d'éviter tout jargon technique employé entre soignants. Pendant l'hypnose, le langage doit être encore plus simple. Tant sur le plan de la richesse des mots que de la syntaxe. Nous disons parfois qu'il est souhaitable d'utiliser le niveau de langage d'un enfant de 10-12 ans. Ainsi, chaque mot et chaque expression ont du sens pour le patient en transe.

Pour des gestes qui durent parfois longtemps (1 heure, 2 heures ou plus), le discours se ralentit, les silences sont de plus en plus présents et les messages sont répétés. Le discours prend de plus en plus une forme spécifique, très différente de celle d'un discours classique s'adressant à la conscience critique.

La meilleure manière de rendre le langage simple et compréhensible pour le patient consiste à utiliser le plus souvent possible le propre langage du patient. Ceci est applicable dans chaque échange patient-soignant, que ce soit sous forme de communication thérapeutique, d'hypnose conversationnelle ou de transe hypnotique.

Chacun a une manière spécifique de s'exprimer, selon son âge, son métier, sa culture, ses expériences. Chacun décrit ce qu'il vit, ce qu'il ressent, ce qu'il souhaite avec des mots et des expressions qui lui sont propres. Il appartient au thérapeute d'observer et d'intégrer ce langage spécifique de manière à le restituer au patient.

Cette technique d'utilisation vient de Milton Erickson. Elle se fonde sur son idée que chaque patient est différent et que chaque séance d'hypnose doit l'être aussi. Utiliser ce que l'autre apporte permet de créer une interaction de communication ou d'hypnose originale et accessible au patient.

La vérification

La vérification de la réception d'un message est particulièrement importante dans tout échange relationnel et plus encore dans les temps d'admission, avant l'entrée en salle de soin, lorsqu'on veut donner des informations pour rassurer le patient ou lui expliquer ce qui va se passer (annonce d'un diagnostic). Elle active la conscience critique qui permet de mémoriser, de comprendre et de demander des explications supplémentaires si nécessaire.

> Récemment, je visionnais une vidéo réalisée dans un service d'hospitalisation.
> Le soignant, très attentif, très calme, explique à la patiente le timing de la journée pour qu'elle puisse prendre quelques repères. Il prend le temps de lui décrire, étape par étape, les endroits où elle va passer, les gens qu'elle va voir, ce qui va être fait… La dame regarde à côté de lui, immobile. Elle ne fait aucun son ni aucun geste de confirmation. Le soignant ne vérifie pas ce qu'elle a entendu ni compris.
> Cette patiente était probablement dans une forme de transe négative, son esprit envahi par des préoccupations anxieuses, et donc très peu attentive au discours du soignant. Sa conscience critique était peu activée.

Le questionnement : prudence

Un exemple simple : « *Avez-vous des douleurs en ce moment ?* ». Cette question oriente l'attention du patient vers la recherche de douleurs dans son corps. C'est une suggestion qui invite le patient à en trouver et qui risque d'amener une fixation de l'attention sur la douleur.

« *Êtes-vous suffisamment confortable en ce moment ?* » est une suggestion qui oriente ici vers l'évaluation interne du confort et augmente pour ce patient les chances d'être confortable.

Nous retrouvons ici l'intérêt d'utiliser un langage positif.

■ LA RELATION THÉRAPEUTIQUE

Créer une alliance

Toute relation implique un lien entre deux personnes, ce lien permettant à ces deux personnes de s'ajuster pour permettre des échanges, qu'ils soient amicaux, familiaux, professionnels, commerciaux…

Le lien thérapeutique est particulier car il doit permettre l'échange d'informations confidentielles, d'émotions fortes, de messages de confiance et de sécurité très rapides. Ce lien très spécifique est appelé « alliance thérapeutique ». Le terme alliance est fort. Il fait référence aux alliances que portent les époux. Ils se doivent mutuellement protection et bien-être. L'alliance dit aussi que les deux parties sont réunies vers un même objectif, elles sont dans le même camp. Dans le cadre thérapeutique, le premier objectif est d'atteindre les objectifs du patient : guérir dans les meilleures conditions pour ne plus avoir besoin de soin ni de soignant. Cet objectif devra bien sûr être adapté aux possibilités, à la réalité. Nous voyons ici à quel point ce lien thérapeutique est différent d'un lien amical et encore plus d'un lien commercial. Dans le cadre commercial, il y bien l'objectif de la satisfaction du client mais il y en a un autre, tout aussi puissant, qui est que le client revienne. En médecine, le soignant a comme objectif que le patient ne revienne pas !

Au moindre doute sur ce point, ce lien très particulier appelé alliance s'effondre. Il est puissant mais fragile, surtout dans les premières phases de la relation.

Activer les ressources du patient

Tout soignant peut être en accord avec la notion d'alliance mais cette idée d'activer les ressources du patient est le plus souvent surprenante. Traditionnellement, en médecine, il est question d'activer les ressources du soignant pour qu'il soit le plus disponible possible, le plus attentif, le plus perspicace, le plus compétent pour faire les choix thérapeutiques… Tout cela reste vrai. Ce qui est nouveau est de faire passer le patient d'un rôle passif (patient) à un rôle actif, une position dans laquelle il a la possibilité de favoriser la réussite du soin. Il n'est plus question de faire de l'hypnose SUR le patient mais de faire de l'hypnose AVEC le patient.

La médecine a toujours compté sur les ressources physiques, sur les ressources de la nature pour permettre la guérison, pour lutter contre un germe, pour cicatriser. Avec l'hypnose, nous découvrons que nous pouvons activer des ressources psychiques qui permettent d'augmenter les défenses mentales pour se sentir en sécurité et réduire l'anxiété, de développer des analgésies pour réduire les douleurs, d'augmenter la confiance du patient en lui-même pour réduire le recours aux antalgiques. Et, curieusement, nous constatons de meilleures cicatrisations, des récupérations d'énergie plus rapides, un retour aux activités habituelles plus précoce. Comme si, en activant ces ressources psychiques, nous activions aussi des ressources corporelles.

Même si ceci est très nouveau, de nombreux travaux montrent aujourd'hui la capacité de régénération du cerveau, même après un accident grave. Ernest Rossi, psychologue très proche de Erickson à la fin de sa vie, montre depuis plusieurs années comment l'hypnose favorise l'activation du génome ainsi que la neurogenèse *(cf. ouvrages et articles conseillés)*. Les recherches portent aujourd'hui sur le cerveau et, demain, ce seront d'autres processus corporels qui seront étudiés. Peut-être permettront-elles aussi de montrer que les ressources d'auto-guérison des êtres vivants sont bien plus grandes que ce que nous imaginions. Encore faut-il les activer.

La position relationnelle

Lorsque deux personnes sont en relation, elles peuvent s'installer dans trois positions l'une par rapport à l'autre.

La position haute

Celui qui est en position haute domine, sait, donne ou ne donne pas. L'autre est plutôt soumis, en attente, considéré comme « ignorant ». C'est la position doctrinale du professeur, du prêtre, du chef. C'est le cours magistral, le sermon, les directives autoritaires. Il n'y a pas de discussion, la source du savoir reste inaccessible à l'interlocuteur. Il y a transmission d'information mais il n'y a pas de communication ni d'échange. Celui qui écoute peut être transformé dans cette relation, mais pas celui qui parle.

Ce modèle relationnel est intéressant lorsqu'il s'agit de transmettre des choses simples à des groupes importants, lorsqu'il s'agit d'aller vite. La culture médicale a été complètement fondée sur ce modèle et l'est encore à bien des égards. Elle doit d'ailleurs être conservée avec les patients qui sont – ici et maintenant – dans l'incapacité de donner leur avis ou lorsque le temps manque. Nous pensons ici, par exemple, aux urgences vitales, aux patients dont la conscience est altérée. Le rôle du soignant est alors de se substituer au libre arbitre du patient.

La position basse

Elle consiste à ne pas savoir, à ne pas comprendre, à ne pas être compétent, à ne pas discuter ce qui est dit, à obéir. C'est la position habituelle du patient, spontanément pour certains ou en réponse à la position haute du thérapeute pour d'autres. Elle tend à dé-responsabiliser le patient. Si le patient est dans une position basse extrême, il va laisser croire au thérapeute qu'il a entendu, compris, qu'il fera comme on lui a dit… même s'il n'a rien entendu ou rien compris. Cette attitude, qui peut donner au thérapeute l'illusion d'avoir bien « communiqué », sera vite un réel obstacle à la qualité du soin.

La position complémentaire

La troisième position est bien sûr une position intermédiaire dite complémentaire. Les deux interlocuteurs ont chacun des avis, des idées, des expériences, des compétences. La relation va leur permettre de les échanger. Chacun va recevoir et apprendre de l'autre. Chacun accepte une part de position basse pour accepter l'avis de l'autre, chacun peut prendre la position haute pour donner son avis ou émettre un désaccord. Ceci génère un débat à l'issue duquel chacun donne son accord et prend sa part de responsabilité. Un bon exemple est l'échange autour du thème de l'accompagnement hypnotique.

> Thérapeute : *« Je vous demande de choisir une expérience agréable que vous retrouverez pendant l'hypnose. »* (Position haute.)
> Patient : *« Je voudrais faire un saut en parachute. »*
> T. : *« C'est trop difficile pour moi, j'ai le vertige. »* (Position basse.)

P. (Sourire) : *« Oui, je comprends, beaucoup de gens n'osent pas sauter en parachute. Alors, une randonnée à cheval en montagne ? »*
T. : *« D'accord. »*

Instaurer cette relation complémentaire doit faire partie des compétences du thérapeute pour la proposer au patient. C'est cette position que nous privilégions avec le patient à chaque fois que c'est possible. Et c'est possible très souvent.

Pendant longtemps, on a pensé que, en transe hypnotique, le sujet devenait passif et « soumis » aux suggestions du thérapeute. Cela n'a jamais été vrai, le patient n'acceptant que les suggestions qui lui conviennent, mais on faisait comme si. Le corollaire était que 75 % des patients « résistaient » à toute induction hypnotique, même s'ils le souhaitaient, cette position de soumission étant trop dangereuse.

Milton Erickson a, dès le début, considéré que le patient est au contraire toujours très éveillé et très actif pendant la transe. Il reste, quelle que soit l'intensité de la transe, un interlocuteur qui écoute les messages et donne des réponses. Il y a toujours communication. Dans le chapitre suivant, nous détaillerons la technique du « *signaling* » qui a pour objectif de favoriser et faciliter ces réponses. Le patient garde en permanence la capacité d'informer le thérapeute sur son vécu pendant la transe. Ceci doit être bien posé avec le patient avant le soin et lui apporte une sécurité renforcée car il garde le contrôle interne de la transe. Cette conception nouvelle de la relation hypnotique permet aujourd'hui à tous les patients qui le souhaitent de bénéficier de l'aide de l'hypnose (avec un thérapeute expérimenté !).

Aujourd'hui, nombre de soignants ont évolué vers cet échange complémentaire, chacun assumant sa part de responsabilité dans le soin. Sauf cas particuliers, le soignant n'impose plus le soin de manière autoritaire, l'évolution culturelle ne le permettant plus. Le thérapeute propose le soin, l'explique, discute AVEC le patient qui, en dernier ressort, décide. C'est sa responsabilité. Les outils de communication thérapeutique permettent simplement de le faire mieux, plus facilement et dans des contextes beaucoup plus larges.

Les suggestions ouvertes – Les suggestions fermées

L'hypnose classique reposait sur des suggestions fermées, des ordres. La position relationnelle était autoritaire. Elle peut fonctionner très bien avec une partie des patients, surtout lorsque la culture locale s'y prête.

La base de l'hypnose actuelle, que ce soit dans un cadre de douleur aiguë, de douleur chronique ou de perturbation psychique, consiste en suggestions ouvertes. Le patient peut choisir entre différentes options. Plus il aura de choix, plus il se sentira en sécurité et en confiance et plus il acceptera de « quitter » sa conscience critique pour « partir » dans son imaginaire.

Pour l'hypnose, le patient choisit cette technique, le thème d'accompagnement, de fermer les yeux ou non, le moment où il souhaite une pause en raison d'un inconfort. Plus le patient choisit, plus il garde du contrôle. Plus il garde du contrôle, plus il se sent en sécurité. Plus il se sent en sécurité, plus il est confortable. Un cercle vertueux.

Suggestion fermée

« Asseyez-vous dans la salle d'attente. »

Suggestion ouverte

« Si vous devez attendre, vous pouvez vous asseoir ou rester debout. Vous pouvez aussi préférer marcher un peu dans le couloir. Faites ce qui vous convient le mieux. »

Il y a 20 ans, un chirurgien dentiste concerné par les soins aux enfants cherchait une méthode pour qu'ils vivent mieux le soin et pour qu'ils l'interrompent moins souvent. Il a eu une idée « géniale », comme souvent une idée tellement simple mais qui prend à contre-pied les « croyances ». Il a fait installer sur sa roulette un interrupteur qui donne à l'enfant le contrôle. C'est alors lui qui choisit si le soin continue ou stoppe. Résultat : 80 % d'interruptions évitées, des soins plus rapides, un enfant en confiance et en sécurité.

Les différentes formes de suggestions seront présentées dans les techniques hypnotiques spécifiques.

Ouvrir la relation

Toute phase de communication thérapeutique a un début et une fin. Comme pour tout échange relationnel, le début le plus simple et le plus efficace consiste à dire « Bonjour » et, si possible, à échanger une poignée de main. Dans ce moment court et banal, il y a échange de regards, de mots et de contacts physiques – visuel, auditif et kinesthésique. Ces trois sensorialités sont immédiatement activées et signent le début de l'échange. C'est un moment privilégié qui permet au patient de se sentir accueilli, reconnu.

Dans le chapitre 4 « *Le protocole hypnotique de base* », nous retrouverons ce principe à toutes les étapes de la séquence hypnotique. À chaque étape, nous ouvrons un niveau relationnel, un peu comme lorsque nous visitons une maison en ouvrant successivement des portes. Lorsque nous partirons, il sera essentiel de refermer chacune de ces portes, chacun de ces niveaux relationnels.

La stratégie utilisationnelle

Utiliser ce qui vient du patient

Le thérapeute arrive dans une relation avec un savoir, une compétence, des expériences, des émotions, un objectif, un univers professionnel qu'il met à la disposition du patient.

Le patient arrive aussi avec un savoir sur lui-même, des expériences personnelles, une compétence à s'occuper de lui, des émotions, des souvenirs favorables ou non, l'objectif d'aller vers la santé. Un univers personnel qu'il est prêt à mettre à la disposition du thérapeute pour l'aider dans sa mission. Ce sont ses ressources.

La réunion de ces deux univers forme ce système thérapeutique unique et spécifique à ce patient avec ce thérapeute. Plus le thérapeute intégrera les données venant du patient et plus ce système sera adapté aux besoins, aux attentes, aux ressources de ce patient. Plus ce patient sera ouvert pour accueillir les suggestions du thérapeute et plus ce système sera thérapeutique.

Ce modèle s'appelle l'approche utilisationnelle. Elle introduit dans le champ thérapeutique la globalité du patient, son corps, son psychisme, son monde relationnel et les ressources inhérentes à chaque niveau. En ce sens, la relation devient plus complexe donc plus riche en termes de solutions. Elle devient aussi plus simple pour le thérapeute qui, plutôt que d'imaginer des messages compliqués, peut puiser dans le potentiel apporté par son patient.

Prenons une question courante : *« Docteur, c'est quoi exactement l'hypnose ? »*. Un thérapeute en position haute classique donnera une sorte de mini-cours plus ou moins technique. Le thérapeute en position basse et utilisationnelle dira : *« C'est quoi pour vous l'hypnose ? »*. Après un premier temps classique, *« Je n'en sais rien »*, le patient va proposer (va imaginer) quelques idées. Le thérapeute va alors puiser dans ce matériel pour construire une réponse avec les mots et les expressions du patient. Il peut les valider ou les réfuter mais, dans tous les cas, il aura entendu le patient et sera entendu par lui.

Dans nos métiers, nous avons très souvent un premier temps de rencontre plus ou moins souple avec le patient : accueil du patient ou consultation. C'est un moment idéal pour recueillir ces informations : son contexte de vie, son environnement familial, ses activités professionnelles et ses loisirs. Ce n'est plus seulement pour bavarder mais pour faire un véritable travail d'observation qui nourrira la communication thérapeutique à tous les stades de l'accompagnement de ce patient. Ces quelques minutes d'échange pourront faire gagner beaucoup de temps au thérapeute et encore plus au patient.

Utiliser ce qui vient du thérapeute

Si le thérapeute utilise son savoir et ses compétences professionnelles, il peut aussi utiliser ses expériences ou ses goûts personnels pour alimenter les échanges.

Il n'est pas souhaitable de livrer des informations confidentielles ou intime mais il est intéressant d'interagir, par exemple, avec un patient qui parle de sa voiture pour lui dire que la vôtre doit être mal réglée en ce moment, qu'elle a un bruit inhabituel. Ce patient pourra peut-être se focaliser immédiatement sur cette information banale pour vous proposer des solutions !

À un autre patient qui n'aime pas le bruit de la soufflerie, il peut être intéressant de dire que ce que vous préférez vous-même est le bip du scope. C'est une occasion d'orienter son attention sur autre chose, de communiquer avec des mots positifs et peut-être de permettre à ce patient de fixer son attention sur quelque chose qu'il trouve plus agréable.

Utiliser ce qui vient du contexte thérapeutique

Chaque thérapeute travaille dans un contexte différent : l'architecture du lieu, son histoire, l'équipe, l'organisation. Chaque item peut devenir un sujet d'échange avec le patient en fonction de ses centres d'intérêt ou de son anxiété. Un patient passionné d'histoire sera intéressé par l'évolution de ce bâtiment, ce qui existait avant dans ce lieu, une anecdote sur les techniques de soins dans une autre époque. Parler d'un nouveau matériel, de l'amélioration de l'organisation sera rassurant pour lui.

Nous verrons en détails plus loin comment le thérapeute décrit le lieu thérapeutique pour inviter le patient à prendre des repères et utilise différents éléments pour interagir avec le patient en fonction de ce qui a plus d'importance pour lui.

Utiliser les événements prévisibles

L'expérience du thérapeute lui permet de connaître assez précisément les phases du soin à venir. Il peut, par exemple, savoir que le visage du patient va être nettoyé avec un liquide frais, ce qui peut être transformé dans une pause de la randonnée au bord d'un ruisseau pour se rafraîchir. Il peut savoir que le passage de l'angle colique est souvent difficile et inviter le patient à pédaler plus fort ou à mobiliser toute son énergie pour suivre une tortue lors d'une plongée sous-marine. Il peut faire savoir au patient que la lumière sera rallumée tout à l'heure. Ce sera comme un signal que le soin est terminé et qu'il peut de nouveau s'orienter dans la pièce. Certains événements sont moins prévisibles : un plateau à instruments qui tombe, un enfant qui crie aux urgences, un saignement excessif. En fait, ces événements sont prévisibles statistiquement mais personne ne peut prédire exactement quand et comment ils peuvent survenir. Chaque professionnel connaissant son contexte de soin sait aussi qu'il est possible que des perturbations potentielles sans danger pour le patient surviennent mais qu'elles peuvent le perturber dans son expérience hypnotique. Le patient sera d'autant moins perturbé que le thérapeute restera calme dans ses mots et dans sa voix. Les perturbations pourront être intégrées dans l'accompagnement.

— Un plateau qui tombe peut devenir une voiture qui freine ou une casserole qui tombe dans la cuisine…
— Un enfant qui crie peut devenir un enfant qui joue sur la plage, une scène au cinéma…
— Un saignement peut générer une interruption du soin qui peut devenir une pause dans la randonnée, un moment de récupération dans un match…

L'essentiel de la sécurité du patient sera garanti par le message implicite de la voix du thérapeute.

Si le patient est perturbé au point de « revenir » dans la situation de soin, de réactiver sa conscience critique, le thérapeute peut lui expliquer brièvement l'origine du bruit, du cri, lui expliquer qu'il est nécessaire de prendre le temps de bien contrôler le site opératoire. Dès qu'il est rassuré, le patient peut retourner vers la transe.

Le « *mirroring* »

C'est une technique facile d'emploi et fondamentale. Elle est décrite depuis longtemps dans les formations à l'hypnose et a vu son statut très renforcé par la découverte des neurones miroirs dans les lobes frontaux. Ce sont des neurones qui s'activent lorsque nous percevons quelque chose qui nous ressemble.

Dans notre communication, le principe est d'intégrer le langage du patient afin de lui envoyer des messages qui ressemblent à ce qu'il connaît déjà.

Les mots

Nous en avons déjà parlé plus haut. Ajoutons ici que l'idéal est d'utiliser exactement les mots et les expressions du patient. Il reconnaîtra plus facilement ce qui lui appartient déjà. Le thérapeute n'a rien à y ajouter ni à y retrancher.

Si le patient nous apprend qu'il aime surtout s'allonger sur une chaise longue sur la terrasse quand le soleil se couche, le thérapeute l'invitera pendant la transe : *« à s'allonger sur une chaise longue sur la terrasse pendant que le soleil se couche »*. Même mots, même expression.

La voix

Chacun a une manière de parler, un rythme, un accent particuliers. Nous sommes tous plus ou moins capables de reproduire une voix que nous entendons. Pour l'accent, c'est plus difficile. Mais nous pouvons parler lentement avec un patient dont le rythme habituel est lent.

Les gestes

Nous faisons tous des gestes personnels lorsque nous parlons. Le thérapeute observera attentivement les gestes du patient pour les imiter. Ceci sera vrai aussi pendant la transe hypnotique, même si le patient a les yeux fermés. Le message passera mieux. Nous faisons aussi des gestes « invisibles » lorsque nous parlons au téléphone. Ces gestes ponctuent notre discours. Ici, nous le ponctuons avec les gestes du patient. Le meilleur moyen de les mémoriser est de les reproduire immédiatement lorsque nous sommes en entretien avec le patient.

Dans les formations, nous entendons souvent l'objection suivante : *« Le patient va s'en rendre compte et penser qu'on se moque de lui »*. C'est une croyance. Dans la réalité, le patient a bien d'autre chose à penser qu'à observer les gestes du thérapeute ou ses propres gestes. Même pendant des exercices sur ce thème, celui qui joue le rôle de patient ne s'en rend compte que très partiellement.

Le « pacing » *respiratoire*

C'est une technique plus difficile mais encore plus efficace. Le principe est de suivre le rythme respiratoire du patient et de ne parler que sur ses temps expiratoires. Son efficacité tient à plusieurs raisons :
— le thérapeute ralentit sa voix, ce qui favorise la transe ;

— l'attention s'oriente plus facilement vers les sensations internes pendant l'expiration ;
— le thérapeute et le patient sont sur le même rythme, en phase, sur la même longueur d'onde ;
— le thérapeute ressent mieux les émotions du patient.

La sensorialité

Nous créons une représentation de la réalité extérieure à partir des informations que nous captons grâce à nos cinq sens. Ceci implique que nos souvenirs de lieux, d'activités, de personnes... sont construits avec ces cinq dimensions. Pour permettre au patient d'accéder à ses souvenirs, il est très utile de l'inviter à les décrire en termes sensoriels afin de lui restituer cette ambiance lors de la transe.

Activer l'observation sensorielle, c'est aussi activer la conscience critique. Un patient anxieux est dans une transe négative, son attention fixée sur un futur dangereux. Une très bonne technique est de décrire avec lui le lieu où nous nous trouvons. Nous appelons cette technique « orientation ici et maintenant ». En décrivant le lieu actuel en termes agréables et positifs, nous aidons le patient à activer sa conscience critique et à mémoriser le moment présent, un moment où nous l'avons aidé à percevoir des éléments plus agréables. La communication avec lui devient efficace.

L'accompagnement

Accompagner, c'est être avec, à côté, un peu comme deux personnes qui se promènent. Chacune accompagne l'autre. Lorsqu'il y a un climat de sécurité réciproque, de confiance mutuelle, de tranquillité, lorsque les rythmes corporels sont accordés, la synchronisation des deux personnes devient fluide et souple. Il devient difficile de savoir qui guide, qui dirige, qui accélère ou ralentit. C'est un idéal à atteindre dans chaque relation thérapeutique et dans chaque séquence hypnotique. Ce qui fait dire à chacun à la fin : « *C'était agréable, simple* ». L'un dit à l'autre : « *Vous m'avez bien aidé* » et l'autre dit : « *Je n'ai rien fait de spécial* ».

Cet accordage se fait souvent spontanément. Nous avons ainsi des patients avec lesquels c'est facile. D'autres patients nous paraissent plus difficiles, souvent plus résistants, plus émotionnels, ils nous mettent en difficulté relationnelle. C'est justement avec ces patients que les techniques décrites ici prennent toute leur efficacité : aider les patients les plus en difficulté et nous aider nous-mêmes avec eux. En développant ce savoir-faire, notre quotidien devient plus confortable, plus agréable. Nous évitons beaucoup de tension, de fatigue et de risques. Il est montré aussi aujourd'hui que ce fonctionnement est une excellente protection contre ce « *burn-out* » qui menace tellement de professionnels de santé.

C'est ce que disent les collègues de ceux qui ont acquis ce savoir-faire : *« On ne voit pas très bien comment il fait, mais on voit bien que la relation qu'il a maintenant avec les patients, et avec nous, est très différente, beaucoup plus facile et agréable. »*

Fermer la relation

Vient le moment de se quitter. Dans la vie courante, nous disons simplement *« Au revoir »* ou *« À bientôt »*. Le fait que tout le monde le dise spontanément signifie bien à quel point c'est important. Combien de fois avez-vous été surpris de vous dire : *« Il ne m'a même pas dit au revoir »*. La relation était ouverte mais n'a pas été fermée.

Cette même logique doit être utilisée dans toute relation thérapeutique. C'est de la politesse élémentaire bien sûr, mais c'est aussi un acte essentiel de communication.

Dans les séquences hypnotiques, nous veillerons très attentivement à refermer tous les niveaux relationnels qui auront été ouverts, un peu comme le chirurgien qui referme dans l'ordre inverse tous les plans qu'il a ouverts. Ici, il s'agit de refermer les niveaux de l'imaginaire et de réactiver la conscience critique.

■ LES TECHNIQUES HYPNOTIQUES SPÉCIFIQUES

Si elles sont efficaces dans une relation thérapeutique ordinaire, elles sont plus particulièrement intéressantes dans un cadre de transe hypnotique, pour l'induction et les phases de réactivation de la conscience critique. Nous les retrouverons au cœur des techniques d'hypnose conversationnelles.

Y a-t-il manipulation mentale ?

Oui, bien sûr ! La manipulation consiste à conduire l'interlocuteur à se comporter comme nous le souhaitons. Dans la réalité quotidienne, tout le monde manipule tout le monde, que ce soit l'enfant qui veut un gâteau, un collègue qui veut changer une garde ou un patient qui veut bénéficier d'un traitement spécial.

Dans un cadre commercial, nous savons que le vendeur utilise ses compétences techniques et son charme pour nous faire acheter. La manipulation fait partie de la règle du jeu.

Le problème apparaît lorsqu'un individu fragile, en position d'infériorité, place sa confiance dans un interlocuteur supposé bien intentionné, que ce soit un éducateur, un prêtre, un soignant. Celui-ci dispose alors d'un pouvoir de fait sur l'autre. Si le médecin utilise sa position et son savoir au bénéfice de son patient, les techniques physiques ou relationnelles mises en œuvre respectent un cadre éthique. Par contre, s'il utilise sa position à son profit, il y a un abus de confiance. Autrement dit, le problème est non pas dans la manipulation mais dans l'intention de celui qui manipule.

Il est important d'être vigilant avec ce concept pour ne pas confondre celui qui utilise ses mots ou sa voix pour aider un patient en difficulté et celui qui utilise ses mots et sa voix pour augmenter ses revenus en poussant à des examens ou des traitements inutiles.

Les mots + La voix + Les gestes

Si les techniques que nous allons décrire maintenant sont utiles, leur pleine efficacité est atteinte lorsque le thérapeute envoie ces messages en adaptant sa voix et ses gestes comme nous l'avons évoqué plus haut. Rappelons simplement que la voix et les gestes amplifient la valeur du message verbal.

Le langage suggestif

Nous avons déjà dit que les suggestions fermées sont des ordres, des consignes que le patient doit suivre : *« Écoutez ma voix, regardez le point rouge devant vous, fixez-le attentivement, vos yeux se ferment maintenant... »*.

Les suggestions ouvertes sont des invitations qui laissent le choix au patient : *« Vous pouvez écouter ma voix ou ne pas l'écouter, vos yeux se promènent et vont pouvoir se fixer sur ce qui vous intéresse. À un moment ou à un autre, vos paupières vont peut-être avoir envie de se fermer... »*.

Le guide touristique directif

« Rendez-vous ici dans 2 heures. Pendant 15 minutes, visitez la cathédrale. Allez jusqu'au fond pour voir le vitrail. Puis 30 minutes sur le marché, 15 minutes pour les fleurs, 15 minutes pour l'artisanat. »

Un autre guide touristique permissif

« Retour ici dans 2 heures. Prenez le temps de profiter de ce qui vous plaît le plus : il y à la cathédrale avec son vitrail. Parfois des gens y passent ces 2 heures. Il y a aussi un joli marché où il fait bon flâner, pour ceux qui sont intéressés par l'artisanat. Vous pouvez aussi préférer vous asseoir à une terrasse et regarder simplement la vie de ce quartier… »

Dans la transe

Suggestion fermée

« Vous marchez sur la plage, vous faites demi-tour, vous regardez les trois bateaux qui naviguent en restant immobile… »

Suggestion ouverte

« Vous êtes peut-être en train de marcher sur cette plage, ou bien vous êtes arrêté. Si vous regardez vers la mer, peut-être voyez-vous des bateaux. Un seul ? Plusieurs ? S'ils vous intéressent, vous pouvez avoir envie de les regarder attentivement. »

Dans les suggestions ouvertes, le patient a du choix, mais ce sont quand même des suggestions et l'intention du thérapeute est d'orienter l'attention du patient vers des choses agréables. La différence est la possibilité pour le patient de faire ce qui lui plaît le mieux, dans un cadre posé par le thérapeute.

Lors de l'apprentissage de l'hypnose, la plupart des stagiaires se rendent compte à quel point ils ont l'habitude d'être directifs dans leur communication. Dès qu'une dose de suggestions ouvertes est intégrée, la relation change.

La communication thérapeutique contiendra alors des suggestions fermées, là où elles sont nécessaires, et des suggestions ouvertes, là où la « fantaisie » du patient reste compatible avec l'objectif du soin.

Les suggestions couvrant une classe

Une classe est un ensemble d'éléments qui ont un lien logique : la classe des arbres, la classe à l'école, la classe des lieux de vacances, la classe des parties du corps. Par exemple, la classe des membres en contient quatre : deux bras et deux jambes. La classe des bras en contient deux : droit et gauche.

Afin de donner le plus de liberté au patient, nous pouvons ouvrir toutes les possibilités de choisir parmi tous les éléments de la classe.

> *« Dans la forêt, vous voyez peut-être des chênes ou des hêtres ou des pins ou encore d'autres arbres. »*
> *« Je vous invite à choisir un lieu de vacances (suggestion fermée : j'ai décidé qu'il doit choisir un lieu de vacances). Peut-être en Bretagne ou en France ou dans un pays d'Europe, peut-être aussi sur un autre continent ou bien chez vous ou encore ailleurs. »*
> *« Je vous invite à me dire ce que vous ressentez dans la paume de votre main gauche ou de votre main droite. Ou dans une autre partie de votre corps... »*

S'il n'y a pas d'impératif particulier à visée thérapeutique pour focaliser l'attention sur la paume de la main, il sera plus simple pour le patient de repérer une sensation dans n'importe quelle partie du corps et de s'y focaliser.

Le truisme

Un truisme est l'énoncé d'une évidence, quelque chose que nous pouvons affirmer. Comme lorsque deux personnes se rencontrent, lèvent les yeux au ciel et disent que le ciel est bleu.

Le truisme décrit une réalité que le patient peut vérifier : *« Vous êtes assis sur votre lit, vous avez des chaussons bleus, vos pieds sont posés sur le sol »*. Toutes ces affirmations confirment au patient que c'est bien lui que le thérapeute observe, elles valident l'attention du thérapeute. C'est une base communicationnelle : observation et émission d'un message. En fait, c'est l'émission de deux messages : le premier est sans intérêt : *« Je vois vos chaussons bleus »*, le deuxième est fondamental et implicite : *« Je m'intéresse à vous, je suis en lien avec vous maintenant »*.

Le choix illusoire

« Tu te couches maintenant ou dans 10 minutes ? » Il y a le choix du moment mais il n'y a pas le choix d'aller se coucher ou non. Cette suggestion crée un cadre à l'intérieur duquel le sujet a un choix. Le fait qu'il y ait ce choix augmente sensiblement la réalisation de la suggestion principale : aller se coucher.

> *« Il y a deux caries, vous voulez que je commence avec celle du haut ou avec celle du bas ? »*

« Préférez-vous que je pose la perfusion tout de suite ou plutôt quand je repasse dans 10 minutes ? »
À un patient qui a peur de la prise de sang : *« Dans quel bras préférez-vous que je fasse le prélèvement ? ».* Bien sûr, certains patients diront immédiatement : *« Dans aucun »,* mais ce type de questionnement favorise le soin chez de nombreux autres patients.

Les suggestions composées

Il s'agit d'associer dans la même phrase deux éléments qui n'ont pas de lien naturel.

« Vous regardez l'horloge et votre respiration est plus calme. »
« Vos yeux commencent à se fermer et votre cœur bat plus calmement. »
« Votre respiration est plus calme et vous écoutez ma voix. »

Le principe est d'énoncer un truisme auquel le patient dit « oui », suivi d'une suggestion que le patient va plus facilement accepter.

Le « *yes set* »

C'est une extension de la suggestion composée. Le thérapeute énonce une série de truismes suivie d'une suggestion qui oriente le patient vers ce qui est utile pour lui. À chaque truisme, le patient dit « oui », verbalement ou non, ce qui l'entraîne à penser ou à dire « oui » à la suggestion finale.

« Il est 9 heures, vous êtes près de moi, vous êtes allongé, vous entendez les bruits des mouvements… et du confort s'est installé dans votre corps. »
En se disant « oui » à la dernière proposition, le patient accepte cette idée de confort. En l'acceptant, il favorise la survenue de confort.

L'implication

L'implication comporte une dimension temporelle. La première partie invite le patient à se focaliser sur un événement qui va se produire ; lorsque cet événement se produit, c'est un signal pour la réalisation de la deuxième proposition.

« Vous levez vos doigts tranquillement, un par un. Lorsque vous soulèverez le cinquième, vous serez prêt pour le pansement. »

« Quand votre corps aura pris une inspiration profonde, vos paupières se fermeront. »
En fin d'intervention : *« Lorsque vous aurez choisi ce qui est le plus utile pour vous dans cette expérience, prenez une inspiration profonde et orientez-vous ici. »*
« Tout à l'heure, lorsque vous arriverez dans votre chambre, vous sentirez mieux ce soulagement. »

Nous terminons cette revue technique par deux principes si importants que chacun fera l'objet d'un chapitre spécifique. Ce sont des techniques verbales dont nous exposerons seulement les bases ici.

La métaphore

C'est le langage de l'imaginaire par excellence. Toute métaphore pourrait commencer par « *C'est comme si...* ».

« La douleur dans mon dos, c'est comme si c'était une pointe. »
« Vous vous installez dans le fauteuil comme si vous regardiez la télé. »
« L'air nettoie votre corps, comme si vous aviez ouvert une fenêtre un beau matin de printemps. »
« Le bruit de la soufflerie, c'est comme le vent qui souffle au bord de la mer. »

Nous utiliserons ces métaphores très fréquemment.
Pour expliquer un acte thérapeutique : *« Le produit que je mets sur la plaie, c'est comme pour offrir à boire à tous les ouvriers qui sont déjà en train de travailler la cicatrisation. »*
Pour expliquer l'hypnose : *« C'est comme si vous étiez dans la lune ou c'est comme si vous étiez parti en voyage. »*
Pour décrire un soin : *« Vous allez ressentir comme une piqûre de moustique ».*
Pour induire une catalepsie : *« Votre bras trouve un équilibre, comme s'il était posé sur... (un meuble, une épaule, une canne...). »*
Pour rassurer : *« Dès que tu es installé sur le fauteuil, c'est comme si tu étais dans une navette spatiale. »*

Ce langage est un puissant outil pour activer l'imaginaire du patient et induire facilement de petites phases de transe positive. Les métaphores permettent de créer une ambiance plus agréable en imaginant quelque chose qui y ressemble.

Ce langage est très banal, chacun l'utilise, patients et thérapeutes, mais souvent de manière empirique et sans se rendre compte de ses implications ni de sa puissance.

À chaque fois que c'est possible, la métaphore utilisera les mots du patient, ses expressions, son mode de vie, son travail, ses centres d'intérêt. Elle en aura plus de portée.

Les terrains d'application sont innombrables. L'essentiel ici est de s'autoriser à les utiliser et de savoir que, en activant l'imaginaire, chacune favorise l'émergence d'une transe positive.

La confusion

Plus nous activons notre conscience critique et moins nous activons notre imaginaire, moins nous sommes en transe. C'est utile pour éviter la transe négative ou pour en sortir.

> C'est la découverte d'une scène particulièrement horrible.
> *« Les deux autres la regardèrent. Elle (Anni) était visiblement secouée.* (Transe négative.)
> *Phil sentit qu'Anni était en train de glisser vers une confusion de plus en plus forte.* (La transe négative s'aggrave.)
> *Il devait les rappeler à l'ordre. "Bien, dit-il. Que savons-nous ?"*
> *Anni se reprit aussitôt et ouvrit son calepin.*
> *Phil resta grave tout en appréciant que son professionnalisme était assez solide pour lui faire reprendre le dessus. »* (Elle est de nouveau en conscience critique.)

La confusion, au contraire, a pour but de troubler la conscience critique, notre cerveau gauche, notre logique, notre besoin de comprendre pour notre sécurité. Nous disons aussi « dé-potentialiser l'esprit conscient ». La confusion crée immédiatement une transe avec activation de l'imaginaire et immobilité du corps puis une recherche mentale soutenue pour comprendre le sens du message.

> Patient : *« J'aurais préféré être opérée à 8 heures comme prévu. »*
> Thérapeute : *« C'est mieux à 11 heures, l'équipe a eu le temps de se faire la main sur les premiers patients. »*
> Stupéfaction du patient. Son corps, ses yeux deviennent immobiles, il cherche le sens de ce message.
> T. (Éclat de rire) : *« Vous avez failli me croire, n'est ce pas ? »*
> Rire du patient qui a oublié son souci à propos de l'heure.

Cette courte transe est plutôt « négative » et doit être très rapidement suivie d'un message de ré-assurance.

La confusion a permis ici de dé-focaliser ce patient de sa préoccupation horaire. La relation avec le thérapeute devient possible et l'alliance en est renforcée.

Chapitre 4

Le protocole de base

Après avoir décrit les différentes modalités de conscience puis les principes de base de la communication thérapeutique, nous avons tous les matériaux nécessaires pour induire une transe hypnotique positive, la prolonger autant que nécessaire puis terminer cette transe provoquée pour que le patient retrouve son fonctionnement ordinaire. Nous allons décrire un protocole, une série de phases, chacune reliée à la précédente dans un processus dynamique. Le schéma général contient douze phases *(Fig. 1)*. Les six premières vont induire la transe et permettre la phase centrale d'accompagnement. Les six dernières vont induire la conscience critique jusqu'à la fin complète de la séquence.

Sur le schéma, l'ensemble prend la forme d'un V horizontal avec deux branches. À part le « *signaling* » et la suggestion hypnotique, nous retrouvons les mêmes étapes inversées sur les deux branches. C'est comme un chemin que l'on prend à l'aller et que l'on retrouve au retour.

Pour la lisibilité, le schéma montre des phases d'une dimension comparable. Cette harmonisation ne rend pas compte de la durée de chaque phase. La phase 6, par exemple, dure quelques secondes. La phase 7 (accompagnement) peut durer 1 heure, 2 heures ou plus.

Nous parlerons ici de transe formelle, par opposition à la transe spontanée et à la transe conversationnelle. Il s'agit d'une transe hypnotique officielle, choisie, décidée, visible. Elle a un objectif thérapeutique officiel : permettre la réalisation d'un soin douloureux. Elle fait l'objet d'un contrat entre le thérapeute et le patient avant sa mise en œuvre.

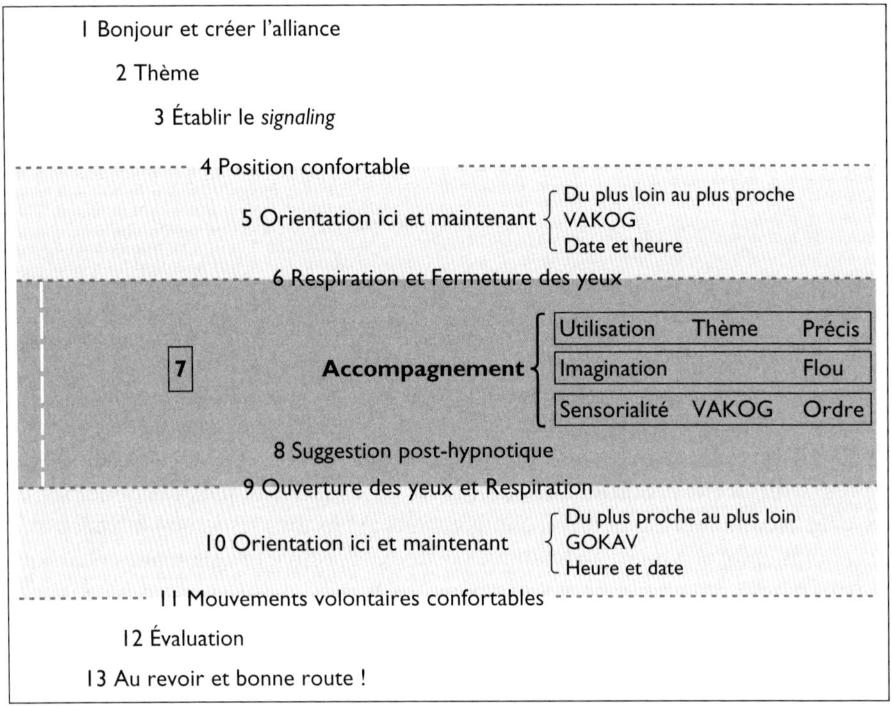

Figure 1 ■ Le protocle de base complet.

Le schéma global est complexe lorsqu'on le regarde dans son ensemble. Nous allons étudier séparément chacune de ces phases dans lesquelles nous allons retrouver des données déjà présentées.

■ ÉTABLIR LA RELATION (1) *(Fig. 2)*

Bonjour

Dès les premières secondes de la rencontre, le thérapeute établit la communication d'une manière banale mais dont nous avons déjà vu toutes les dimensions relationnelles et sensorielles. Échange de regard, de paroles, de contacts. Le soignant reçoit immédiatement de premières impressions sur l'état émotionnel du patient, son énergie, sa tranquillité. Dès cet instant, le thérapeute peut utiliser sa voix ainsi que le « *mirroring* » verbal et gestuel.

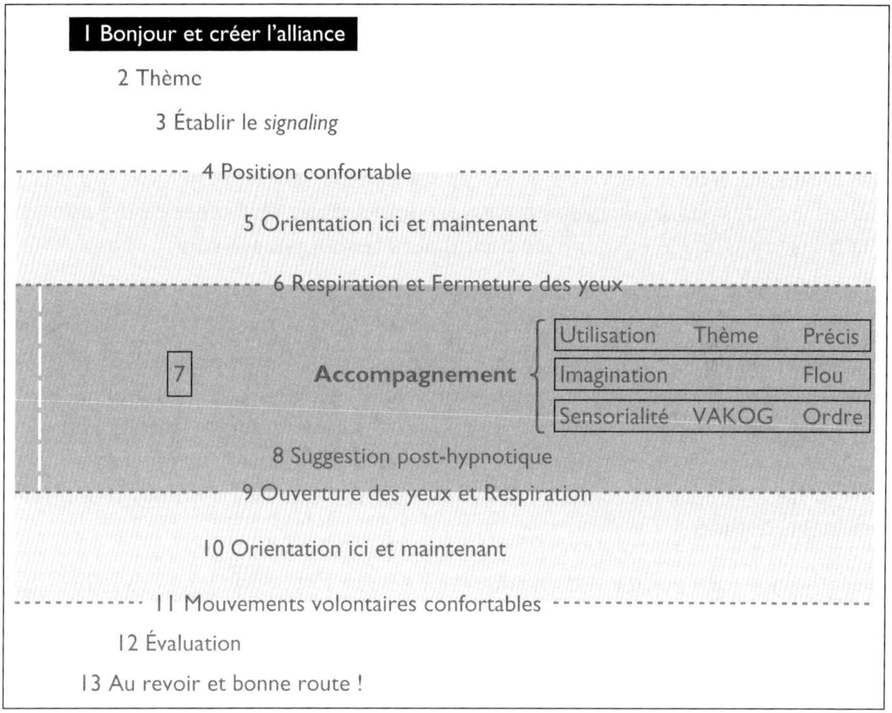

Figure 2 ▪ Établir la relation thérapeutique.

Qui est qui ?

Le « Bonjour » contient le nom du patient et si nécessaire le nom du thérapeute s'ils ne se sont pas rencontrés auparavant. Pour qu'une chose ou une personne existe « complètement », elle doit avoir un nom.

Créer l'alliance

Avant de commencer la phase visiblement technique, il y a une phase de communication qui peut prendre l'allure d'un échange banal. Le thérapeute s'intéresse au patient avec des questions très ordinaires. Pourtant, chaque réponse est précieuse et pourra être utilisée. Pour mieux apprendre ce qui est important pour le patient et pour mieux transmettre au patient qu'il est attentif, le thérapeute utilise le « *mirroring* ». Les questions suivantes donnent quelques repères. Chacune d'elles peut conduire à un échange plus spontané.

Toute cette phase est orientée vers la modification de l'état mental pour préparer l'induction véritable. Dans ce moment, nombre de patients sont en transe négative. Ces questions qui conduisent à réactiver la mémoire, à réfléchir, à expliquer, activent la conscience critique et les ressources de sécurité interne du patient, sa capacité à se protéger. En utilisant bien les techniques de langage positif, de métaphores, d'utilisation de la voix, des gestes et des mots, il sera alors facile d'orienter le patient vers des phases de transe positive, courtes, assez spontanées, qui préparent à la transe provoquée et stabilisée dont il aura besoin pour le soin.

« Comment êtes-vous arrivé ? »

C'est la meilleure première question. Elle permet d'inviter le patient à se déplacer dans le temps, de quelques minutes, de quelques heures. Disons simplement ici que cette question permet de créer une dé-focalisation temporo-spatiale et d'activer une mémoire différente de ce qui se passe ici et maintenant. Cette question prépare la fin : *« Comment rentrez-vous chez vous ? »*, qui aura un objectif similaire mais dans le futur.

Il est toujours très pertinent d'encadrer une séance hypnotique par ces balises qui incluent la phase hypnotique dans un espace-temps très spécial, hors de la vie ordinaire.

De plus, fermer la séquence comme elle a été ouverte aide le patient à la quitter et renforce l'amnésie de phases difficiles potentielles.

« Qui vous accompagne ? »

Parfois personne. Souvent, le patient parle d'un membre de la famille, d'un ami. Ceci introduit l'idée de relation personnelle. Les ressources relationnelles peuvent avoir un impact sur l'évolution après le soin. Nous savons l'importance du contexte émotionnel qui entoure un patient dans sa réhabilitation. C'est aussi l'occasion d'inviter des soutiens à venir accompagner, mentalement, le patient pendant le soin.

« Quel est votre métier, quels sont vos loisirs ? »

Nous allons recueillir ici des expressions et des mots précieux concernant ce qui fait le quotidien, la vie réelle de ce patient. Nous trouverons ici de nombreuses sources d'inspiration pour les métaphores. La mer et la navigation, la nature, le sport, le bricolage, la cuisine, le jardinage, l'accompagnement des petits-enfants…

Les vacances passées ou futures

Cette question permet au patient de se reconnecter avec des expériences agréables, souvent en dehors de sa vie ordinaire. Nous dirons plus précisément, en termes hypnotiques, que cette question génère deux niveaux de dissociation : d'ici à la vie ordinaire et de la vie ordinaire au lieu de vacances. C'est aussi une focalisation sur un autre temps que le soin. Une focalisation sur un temps agréable peut être une transe positive.

« Lorsque vous serez en hypnose, comment imaginez-vous que ce sera ? »

Question puissamment hypnotique. D'abord par une implication, puis par une suggestion à imaginer la transe. Ce genre de question peut générer immédiatement une transe spontanée, un autre pas pour se rapprocher de la transe officielle.

« Comment sera votre respiration ? »

La manière de poser une question est très importante. Si nous demandons : *« Savez-vous comment sera votre respiration ? »*, le patient dit très souvent : *« Non »*. Il ne sait pas. Si nous demandons avec une voix plus basse, plus lente, plus affirmative : *« Comment sera votre respiration ? »*, le patient est invité à imaginer, à se représenter en transe. Même s'il dit : *« Je ne sais pas »*, il passe quelques secondes dans une transe positive et se projette dans un futur qui, alors, se réalisera plus facilement.

Préparation du thème

Nous préparons ainsi progressivement le patient au choix du thème en l'invitant à se déplacer dans différents temps, différents endroits et avec différentes personnes.

■ LE THÈME (2) *(Fig. 3)*

Le cœur de cette technique hypnotique consiste à inviter le patient à se focaliser sur une expérience ou un souvenir agréable de son choix, quelque chose d'important pour lui. Le thérapeute qui conduit la transe l'aide dans sa focalisation et l'accompagne dans son thème. Le recueil du thème est une étape systématique et importante. Les renseignements qu'enregistre le thérapeute sont la trame sur laquelle il tisse toute la transe, quelle qu'en soit la durée.

Si l'induction officielle commence juste après, cette description joue un rôle hypnotique majeur. Nous invitons le patient à se focaliser de plus en plus sur

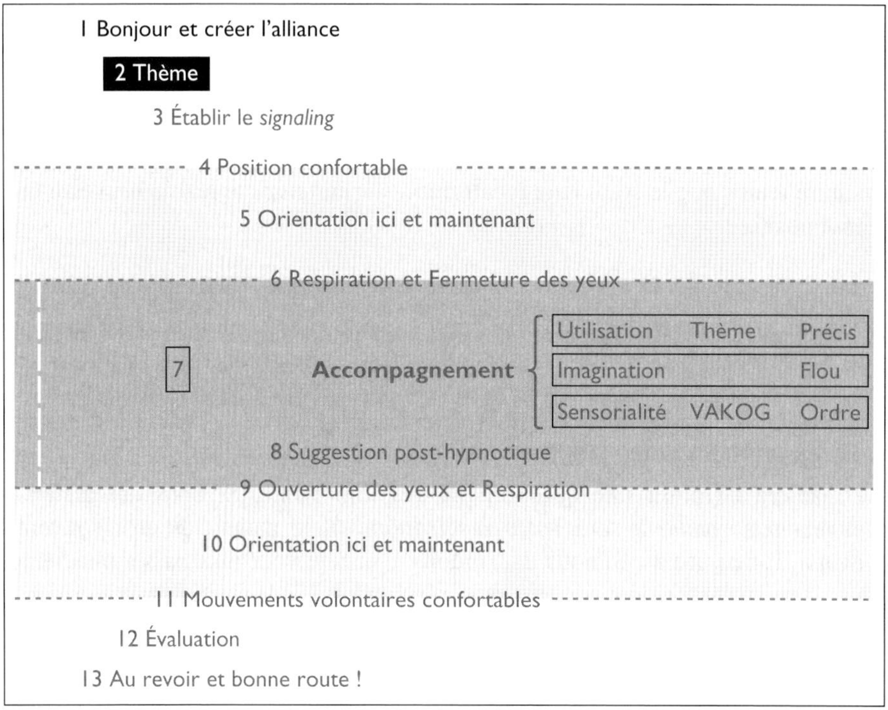

Figure 3 ▪ Le thème de l'accompagnement.

l'expérience de son choix. Ceci peut durer une ou plusieurs minutes. C'est déjà une transe positive relativement longue. Elle n'est pas encore officielle, seul le thérapeute sait qu'il est déjà dans une phase de type hypnotique.

La préparation

Le plus souvent, le patient sait qu'une expérience personnelle agréable sert de support. Il l'apprend en consultation ou avant l'intervention. Parfois, la décision d'utiliser l'hypnose est plus spontanée (urgences par exemple). La motivation du thérapeute est alors déterminante pour que le patient s'oriente vers ses souvenirs.

Le patient peut choisir, dès la consultation, un thème qui lui convient et le thérapeute le sait en lisant ses notes, ce qui peut lui permettre de se préparer et de se rassurer. Ceci est surtout utile dans les débuts. Avec l'expérience, le thérapeute apprend à s'appuyer sur des techniques précises et laisse son imagination active.

Il autorise une partie de lui à être en transe. Avec l'expérience, il est aussi facile d'accompagner un voyage dans les neiges du Tibet qu'un marathon au Mont Saint-Michel.

Il y a ici un piège : l'état émotionnel du patient a évolué depuis ce matin, depuis hier, depuis la consultation. Il est fréquent que le patient choisisse, maintenant que le soin commence, un thème différent ! Cela suppose souplesse et adaptation chez le thérapeute, affaire d'entraînement encore.

Le choix du thème

Le patient doit (suggestion fermée) choisir une activité ou une expérience agréable, un vécu mémorisé assez facile à réactiver. Certains patients préfèrent inventer, imaginer une expérience future agréable. C'est également possible mais il est préférable de proposer d'abord d'activer la mémoire plutôt que d'inventer une situation. Cet effort d'imagination complexifie le travail du thérapeute et du patient.

Les thèmes habituels

— Un moment de vacances, à faire préciser. Par exemple, 15 jours sur un bateau. Il est préférable de demander une journée particulière pendant ces 15 jours, un moment plus spécifique.
— Une promenade en forêt, au bord de la mer, seul ou accompagné.
— Une randonnée avec une notion d'effort, intéressante à exploiter s'il y a une phase difficile dans le soin.
— Une activité physique : nager, courir, danser, jouer au football ou au tennis, faire du cheval…
— Assister à un spectacle ou y participer.
— Faire du jardinage.
— Une cérémonie familiale : mariage, baptême, anniversaire.
— Un repas entre amis ou en famille (la sensorialité gustative sera ici essentielle).
— Un moment de détente avec les enfants, le conjoint.

La variété des thèmes est inépuisable. C'est un des grands charmes de cette technique. Le thérapeute voyage, découvre de nouvelles activités et nourrit à chaque fois son imaginaire.

Les limites

Celles du thérapeute

Certains thèmes sont délicats et peuvent être réfutés par le thérapeute qui doit se sentir suffisamment à l'aise et en sécurité. Nous avons déjà dit que l'expérience est précieuse mais qu'elle n'est pas toujours suffisante. Un thérapeute est un être humain ordinaire avec ses forces et ses limites.

Quelques exemples :

— peur de la profondeur (plongée) ou de l'altitude (escalade)… ;
— conflit de valeurs : chasse, consommation de drogue, pratique sexuelle ;
— incapacité à imaginer une situation inconnue : jardiner, nager… ;
— résonance émotionnelle avec un souvenir personnel : accouchement, mariage… ;
— résonance émotionnelle avec une situation actuelle : maladie d'un enfant, deuil récent…

Dans tous ces exemples, il est de la responsabilité du thérapeute de dire sa difficulté (position basse) et d'inviter le patient à choisir autre chose. Le thérapeute n'a pas à confier au patient la nature de la difficulté, il doit simplement lui dire qu'il préférerait quelque chose de plus facile pour lui. Les patients sont généralement sensibles à cette demande qui fait descendre le thérapeute de son piédestal supposé. Ceci favorise la relation thérapeutique complémentaire dans laquelle chacun est responsable du résultat final.

Un des grands intérêts de pratiquer l'hypnose thérapeutique est l'effet bénéfique qu'en ressentent les thérapeutes. Tout se passe comme si, d'expérience en expérience, le thérapeute était plus à l'aise avec sa propre mémoire, plus en paix avec ses émotions et plus imaginatif. Comme s'il devenait progressivement plus facile de faire clairement la part des choses entre ce que je vis ici avec ce patient et ma vie personnelle.

Celles du patient

Exemples :

— thème trop flou, peu précis dans la mémoire ;
— résonance émotionnelle douloureuse pouvant créer une confusion émotionnelle : une naissance heureuse peut rappeler un autre accouchement douloureux ; une randonnée avec la grand-mère qui vient de décéder…

Une sécurité renforcée

Nous pourrions penser que tout thème est potentiellement dangereux puisqu'il active la mémoire et que nous conservons tous des événements difficiles. Ici interviennent deux facteurs qui se complètent : le fonctionnement de la mémoire et la compétence du thérapeute.

Lorsque la mémoire est orientée vers une valeur émotionnelle, elle tend à s'y fixer *(cf. La dissociation émotionnelle, Chapitre 5).* La compétence du thérapeute est d'utiliser le langage verbal en respectant toutes les règles de base : utiliser un langage affirmatif, positif ; éliminer les mots dangereux, à double sens ; saupoudrer des mots de confort, de confiance et de protection. L'ensemble crée une ligne de sécurité qui maintient le patient dans une transe positive.

Les éléments standards

> « *Quel est le lieu ? Une plage ? Comment est cette plage ?* » Nous chercherons toujours à avoir plus de détails, donc à focaliser davantage.
> « *Avec qui ?* » Décrire à un patient une randonnée en groupe peut déranger celui qui ne rêve que de la solitude et de la paix de la montagne…
> « *À quelle époque de votre vie ?* »
> « *À quel moment de la journée ?* » Informations sur la lumière, les couleurs, peut-être la température.
> « *À quelle époque de l'année ?* » Pour une randonnée ou le jardinage par exemple. Pour un voyage.
> « *Quelle est la météo dans ce souvenir ?* » Soleil, pluie, vent, froid, chaleur…

À chacune de ces questions, nous recevons des réponses verbales, para-verbales et gestuelles. Plus nous les observons, plus les mémorisons et plus nous pourrons les utiliser dans la transe. C'est un moment d'intense concentration pour le thérapeute et non une discussion banale sur les dernières vacances.

Pendant ce recueil, le thérapeute pratique intensément le « *mirroring* » : répéter les mots importants, les expressions ; redire une phrase importante en faisant le même geste que le patient. Ce geste intégré sera reproduit pendant l'accompagnement hypnotique.

■ LE « *SIGNALING* » (3) *(Fig. 4)*

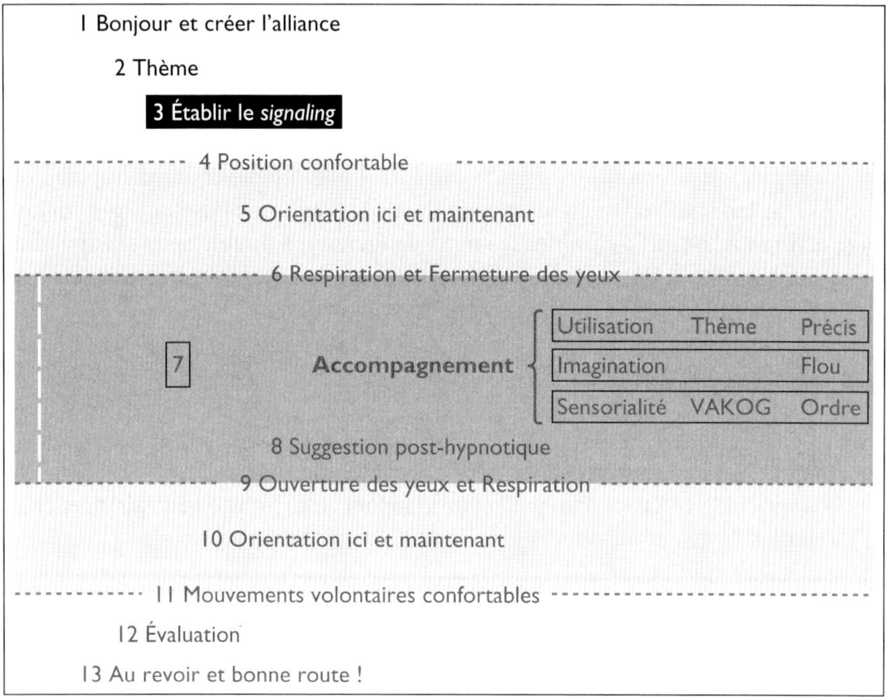

Figure 4 ■ Le *signaling*.

Nous savons qu'un patient en transe est éveillé et qu'il peut continuer à communiquer avec le thérapeute. Dans certaines formes d'hypnose le dialogue se continue sans interruption avec le thérapeute. Mais le plus souvent, c'est même parfois indispensable (thyroïdectomie), le patient sera immobile et silencieux. Si nécessaire, il peut réactiver sa conscience critique et dire ce qu'il souhaite au thérapeute. Ceci à l'avantage pour le thérapeute de savoir en permanence si le patient est confortable ou non. Ceci a aussi quelques inconvénients :

— réactivation de la conscience critique et risque d'une sortie complète de transe ;
— mobilisation, le cas échéant, de la zone de soin ;
— le plus important est la difficulté progressive pour le patient de parler, due à une relaxation progressive des muscles phonatoires. S'il souhaite signaler un problème, il peut ne pas réussir. Il y a toujours les mouvements involontaires qui s'observent dans ce cas mais ce n'est pas très rassurant pour le patient.

Nous mettons alors en place, avec le patient, une technique élémentaire de communication non verbale pour faire savoir si tout va bien ou non. Par un tout petit geste, le patient peut informer le thérapeute. Plusieurs gestes sont possibles :

— faire « oui » ou « non » avec la tête. Facile à comprendre, ce code s'oppose parfois au soin en cours et demande une mobilisation musculaire importante ;
— inviter le patient à bouger un doigt pour dire « oui », un autre pour dire « non ». Si possible, nous laissons le choix au patient et nous testons la compréhension avec des questions simples qui demandent une réponse type oui/non ;
— inviter le patient à cligner des yeux si besoin. Ceci demande la vigilance visuelle du thérapeute. En pratique, cette vigilance doit être surtout active dans les moments délicats ;
— faire un mouvement avec une main posée sur (ou sous) celle du thérapeute qui reçoit alors un message corporel. Ceci demande au thérapeute de rester en contact physique avec le patient. Ce contact est très sécurisant pour le patient.

Selon les circonstances et l'expérience du thérapeute, l'une ou l'autre de ces méthodes sera choisie. L'essentiel est que le patient puisse facilement et simplement communiquer si besoin, en restant le plus possible dans sa transe.

■ L'INDUCTION

Il s'agit maintenant de modifier officiellement le fonctionnement mental du patient pour aller vers une transe positive provoquée stabilisée. Le travail préparatoire déjà mis en œuvre prépare ce processus.

La transition : l'installation physique (4) *(Fig. 5)*

Depuis que nous sommes avec lui, le patient a souvent gardé la même position, il est resté plus ou moins immobile. Nous lui demandons d'installer son corps dans la position la plus confortable, compte tenu des conditions du soin.

Pour faciliter ces mouvements, nous nous installons nous-mêmes confortablement (le plus possible). Nos propres mouvements entraînent par mimétisme ceux du patient. Un message est toujours beaucoup plus efficace s'il empreinte les trois voies de communication.

Ce mouvement, accompagné du changement de la voix et d'une phrase comme *« Nous allons commencer »*, marque le début de l'induction. Nous commençons

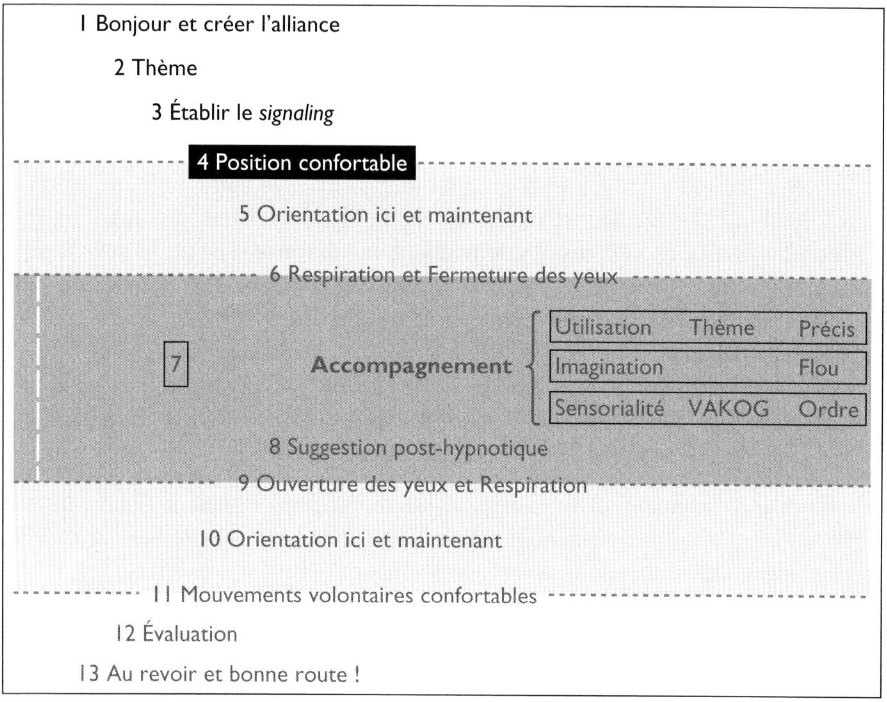

Figure 5 ▪ Installation corporelle du patient et du thérapeute.

quelque chose de nouveau et les mouvements connotent ce changement dans le corps et dans l'esprit.

Nous pouvons utiliser simplement ce genre de phrase tout en bougeant nous-mêmes : *« Et, maintenant, je vous invite à vérifier que votre corps est dans la position la plus confortable possible... »*.

L'orientation spatio-temporelle ou orientation « ici et maintenant » (5) *(Fig. 6)*

Nous allons inviter le patient à observer attentivement le lieu de soin et à se repérer dans le temps. Ce sont des repères qui s'adressent à la conscience critique dont c'est une fonction essentielle. Ces repères installent le patient mentalement pour le soin et activent le sentiment de sécurité. Une autre terminologie consiste à activer ainsi un observateur « caché » dans la conscience du sujet, observateur qui restera vigilant pendant toute l'intervention pour vérifier que tout se passe bien. C'est

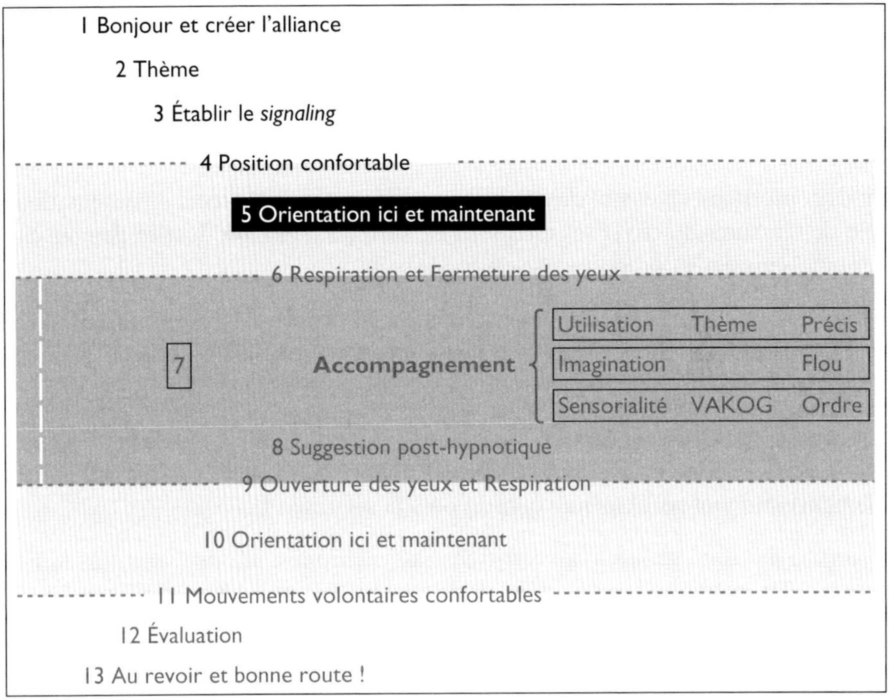

Figure 6 ▪ Orientation temporo-spatiale.

un savoir qui appartient au thérapeute, il n'est pas nécessaire de l'expliquer au patient. Nous pouvons lui dire quelque chose comme : « *Plus votre esprit aura de repères avec cette pièce, avec l'extérieur, plus il sera facile d'aller dans votre monde intérieur* ». Un peu comme si nous donnions un mode d'emploi pour revenir dans le monde extérieur si besoin, une sorte de plan.

L'orientation dans l'espace

L'orientation spatiale est aussi plus ou moins détaillée, plus ou moins longue selon le temps disponible et, surtout, selon le niveau d'anxiété du patient. Elle est un bon moment pour saturer la conscience de mots agréables et de mots de protection, de saupoudrer.

Cette orientation sensorielle prépare activement le patient à la transe officielle pendant laquelle la dimension sensorielle sera prédominante. C'est un peu comme un échauffement sensoriel qui vérifie que chaque sens est bien disponible et prêt pour la transe hypnotique. Cette phase génère une nouvelle transe, en partie spontanée et en partie provoquée, plus intense que lors de la description du thème. Nous voyons ici que la phase hypnotique officielle, celle qui permet le soin, est préparée par le thème puis par l'orientation sensorielle, un peu comme un sauteur qui prend son élan.

Nous conseillons vivement de respecter un ordre sensoriel précis et systématique afin de s'assurer d'activer les cinq sens et, surtout, de savoir décrire de nouveau ces cinq sens dans l'ordre inverse en fin de soin.

Comme nous l'avons déjà dit, nous préconisons l'ordre VAKOG, le gustatif étant moins souvent présent (sauf pour les dentistes et dans quelques situations particulières).

Chaque sensorialité sera évoquée avec une voix de plus en plus lente et de plus en plus monotone, de plus en plus hypnotique, en invitant le patient à remarquer des éléments qui vont participer au confort ou à la sécurité.

Pour chaque sensorialité, nous vérifions la synchronisation du patient avec nos propos. Par exemple, lorsque nous décrivons un appareil, nous vérifions que le patient regarde aussi cet appareil. Dans le cas contraire, nous faisons une suggestion plus directe pour qu'il nous accompagne. En effet, à partir d'ici, la notion d'accompagnement devient plus précise. Le lien solide entre thérapeute et patient se renforce et va permettre de faire les choses ensemble. C'est le thérapeute qui va conduire le processus. Les Anglo-Saxons parlent du « *leading* ». Si le patient n'est pas accordé dans cette phase, il risque de ne pas l'être non plus dans la transe et de vivre un sentiment de distance du thérapeute, voire d'abandon, surtout lors des phases plus difficiles.

Le visuel

La description commencera par l'extérieur de la pièce, s'il y a une fenêtre, puis reviendra progressivement vers le patient. Nous allons du plus loin au plus proche, de manière à inviter indirectement le patient à se centrer sur lui.

> *« Je vous invite à prendre des repères dehors, en regardant par la fenêtre... le ciel, sa couleur, les arbres..., puis dans cette pièce, avec vos yeux, la lumière, les couleurs, les objets... »*
> *« Aimez-vous cette lumière ? Non ? Quel genre de lumière préférez-vous ? »*
> *« Vous pouvez voir (l'infirmière, l'assistante, le chirurgien) qui est en train de se mettre dans les meilleures conditions pour s'occuper de vous. »*

L'auditif

Nous décrirons les bruits naturels du lieu de soin et préviendrons que d'autres bruits peuvent survenir. Tous ces bruits sont alors facilement identifiés comme « normaux » et permettent de rester en sécurité même s'ils se modifient ou s'ils surviennent (porte qui s'ouvre, voix plus forte, ouverture des sachets...).

Nous commencerons aussi par les bruits les plus éloignés venant de l'extérieur pour revenir ensuite vers le patient.

Remarque : une variante est de décrire l'extérieur en visuel et en auditif puis l'intérieur.

Le kinesthésique

Nous invitons le patient à percevoir le contact de son corps avec la matérialité du lieu, comment ses pieds ou son dos sont en contact stable et solide avec la salle ou le lit. L'idée de stabilité apporte du confort et de la sécurité.

Nous pouvons décrire différentes parties du corps que le patient installe progressivement : les pieds, les jambes, les bras, le dos, la tête... Ceci favorise la souplesse du corps et évite de garder la rigidité qui a pu apparaître avec une transe négative préalable. L'ordre est indifférent et peut varier d'un patient à l'autre et pour chaque thérapeute, mais il est préférable de retenir cet ordre pour ce patient afin de les citer en ordre inverse à la fin de l'hypnose, ce qui favorise un retour facile et confortable. En pratique, chaque thérapeute a tendance à se fabriquer sa propre méthode qu'il décline avec tous les patients.

Au maximum, cette installation devient une « lecture » très progressive du corps – du haut vers le bas ou le contraire – et génère une focalisation très intense sur les sensations agréables ou confortables déjà présentes.

C'est aussi le contact de l'air sur la peau, la température. Nous avons bien sûr déjà veillé à ce que le patient soit en confort thermique.

L'olfactif

À ce stade, le patient est dans le lieu depuis un certain temps. La perception des odeurs se fait surtout en arrivant. Elle s'estompe progressivement, sauf si l'odeur est forte ou dérangeante. Dans ce cas, nous pouvons déjà inviter le patient à aller dans sa mémoire chercher une odeur plus agréable.

Nous pouvons aussi le prévenir que certaines odeurs risquent de survenir si nous craignons qu'elles deviennent inquiétantes pour lui (bistouri électrique, certains produits...).

Le gustatif

Selon le cas.

L'orientation dans le temps

C'est plus facile mais tout aussi important. Il suffit de dire ou, mieux, de demander au patient : *« Quel jour sommes-nous, quelle heure est-il ? »*. Ceci permet à la conscience critique du patient de s'inscrire dans le présent, pendant le temps du soin. Son esprit imaginaire part alors plus facilement vers d'autres destinations temporelles, dans le passé ou le futur. Une partie de lui sait en permanence où est sa présence réelle, matérielle, et sait y revenir si besoin. Une autre dimension du plan que nous lui remettons.

Cette installation dans le temps devient particulièrement nécessaire lorsque nous voulons utiliser les techniques temporelles plus élaborées *(cf. Chapitre 6)*.

■ LA TRANSITION

La respiration (6a) *(Fig. 7)*

De même que nous avons invité le patient à faire des mouvements d'installation, nous l'invitons maintenant à prendre une respiration profonde. Elle marque l'entrée officielle dans la transe et l'accompagnement hypnotique sur le thème choisi. Le thérapeute encourage cette respiration du patient en prenant lui-même une inspiration profonde, toujours dans une volonté d'activer le « *mirroring* » du patient. C'est aussi une sorte de rituel qui marque pour l'un comme pour l'autre qu'il y a ici un point de passage. Ce qui vient maintenant est différent.

Nous pouvons aussi suggérer deux ou trois respirations profondes.

Nous pouvons encore utiliser une métaphore : *« Prendre une grande respiration, c'est comme ouvrir une porte vers votre monde intérieur »*.

Une autre technique est intéressante : après avoir pris cette respiration, inviter le patient à observer sa respiration, simplement à l'observer. Ceci oriente la conscience critique vers les sensations internes plutôt que vers la réalité extérieure.

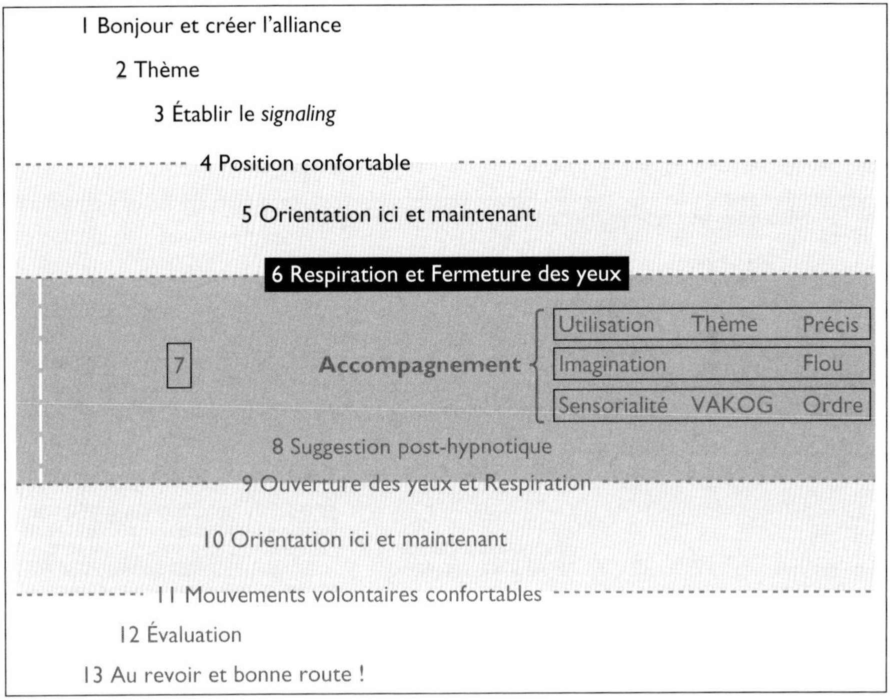

Figure 7 ▪ Phase de transition : respiration et fermeture des yeux.

La fermeture des yeux (6b) *(Fig. 7)*

Il n'est pas indispensable que le patient ferme les yeux mais c'est préférable, surtout pour une intervention longue. En transe, il y a une réduction des mouvements, y compris celui de fermer les yeux ; or, l'occlusion des paupières permet d'humidifier la cornée. Cette réduction du mouvement risque de faire apparaître une sensation de gêne chez le patient qui garde les yeux ouverts et de le distraire de son expérience hypnotique.

En pratique, tous les patients ferment les yeux, spontanément ou sur suggestion du thérapeute.

Les yeux peuvent aussi être déjà fermés suite à l'exploration visuelle.

S'il y a eu suggestion de fermeture des yeux, il sera important qu'il y ait, en fin d'hypnose, une suggestion d'ouverture des yeux. L'idée générale est que tout ce qui a été induit dans un sens par le thérapeute doit être annulé par lui aussi à la fin de la transe.

■ L'ACCOMPAGNEMENT EN TRANSE (7) *(Fig. 8)*

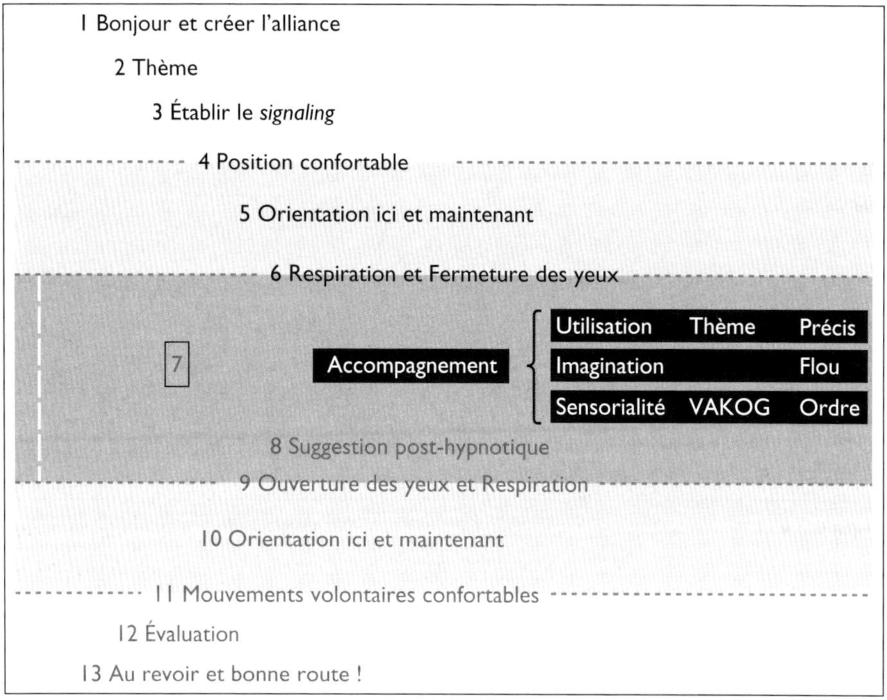

Figure 8 ■ Le cœur de la transe thérapeutique : l'accompagnement.

Maintenant, le thérapeute va se servir des informations dont il dispose pour accompagner le patient en transe hypnotique. Passé ce cap, il n'y a plus que le patient qui sait ce qui se passe, c'est une expérience intérieure guidée par le thérapeute.

Le respect du thème

Le thème choisi par le patient et approfondi par le thérapeute sert de trame entre eux. C'est le « fil rouge », des mots, des expressions, des gestes, des émotions…

qui sont partagés pendant la durée de l'expérience. Le patient vit et ressent une expérience beaucoup plus large que ce que décrit le thérapeute, limité par ce qu'il a appris. Mais en respectant le thème, le thérapeute dispose d'un cadre dans lequel l'un et l'autre peuvent se sentir en sécurité.

La temporalité

L'expérience en transe est toujours vécue au présent, comme si le patient y était réellement.

La formulation est de cet ordre : *« Maintenant, vous êtes sur cette plage, vous marchez sur le sable, vous pouvez regarder la couleur du ciel, de l'eau, vous entendez le bruit des vagues... »*.

Le fait d'utiliser le passé *(« Vous étiez sur cette plage... »)* génère une référence au temps de la salle de soin et tend à inscrire le patient dans ce lieu, ce qui va à l'encontre de l'objectif de l'hypnose qui est de permettre à l'esprit du patient d'être ailleurs.

À qui s'adresse le thérapeute ?

Pour bien séparer le monde du patient de celui du thérapeute, celui-ci parle toujours de « vous » ou de « tu » (pour un enfant ou quelqu'un connu par avance). À chaque fois qu'il dira « on » ou « nous », il s'inclut dans l'histoire du patient. S'il dit, par exemple : *« Maintenant, on va sur cette plage... »*, c'est comme s'il s'invitait dans le souvenir et l'histoire de ce patient, ce qui n'est pas congruent avec ce qu'il a vécu.

L'exactitude des termes des patients : utilisation

Tout ce que le patient a confié au thérapeute doit être restitué de manière très précise. Chaque mot est important. C'est différent pour le patient d'aller au bord du lac ou de l'étang. Un ciel gris est différent d'un ciel gris clair. Nager dans une eau très agréable est différent de nager dans l'eau chaude (chaud, c'est combien de degrés ? 25, 50, 100 °C ? jusqu'à s'ébouillanter ?). Dans ce domaine, la règle est simple et stricte : respect total des termes du patient. Ils auront été mémorisés ou notés pendant l'entretien.

La sensorialité

Le meilleur accès à la mémoire précise et sensitive passe par la sensorialité. Le thérapeute décrit le lieu en s'appuyant par les cinq sens. Plus c'est sensoriel, plus c'est « réel ». Le plus simple est aussi d'utiliser l'ordre VAKOG bien connu maintenant pour éviter de décrire la tempête de la pointe du Raz sans le bruit du vent ou le restaurant sans odeur de bonne cuisine !

Si cette rigueur est efficace, elle est parfois un peu trop stricte et nous pouvons nous en affranchir pour peu que nous soyons sûrs de ne rien oublier. Pendant la transe, nous pouvons évoquer les sensorialités avec une autre logique : celle du patient, s'il a insisté d'abord sur les sensations corporelles sur le cheval ou sur l'odeur du thé à Istanbul, ou la nôtre ; nous pouvons décrire les sensorialités comme elles arrivent à notre esprit.

Nous avons dit plus haut que l'ordre VAKOG est intéressant avant la transe puisqu'on peut facilement l'inverser à la sortie de l'hypnose (GOKAV). Ceci tient à la nécessité de cohérence logique de notre conscience critique. Notre imaginaire est toutefois beaucoup plus souple dans ce domaine.

Le flou des données imaginées

Habituellement, le recueil des données est insuffisant pour l'accompagnement. Nous pouvons avoir des informations visuelles et auditives de la balade sur la plage mais nous n'avons pas de données kinesthésiques. Nous allons alors en imaginer… avec prudence. Toutes nos « inventions » doivent être encadrées de précautions pour créer un flou qui permet au patient de prendre ou non cette suggestion.

Au lieu de dire : *« Vous sentez sous vos pieds nus les petits coquillages sur le sable mouillé »* – alors que rien ne dit que les pieds sont nus, que le sable est mouillé, ni qu'il y a des coquillages –, la formulation devient : *« Peut-être que vous avez les pieds nus et, si le sable est mouillé, vous percevez cette agréable fraîcheur, peut-être aussi quelques petits coquillages, peut-être non ».*

Nous nous habituons très vite à ces formulations qui n'ont de sens que dans le cadre d'une transe hypnotique pour respecter l'univers personnel du patient. Cette « erreur » pourrait être intégrée par le patient, qui se verrait enlever ses chaussures, s'approcher de l'eau et voir des coquillages. Son imaginaire peut faire cette gymnastique mais c'est un effort mental qui pourrait le déstabiliser et altérer sa capacité à rester absorbé par son souvenir. Il est habituel de faire ce genre d'erreurs qui ne portent pas à conséquence sur la qualité de la transe à deux conditions : la première est que ces erreurs soient rares, la seconde est qu'elle ne touchent pas aux fondamentaux de l'histoire.

« Vous êtes sur ce cheval, c'est très agréable. Maintenant, le cheval s'avance progressivement dans la mer... » C'est très ennuyeux si la randonnée à cheval est sur un plateau du Larzac. Nous parlons ici de congruence entre l'histoire racontée par le thérapeute et celle attendue par le patient.

Autre exemple : une visite très tranquille dans une église peu fréquentée. Un moment de recueillement et de calme. Puis vient un car de touristes. Que fait le patient ? Il quitte l'église ? Si c'est dans l'imaginaire, il part dans une autre expérience inconnue du thérapeute qui perd alors le contrôle et le lien si important dans certaines phases. Si c'est dans la réalité, il quitte la transe et revient en conscience critique. Ce deuxième cas est plus favorable puisque le thérapeute va le voir et pouvoir s'informer de ce qui a dérangé le patient, puis corriger son propos.

Avec un peu d'expérience, le respect de la congruence est maintenu. Le thérapeute apprend aussi à s'appuyer sur deux types de signaux pour continuer la communication avec le patient en transe, même a minima.

Les mouvements

Pendant la transe, les mouvements spontanés sont rares. Ils en sont d'autant plus précieux. Quand le patient est calme et confortable, il est immobile, sa respiration est régulière, il ne présente pas de réaction au soin en cours. Quand un inconfort survient, il se manifeste d'abord dans le corps.

Les observer

Ces mouvements d'inconfort sont d'abord très peu visibles : le déplacement de la main, un clignement des paupières, un changement dans la respiration. Pour les repérer, le thérapeute doit rester en position d'observateur, c'est-à-dire rester en conscience critique, ce qui paraît antinomique avec la nécessité de s'installer soi-même dans une transe qui permet d'accéder à son propre imaginaire. C'est sur ce point précis, qui touche à la sécurité fondamentale du patient, que la formation est la plus indispensable pour apprendre à être pour partie en transe et pour partie en position d'observateur. Cette « dissociation » de la conscience que nous étudierons plus loin est le gage d'assurer au patient les meilleures conditions thérapeutiques : veiller à sa sécurité en se substituant à sa conscience critique et veiller à son confort en l'accompagnant en transe. C'est tout l'art du thérapeute :

combiner au même moment et au même endroit ces deux fonctions fondamentales. C'est ici le cœur du savoir hypnotique, un savoir qui ne s'acquiert que par transmission et expérience. Personne n'apprend la pratique de cet art par la lecture seule.

Plusieurs situations créent du mouvement

Nous avons déjà évoqué la perte de congruence, la discordance entre le vécu du patient et les suggestions du thérapeute. En transe, il est difficile pour le patient de s'exprimer verbalement, de parler pour faire savoir qu'il est perturbé. Parler demande beaucoup d'efforts musculaires, nécessite de remettre de la tonicité dans tout l'appareil phonatoire. Ceci est difficile du fait de la relaxation musculaire qui tend à s'installer progressivement et de plus en plus tout au long de la transe. Parler suppose aussi de réactiver la conscience critique pour organiser la pensée et s'exprimer. En transe, il se produit un principe d'effort minimum qui se traduit par des mouvements très limités dont la valeur d'information est grande. Informé par ce mouvement plus ou moins spontané, le thérapeute peut se rendre compte des erreurs et adapter son discours. S'il ne comprend pas ce message non verbal, il peut demander au patient de lui expliquer verbalement, ce qui va générer une sortie partielle de transe.

Le plus souvent, un mouvement signifie l'apparition d'un inconfort. Le patient ressent une inquiétude ou une sensation forte, voire une douleur. Il y a ici discordance entre l'intensité de la transe et le vécu réel du patient. Soit la transe n'était pas suffisante, soit le patient a « voulu » vérifier lui-même que tout va bien. Dans ces cas-là, le patient ressent quelque chose de difficile et fait un mouvement qui le signale. Nous avons dit que la notion d'émotion est liée à la notion de mouvement. C'est particulièrement évident ici. Si l'émotion ressentie par le patient est suffisamment intense, elle se traduit par un mouvement corporel.

Les réponses du thérapeute : la ratification

Il doit d'abord faire savoir au patient que le message est reçu. C'est ce que nous appelons la ratification. Il s'agit d'envoyer un accusé de réception au message du patient :

— *« Y a-t-il un inconfort ? »*

— *« Voulez-vous me dire quelque chose ? »*

— *« Avez-vous besoin d'une petite pause ? »*

— *« Êtes-vous gêné par ce bruit ? »*

Le patient communique d'abord par gestes puis, si nécessaire, par des mots. Sachant qu'il est observé et surveillé et si la perturbation qu'il a ressentie est modérée, le patient peut de nouveau focaliser son attention sur son monde intérieur. S'il a quelque chose à faire savoir au soignant, il est en mesure de le faire.

En cas de gêne modérée, le thérapeute renforce son action de suggestion afin d'aider le patient à mieux se focaliser. Il peut le faire en renforçant sa présence verbale. Il peut le faire en suggérant un événement intense dans la transe pour capter toute l'attention du patient.

« Juste au moment où votre plat est presque prêt, vous vous rendez compte qu'il vous manque quelque chose… vous ne le trouvez plus… ça vous agace un peu… et vous percevez une très légère odeur de brûlé… vite, vous sortez le plat du four… »

« Il y a un passage avec des trous dans la route… cela secoue un peu… serrez un peu mieux votre ceinture de sécurité. »

Sur ce point, il y a deux « écoles ». L'une dit que ce signal d'inconfort doit conduire le thérapeute à injecter des sédatifs. L'autre dit qu'il est d'abord préférable de dialoguer avec le patient et de l'aider par la transe car ces moments d'inconfort sont habituellement très brefs et passent très vite, plus vite que l'action du sédatif. Ils réservent alors l'usage des sédatifs à certains cas, lorsque la première stratégie ne fonctionne pas. Cette deuxième stratégie est renforcée par les expériences au cours desquelles il n'est pas facile, voire pas possible, de pratiquer cette injection de sédatifs : chirurgie dentaire, pansements, soin périphérique en urgence…

Dans tous les cas, en cas de gêne intense et de « sortie de transe », la solution est soit d'utiliser des drogues analgésiantes ou sédatives, soit de changer de technique anesthésique, soit d'interrompre le soin quelques instants puis d'induire une nouvelle transe. Si elle est possible, cette troisième hypothèse est très pertinente si le patient le souhaite car on sait que toute nouvelle transe a tendance à être plus intense et plus stable que la précédente. C'est même une stratégie traditionnelle pour « approfondir » la transe hypnotique.

Le signal convenu

En fait, beaucoup de ces difficultés sont évitées grâce au « *signaling* » que nous mettons en place avec le patient. Ce code simple et partagé avec le thérapeute est très rassurant pour l'un et l'autre. Il permet la meilleure réactivité à toute perturbation pendant le soin et doit être considéré comme un système de sécurité essentiel pour la conscience, comme le monitoring pour surveiller la fonction cardiaque.

Rappelons, de plus, que ce « *signaling* » tend à devenir automatique et se fait sans que le patient ait besoin d'activer sa conscience critique.

La stabilité

Une transe hypnotique peut durer quelques secondes, quelques minutes ou quelques heures. L'état psychique est fluctuant. Lorsque l'attention vient du côté de la conscience critique, le patient est plus immédiatement en relation avec ce qui se passe dans la salle de soins et dans son corps. Il est donc plus sensible à l'inquiétude et à la douleur. Lorsque l'attention va du côté de l'imaginaire, nous disons qu'il est « plus loin », beaucoup plus concerné par ce qui se passe dans son monde intérieur que par la réalité extérieure. Il est donc mieux protégé et plus confortable. Si la transe est naturellement fluctuante, l'orientation de l'attention vers l'imaginaire est soutenue et renforcée par le thérapeute. La permanence d'une transe suffisante dépend en partie de la compétence du thérapeute, en particulier dans les moments difficiles. Nous verrons aussi que cette stabilité est bien meilleure en travaillant avec les principes dissociatifs.

Le fil de l'histoire : un début et une fin ?

Il est intéressant que le thème de la transe ait un début, un milieu et une fin.

Par exemple, la préparation d'un repas. En début de transe, le thérapeute a accompagné le patient dans la préparation d'un repas convivial. Si le soin se termine alors que le repas n'est pas consommé, le thérapeute peut suggérer : *« Maintenant, tout est bien prêt, les invités vont arriver bientôt, vous allez passer une soirée très agréable »*. Il suffit d'accorder quelques instants au patient pour qu'il imagine le repas et l'ensemble de la soirée.

Boucler une boucle est intéressant aussi : commencer un voyage et le terminer, partir faire un jogging et revenir, partir nager et revenir sur la plage.

Quand l'histoire à une fin congruente, il est plus facile pour le patient de revenir vers la réalité extérieure.

Exemple 1

Un jour, une dame voulait aller pêcher sur un étang avec des amis. Tout se passe bien pendant la transe mais, au moment de l'induction vers la conscience critique, lorsque le thérapeute l'invite à revenir au bord de l'étang, elle semble ne pas entendre les suggestions et reste dans sa transe. Après un court moment d'inquiétude, le

thérapeute lui demande : « *Y a-t-il quelque chose que vous vouliez faire avant de quitter l'étang ?* ».
Patient : « *Oui.* » (Réponse minimum caractéristique de la transe.)
Thérapeute : « *Que se passe-t-il ?* »
P. : « *Je n'ai pas remonté le filet de pêche.* »
T. : « *Bien, remontez-le, prenez le temps de regarder si vous avez pris des poissons et revenez vers le bord de l'étang.* »
Pause de quelques secondes.
T. : « *Vous êtes revenue ?* »
P. : « *Oui.* »
T. : « *Tout va bien ?* »
P. : « *Oui.* »
Maintenant le thérapeute peut activer la procédure d'activation de la conscience critique et terminer cette transe dans les meilleures conditions.

Exemple 2

Le patient arrive sur une plage, se déshabille, nage, profite du soleil...
Soudain, il lui est demandé (par le thérapeute) de revenir dans la situation présente. Il peut être difficile pour le patient de revenir dans la salle de soins en maillot de bain... Il est préférable de l'inviter d'abord à remettre les vêtements qu'il portait en arrivant à la plage.

C'est ici une première manière d'adoucir le passage de la réalité intérieure vers la réalité extérieure. Elle facilite le retour complet à la conscience critique qui demande une très grande rigueur.

La mémoire de la transe

Que mémorisons-nous pendant une phase de transe ? Difficile à dire. Des sensations, des émotions, des images ? Un peu tout cela probablement mais, pour savoir ce que nous mémorisons, nous devons quitter la transe et passer en conscience critique. En repensant à la phase de transe, nous trouvons dans notre mémoire les éléments les plus significatifs de cette expérience : souvent peu de choses par rapport à toute l'activité mentale qui s'est poursuivie pendant toute la transe et seulement les choses suffisamment intenses pour activer notre partie « conscience critique » et être mémorisées.

En parler « à chaud » amplifie la mémorisation... C'est ce que nous faisons volontiers après un spectacle. Les échanges (les critiques) que nous avons à propos du spectacle fixent dans notre mémoire ce qui a été important pour nous. C'est aussi le principe des débriefings après des événements intenses sur le plan émotionnel.

Que mémorise le patient d'une transe hypnotique ? Il mémorise ce qui a été émotionnellement intense : ce qui a été agréable et ce qui a été difficile, en particulier ce qui est présent à son esprit au moment de la réactivation de la conscience critique. S'il s'agit d'une phase difficile, même courte, ce souvenir peut occulter tout le reste de la transe, tout ce qui s'est bien passé. S'il s'agit d'une dimension agréable, ce souvenir peut occulter tout ce qui a été difficile. L'intérêt du patient étant qu'il termine cette transe hypnotique dans les meilleures conditions afin de préparer la phase de récupération, nous allons être très attentifs pendant ce moment de transition.

Lors de la phase d'évaluation *(cf. infra)*, nous veillerons à éviter toute suggestion négative qui pourrait se fixer très facilement dans l'esprit du patient. Cette attitude protectrice commence dès maintenant par la suggestion post-hypnotique.

■ LA SUGGESTION POST-HYPNOTIQUE (8) *(Fig. 9)*

Le principe est d'inviter le patient à garder quelque chose d'agréable ou d'utile de cette transe. Ceci permet de faire passer une partie de l'expérience intérieure dans la conscience critique. En réactivant cette partie, en y pensant, le patient peut alors revivre en partie son expérience hypnotique.

C'est comme le « souvenir » que nous ramenons d'un voyage : un objet que nous accrochons au mur ou que nous portons, des photos, des épices, une boisson. Le contact avec cet objet nous ramène instantanément à ce moment agréable de notre vie.

L'intérêt

Protéger le patient d'une mémorisation désagréable ou douloureuse. Ce principe est essentiel dans tout soin, petit ou grand, avec ou sans transe hypnotique. Mieux le patient « quitte » un soin, mieux il pourra s'orienter vers le futur et sa guérison, mieux il pourra se préparer à un nouveau soin si besoin. *A contrario,* plus il garde un « mauvais souvenir », plus il risque de rester ancré dans le passé et plus il craindra un nouveau soin (dans quelques jours ou années).

À la fin du soin, le patient se rend compte qu'il a vécu une expérience difficile dans de bonnes conditions, qu'il a pu la traverser grâce à ses ressources mentales. Il a

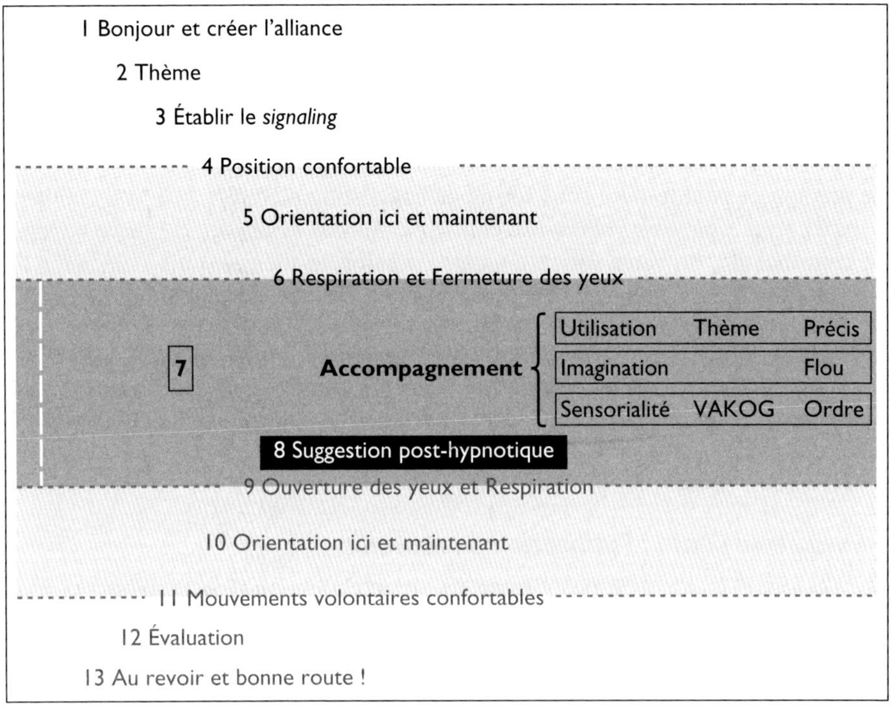

Figure 9 ▪ La suggestion post-hypnotique.

été aidé par le thérapeute, mais seulement aidé. Sa participation active a été essentielle. Il est intéressant pour lui de savoir comment utiliser ses ressources dans d'autres circonstances, pour surmonter ou réduire les phases douloureuses post-chirurgicales, pour continuer à se projeter dans son imaginaire lorsqu'il le souhaite, pour traverser aussi bien un nouveau soin douloureux.

Nous trouvons ici aussi une idée d'apprentissage. Dans toute expérience hypnotique, nous apprenons un peu mieux à nous occuper de nous, à être un peu plus autonome, plus compétent face aux difficultés. Nous réactiverons aussi cet apprentissage lors de séances d'auto-hypnose. Ceci est particulièrement utile lors de traitements qui demandent une série d'interventions.

La méthode

La première phase : la création du souvenir

Le thérapeute invite le patient à garder, à mémoriser, ce qui lui paraît le plus intéressant de son expérience intérieure.

Le thérapeute peut le faire sous forme de suggestion ouverte : « *Je vous invite à garder ce qui est le plus intéressant pour vous de cette expérience* » (de ce voyage, de cette balade, de cette soirée amicale…, selon le thème), puis demander au patient s'il a gardé quelque chose avant de mettre en route la procédure finale.

Le thérapeute peut utiliser une implication : « *Lorsque vous aurez choisi ce que vous voulez garder précieusement dans votre mémoire, prenez une inspiration profonde* » (ou un autre signal comportemental). Le thérapeute reçoit alors un double message : « *J'ai gardé quelque chose de mon voyage intérieur* » et « *Je suis prêt à revenir dans la réalité extérieure* ».

La deuxième phase : l'utilisation du souvenir

Il est essentiel que le thérapeute fasse savoir au patient qu'il va pouvoir se servir de cette expérience au-delà de la transe actuelle.

« *À chaque fois que vous en aurez besoin, vous pourrez vous souvenir de cet élément particulier et…* (selon le choix du thérapeute) :
— *réactiver les ressources de cette expérience ;*
— *retrouver le confort que vous ressentez maintenant ;*
— *repartir dans ce lieu agréable ;*
— *ressentir de nouveau le plaisir de vous baigner* (selon le thème) ».

Le moment

Le meilleur moment pour la suggestion est juste avant la procédure d'induction de la conscience critique. Elle peut aussi être faite pendant toute cette phase d'induction, jusqu'à la phase d'évaluation, c'est-à-dire tant que le patient n'a pas complètement réactivé sa conscience critique.

La suggestion hypnotique est une sorte de cadeau que nous pouvons donner au patient, comme pour le remercier de sa collaboration active. Cette idée paradoxale dans un système de soins de « remercier » le patient nous permet peut-être de comprendre les remerciements et petits cadeaux que reçoivent les soignants qui pratiquent l'hypnose.

■ LA FIN DE LA TRANSE ET L'INDUCTION DE LA CONSCIENCE CRITIQUE

Toute transe a un début, un milieu et une fin. Il se produit une sorte de parcours qui va de la conscience critique vers la transe, puis de la transe vers la conscience critique. Ceci est vrai pour la transe spontanée : ce parcours se fait en automatique selon le fonctionnement spécifique de chacun. Lors d'une transe provoquée, ce parcours est plus ou moins imposé par le thérapeute. Ce n'est pas un chemin connu du patient, il ne saura pas le retrouver facilement tout seul. Un des rôles fondamentaux est d'accompagner le patient jusqu'à ce qu'il ait réactivé sa conscience critique, son état mental personnel. Cet accompagnement le plus précis et le plus soigneux possible garantit au patient la capacité de retrouver son fonctionnement mental antérieur rapidement et confortablement.

Le respect de l'ordre des étapes

Depuis le début de la séquence relationnelle et l'induction de la transe, nous avons suivi plusieurs étapes successives. Nous devons faire le même chemin dans l'ordre inverse. C'est pourquoi, dans les formations, nous apprenons à respecter un canevas standard et nous sommes très vigilants à ce qu'il soit respecté. Lors des premières expériences, il est utile au thérapeute de noter ce qu'il a fait (mentalement ou par écrit). Avec l'expérience, le thérapeute intègre cette routine et sait retrouver ce chemin automatiquement.

La transition – La respiration (9a) *(Fig. 10)*

Demander au patient de prendre une grande respiration marque le début du passage. C'est une suggestion qui l'invite à reprendre le contrôle actif de son corps.

L'ouverture des yeux (9b) *(Fig. 10)*

Si le patient avait fermé les yeux juste avec la respiration profonde, il les ouvrira facilement maintenant. Si le patient avait fermé les yeux lors de l'orientation visuelle, il aura tendance à les ouvrir dans la phase correspondante.

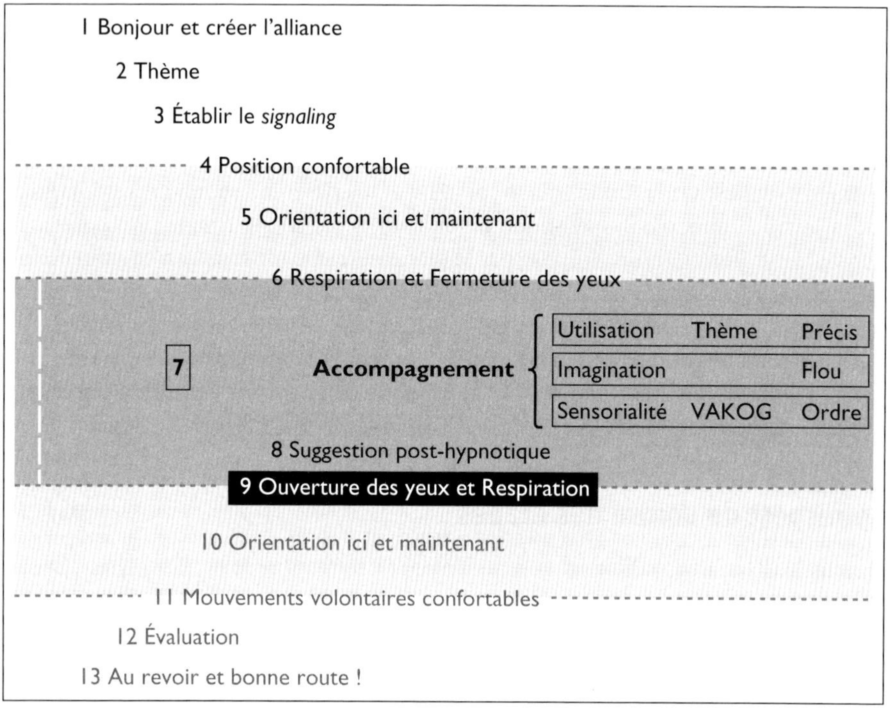

Figure 10 ■ La transition : ouverture des yeux et respiration.

L'orientation « ici et maintenant » (10) *(Fig. 11)*

Le temps

Le fait de dire de nouveau le jour et l'heure permet au patient de se situer dans la temporalité ordinaire. C'est important si le soin a duré longtemps, avec une transe parfois très intense qui risque d'entraîner une désorientation temporelle.

L'espace

Réactiver les cinq dimensions sensorielles dans l'ordre inverse : GOKAV. Le thérapeute doit citer tout ce qu'il a utilisé pour induire la transe. Ce sont les repères que le patient a pu prendre avant d'entrer en transe, il a besoin de les retrouver maintenant. C'est aussi un peu comme s'il fallait aider le patient à « rebrancher » ses sens avec le monde extérieur. Cette phase devra être particulièrement soigneuse.

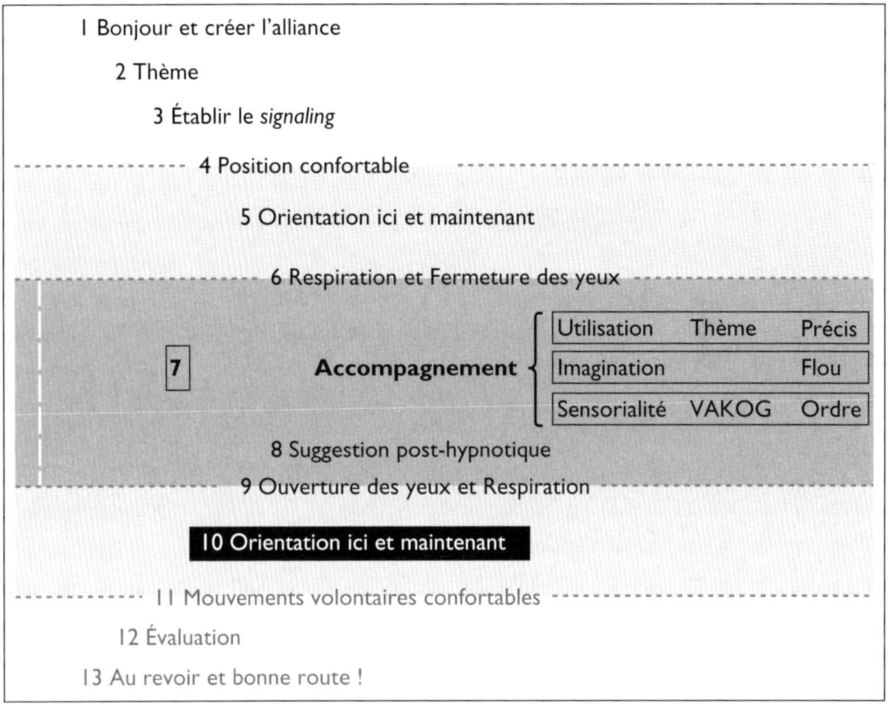

Figure 11 ▪ L'« ici et maintenant ».

« Vous quittez la maison en voiture, vous vous garez devant un immeuble, vous entrez par une grande porte en bois verte, vous entrez dans un grand hall très éclairé avec un très grand escalier. En haut, vous passez dans un couloir, puis empruntez un plus petit escalier qui vous mène à un nouveau couloir. Vous entrez dans la troisième pièce à droite. Comment revenez-vous à la maison ? Vous sautez par la fenêtre ? »

« Non ! »

« Vous sortez de cette pièce, prenez le couloir vers la gauche, descendez l'escalier, vous empruntez un nouveau couloir vers le grand escalier. Vous le descendez et vous arrivez dans le grand hall très éclairé. Vous sortez par la grande porte en bois, vous retrouvez votre voiture et vous rentrez à la maison. Vous êtes arrivé chez vous ! »

Les mouvements (11) *(Fig. 12)*

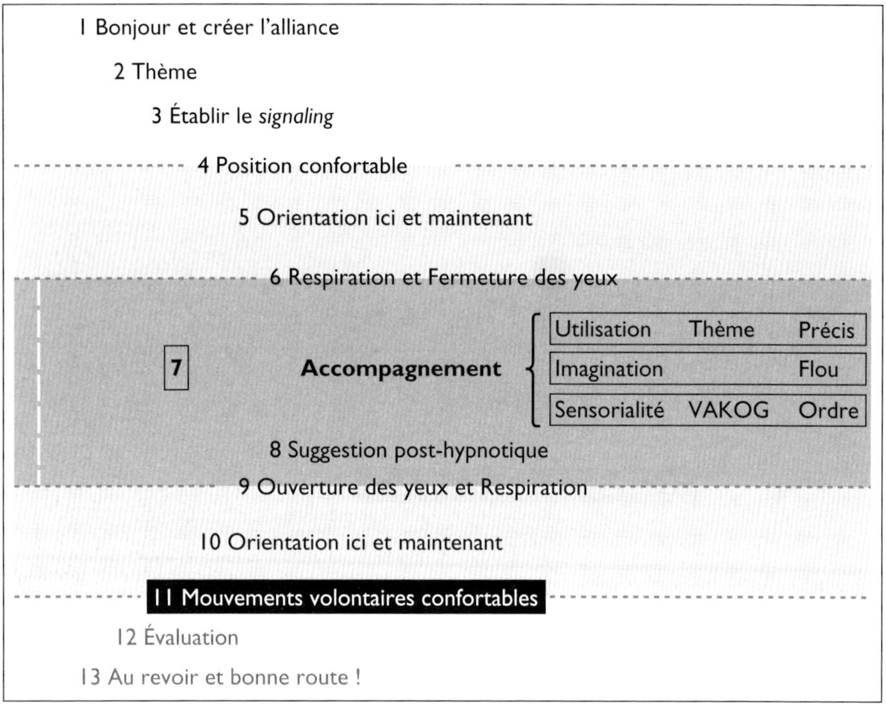

Figure 12 ▪ L'induction de la mobilité corporelle.

Pendant la transe, le patient est habituellement très immobile. C'est un effet de la transe. Même si nous n'avons pas suggéré explicitement cette immobilité, nous l'avons induite implicitement. Nous devons maintenant suggérer explicitement au patient de faire des mouvements, d'abord les plus simples, visage et mains, puis progressivement chaque segment du corps. Cette séquence peut se terminer en invitant le patient à s'étirer entièrement. Cette phase de suggestion de mouvements est à adapter à la situation thérapeutique du patient. Un bon critère de fin de transe est la reprise de mouvements et d'une voix ordinaire pour ce patient.

■ LA FIN DE LA SÉQUENCE RELATIONNELLE

Nous n'avons pas encore fini notre travail. En arrêtant maintenant, nous verrions nombre de patients repartir en transe parce que l'ancrage à la réalité n'est pas suffisant.

L'évaluation (12) *(Fig. 13)*

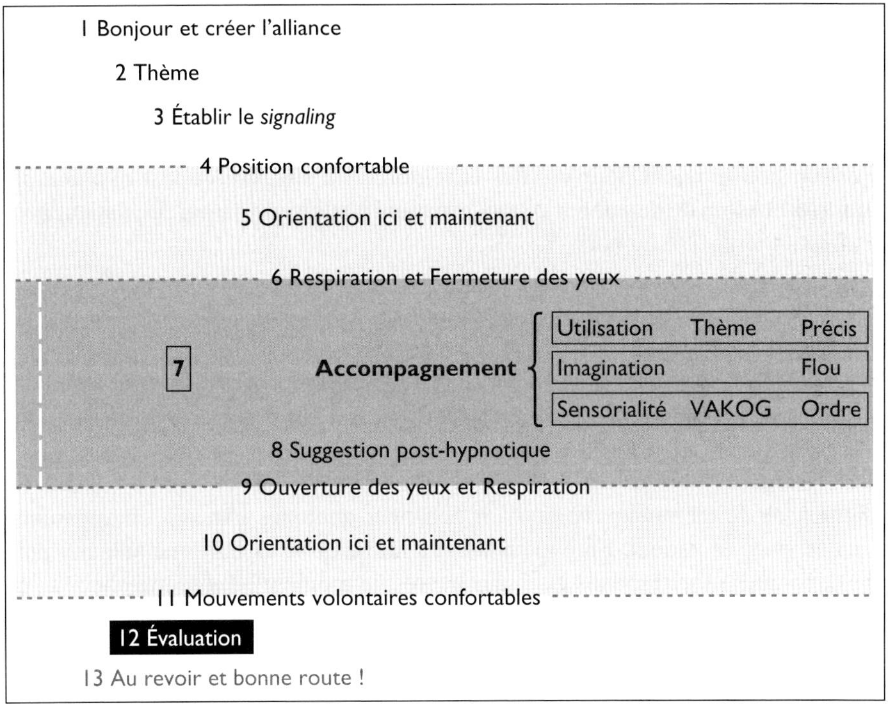

Figure 13 ■ L'évaluation.

Nous devons d'abord vérifier sa présence relationnelle et sa conscience critique en parlant avec le patient de ce qu'il ressent dans son corps, de son confort actuel. Avec ces questions simples, le thérapeute observe la voix, les mouvements spontanés, la mobilité du regard, la respiration…, autant d'indices d'un fonctionnement psychomoteur ordinaire.

Il y a ici un piège majeur que nous avons brièvement évoqué plus haut. Le patient est encore très suggestible et a tendance à mémoriser tout ce qui est suggéré. Il est essentiel d'être très vigilant quant aux mots employés dans ces questions simples. Par exemple, demander à ce moment-là : *« Cela n'a pas été trop difficile ? »* suggère l'idée de difficulté, amène le patient à rechercher des choses difficiles... et à en trouver. Il peut alors répondre et mémoriser : *« Si, c'était difficile »*.

Une autre manière d'interroger le patient : *« Êtes-vous bien confortable maintenant ? »* l'invite à se focaliser sur le confort et à le mémoriser. Retenons que le patient est dans une phase très fragile. Les règles de communication thérapeutique doivent ici être appliquées à la lettre. Ceci est vrai après tout soin émotionnellement intense mais tout thérapeute doit être attentif à son langage à la fin de chaque soin.

C'est un bon moment pour vérifier et renforcer la suggestion post-hypnotique, sans avoir besoin de demander ce que le patient a choisi de garder. Le patient peut le dire au thérapeute ou non.

> Thérapeute : *« Avez-vous ramené quelque chose d'intéressant de votre voyage ? »*
> Patient : *« Oui. »*
> T. : *« Vous avez bien compris que, à chaque fois que vous en aurez besoin, vous pourrez utiliser ce que vous avez ramené pour être plus confortable ou pour repartir dans cet endroit ? »*

Maintenant, le thérapeute va pouvoir échanger quelques phrases, en apparence banales, avec le patient. En évoquant avec lui ce qu'il va faire maintenant, puis dans quelques minutes, dans quelques heures, le moment où il rentre chez lui, ce qu'il a envie de faire dès son retour..., le thérapeute oriente l'attention vers le futur, vers l'évolution et la guérison. C'est une technique d'anticipation du futur très simple, très banale et très efficace.

Au revoir (13) *(Fig. 14)*

Toute séquence relationnelle doit être fermée. Selon les habitudes et les situations, il est important de serrer de nouveau la main et de dire : *« Bonne journée »*, *« Bonne route »*, *« Au revoir »*, *« À bientôt »*...

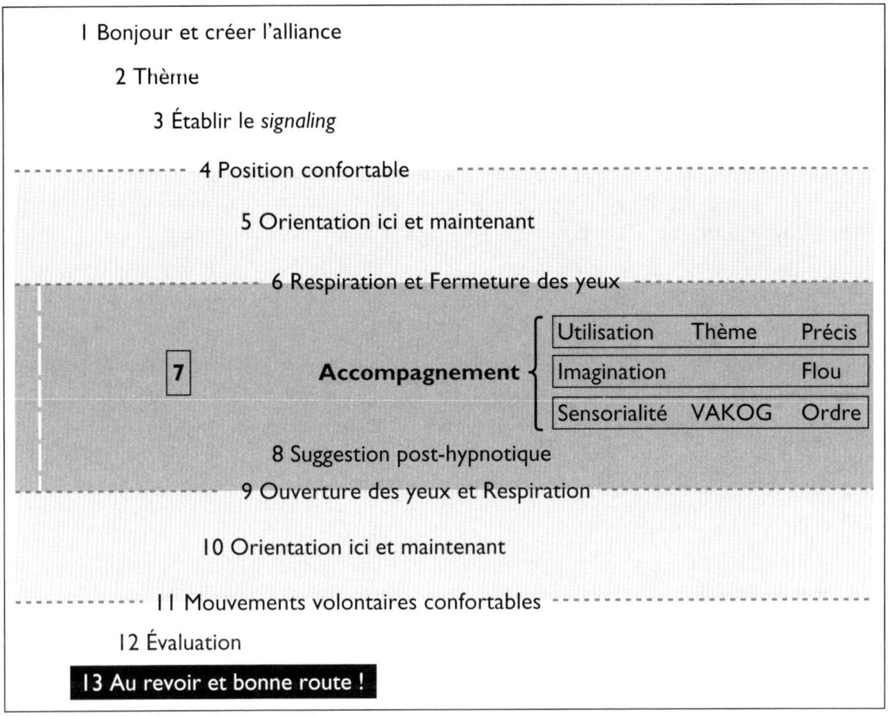

Figure 14 ▪ La clôture de la séquence thérapeutique.

■ REMARQUE

Après un soin hypnotique, en SSPI, dans leur chambre, en voiture s'ils sont accompagnés, nombre de patients se laisseront de nouveau aller dans une transe confortable. Il s'agit alors d'une transe spontanée, au-delà de l'influence du thérapeute. Cette transe spontanée est très positive.

Chapitre 5

La dissociation et l'association

■ LA DISSOCIATION AU QUOTIDIEN

Le concept et la pratique de la dissociation sont au cœur du processus hypnotique utilisé pour les soins douloureux et l'anesthésie. Nous avons choisi de décrire d'abord les aspects les plus communs et les plus immédiatement accessibles de l'hypnose thérapeutique avant de décrire la dissociation qui met en évidence un fonctionnement psychique que nous n'avons pas l'habitude d'observer.

In fine, notre conscience ne perçoit qu'une seule information à la fois. Cela signifie aussi que notre conscience reçoit en permanence de nombreuses informations successives différentes, informations triées selon leur importance immédiate et associées entre elles. Ceci crée le continuum mental que nous rencontrons à chaque fois que nous observons le fonctionnement de notre conscience, c'est-à-dire lorsque nous sommes en conscience critique. Une des caractéristiques essentielles du mode de conscience ordinaire est de se rapprocher de ce que nous appelons la conscience critique. Nous avons déjà décrit aussi que notre imaginaire fonctionne en permanence mais qu'il est en quelque sorte « caché » ou peu visible lorsque nous observons notre activité mentale.

Pourtant, dans la vie quotidienne, nous faisons souvent deux choses à la fois : une activité automatique mentale et physique et une autre, plus élaborée, essentiellement mentale.

> Je conduis ma voiture et, soudain, je me « réveille », tout étonné de l'endroit où je suis déjà arrivé.

> Tout automobiliste expérimenté connaît cette impression. L'instant avant de me « réveiller », je ne dormais évidemment pas, sinon j'aurais vite fini dans le fossé, mais je vivais une forme de transe plus complexe que celle que nous avons décrite, une transe avec dissociation. Pendant un certain temps, quelques secondes, quelques minutes ou plus, mon activité mentale a fonctionné sur deux registres en même temps.
> L'un s'est occupé de la conduite de la voiture, d'orienter le volant, de passer les vitesses, de surveiller la circulation, d'assurer le trajet..., ce que doit faire tout conducteur. Pendant le même temps, l'autre a imaginé, rêvé, réfléchi.
> J'ai pu, tout en conduisant, organiser mon planning, préparer une discussion, imaginer le plan de ma maison, anticiper ma journée de travail, penser à mes dernières vacances... La liste est sans fin.

Ceci n'est possible que lorsque ma sécurité est assurée, que « je sais que je sais » conduire ma voiture, que je connais le trajet, que les conditions de circulation sont favorables, que ma voiture fonctionne bien. Autrement dit, lorsque je n'ai plus besoin de faire appel à ma conscience critique pour assurer ma sécurité. Un conducteur débutant ou en cours d'apprentissage doit, au contraire, rester volontairement très vigilant pour maîtriser tous les dangers de la conduite et rester en conscience critique.

Nous voyons ici qu'une partie de ma conscience s'est occupée de la conduite et qu'une autre s'est occupée de ce qui m'intéresse mentalement à ce moment-là. Ce double fonctionnement simultané est l'archétype de la dissociation mentale. Il n'apparaît spontanément que dans les moments où une tâche devient répétitive, ennuyeuse, une tâche que nous pouvons réaliser « sans y penser ».

C'est très banal en fait. Nous marchons dans la rue en évitant obstacles et passants tout en pensant à autre chose. Nous n'avons pas besoin de penser à la manière de bouger nos muscles, d'assurer notre équilibre, de ralentir ou d'accélérer pour éviter quelqu'un.

À une autre époque de notre vie, ce genre d'activité était tellement compliqué que nous ne pouvions que nous concentrer pour y arriver. Regardez un jeune enfant qui apprend à marcher ! Ou un patient en rééducation. Toute son activité mentale est occupée par la difficulté.

Revenons sur la route. Dès qu'une situation potentiellement dangereuse survient, un ralentissement inhabituel, un dépassement, le freinage de la voiture qui nous précède, le passage devant un groupe d'enfants..., nous changeons automatiquement de mode de conscience pour mettre de nouveau au premier plan l'observation attentive de la situation. Nous sommes alors en conscience critique et nous abandonnons, au moins temporairement, la remémoration des dernières vacances. Dès que le danger potentiel s'éloigne, nous pouvons de nouveau passer en mode dissociatif. Cette transition spontanée est extrêmement rapide, elle fait partie des systèmes de sécurité qui nous permettent de rester en vie.

Ce mode de conduite est aussi un mode de sécurité. Il nous permet même d'éviter un danger avant que nous en prenions conscience en s'appuyant sur les réflexes. La boucle de réaction sous-corticale est plus rapide que la prise de conscience, ce qui permet à un conducteur expérimenté d'être plus réactif qu'un débutant. Il nous permet aussi de faire de longs trajets en évitant l'endormissement (baisse de la quantité d'éveil) dû à la monotonie, en évitant la fatigue mentale générée par la concentration sur le pilotage. Nous pouvons aussi favoriser cette dissociation en écoutant la radio, en parlant avec un passager.

Le *tableau 1* compare les conditions favorisant une transe spontanée avec dissociation pour la conduite automobile et pour la conduite d'une anesthésie.

Tableau I ▪

Conduite automobile	Anesthésie
• Savoir conduire	• Savoir endormir
• Conditions de circulation satisfaisantes	• ASA 1, 2, Intervention simple
• Véhicule en bon état	• Matériel prêt et vérifié
• Véhicule personnel	• Matériel connu
• Trajet connu ou facile (autoroute)	• Intervention connue

▪ LA DISSOCIATION DE LA TRANSE SPONTANÉE

Si la conscience critique relie le mieux possible toutes les informations disponibles à un moment donné afin de nous comporter de la manière la plus pertinente, nous pouvons décrire une forme de dissociation dans toute transe. En effet, plus je focalise mon attention sur une partie limitée de la réalité, plus je me dissocie de l'autre partie, celle que je n'observe plus. Nous devrions plutôt dire, celle que je n'observe plus volontairement car, à l'évidence, je l'observe toujours. Nous l'avons déjà dit pour la conduite, nous pouvons le décrire de la même manière au spectacle : même si vous êtes très passionné par le film, en transe positive, une lumière inhabituelle attirera immédiatement votre attention ou, plus encore, un cri d'alerte. Votre attention quitte instantanément le film pour observer ce qui se passe. Danger ou non ?

Ce mode d'observation permanent est appelé « observateur caché ». Il reste là, en second plan, à vérifier que tout se passe bien pendant que vous profitez ce qui vous intéresse. C'est comme un système d'alarme qui protège et veille sur vous.

Nous venons de décrire ce qui se passe en transe positive. En transe négative, il y a aussi réduction de la conscience critique mais l'alarme est déclenchée, les sirènes sonnent le danger. Contrairement à une transe positive (ou à un état de conscience lucide), nous ne pouvons plus réagir correctement, nous éloigner du danger, prendre le recul nécessaire pour nous adapter jusqu'à ce que l'alarme s'arrête. La dissociation se fait entre ce système d'alerte et la conscience critique : l'imaginaire angoissant ou douloureux n'est plus contrôlé.

Dans tous les cas, la dissociation a tendance à être stable. Ce qui est un avantage en transe positive est un problème en transe négative. Un patient envahi par la peur d'un soin cherchera à fuir le soin, à le faire arrêter. Nous connaissons tous ces patients qui se tétanisent ou paniquent devant une injection ou un pansement. Un thérapeute expérimenté sait rassurer le patient, l'apaiser et réactiver sa conscience critique pour lui permettre de « raisonner » de nouveau. En revanche, si le soin se fait avec cette dissociation négative, le système d'alerte sera encore plus sensible la prochaine fois et le soin sera alors impossible. Nous ne savons pas combien de patients préfèrent ne pas se faire soigner plutôt que de vivre ces terribles épreuves émotionnelles, que ce soit un soin dentaire, des examens pour une grossesse, une exérèse simple, des points de suture… mais aussi des soins plus lourds, une anesthésie générale, une chirurgie. Le risque est une aggravation de la pathologie jusqu'à ce que les soins ne puissent plus être différés.

Il est toujours difficile d'activer la conscience critique ou une transe positive chez un patient en transe négative. Le mieux est d'agir en amont pour éviter cette occurrence. Le respect des règles élémentaires de communication thérapeutique peut suffire mais, pour un soin plus complexe, le thérapeute doit induire une transe positive pour permettre une dissociation protectrice et réversible avec la réalité et activer l'observateur caché.

■ LA DISSOCIATION DE LA TRANSE HYPNOTIQUE

Associer pour dissocier

Nous ne savons pas nous dissocier mais nous savons nous associer ! À chaque fois que nous focalisons notre attention sur une partie, à chaque fois que nous nous associons plus intensément avec cette partie, nous nous dissocions du tout. C'est ce que nous avons fait dans les étapes de la transe en demandant au patient un thème puis en l'accompagnant dans ce thème. Plus il se focalise sur son monde intérieur, moins il se focalise sur la réalité de l'intervention. Plus il s'associe à son monde imaginaire, plus il se dissocie de son corps et du soin. Pour cela, nous l'avons invité à se focaliser encore et encore sur ce qui est important pour lui, sur ce qu'il a choisi. Progressivement, il s'est dissocié de la situation dangereuse, protégé par le thérapeute et par son observateur caché.

Les types de dissociations

À chaque fois que nous pouvons décrire au moins deux éléments dans un ensemble, nous pouvons générer une dissociation en nous focalisant sur un seul des éléments. La liste ci-dessous n'est pas exhaustive. Certaines dissociations sont « basiques », par exemple corps/esprit, d'autres sont utilisées par le thérapeute en fonction du soin à réaliser au niveau du corps en particulier.

Ailleurs – Ici

« Vous étiez chez vous ce matin, maintenant vous êtes ici. »

Dehors – Dedans

« Vous pouvez entendre des bruits à l'extérieur de cette pièce et d'autres à l'intérieur. »

« Vous pouvez voir les cloisons de cette pièce comme vous pouvez percevoir votre peau. »

Nous – Les autres

« Pendant que je m'occupe de vous, les autres continuent de préparer la salle. »

Le corps – L'esprit

« Votre corps est installé dans cette salle et votre esprit peut partir sur cette plage. »

Le conscient – L'imaginaire

« Votre esprit conscient écoute ce que je dis pendant que votre imaginaire continue de visiter cet endroit agréable. »

La sensation – L'émotion

« Même si votre corps perçoit des sensations, votre esprit peut rester tout à fait confortable. »

Le temps extérieur – Le temps intérieur

« Chaque minute que marque l'horloge est comme une heure sur votre montre. »

Hier – Aujourd'hui – Demain (ou Avant – Maintenant – Après)

« Une partie de votre esprit retrouve le plaisir de votre jardin hier pendant qu'une autre partie est ici dans cette pièce. »
« Votre corps est ici maintenant et demain vous serez dans votre jardin. »

Les dissociations corporelles

Le corps peut – mentalement – être facilement dissocié de plusieurs manières.

Le côté droit/Le côté gauche

« Vous sentez le soleil sur le côté droit alors que le côté gauche est à l'ombre. »

Le haut du corps/Le bas du corps

« Vous êtes dans l'eau fraîche jusqu'au bassin, le haut de votre corps perçoit la chaleur du soleil. »

Un bras

« Pouvez-vous me prêter votre bras droit pendant quelques minutes ? »
« Lequel des bras est le plus léger ? »

Une main

« Je vous invite à enrouler cette bande protectrice autour de votre main, jusqu'au poignet. »
« Votre main pourra me signaler s'il y a une gêne, même si votre esprit continue ce match de tennis. »

Une partie du corps

« Observez attentivement cette partie de votre corps, faites une ligne tout autour. Observez maintenant comment les différences sont de plus en plus nettes entre l'extérieur et l'intérieur. »

La tête

« Tout votre corps reste confortablement en voyage pendant que votre tête répond à quelques questions. »
« Vos yeux regardent fixement la montagne même si des mouvements apparaissent dans votre visage. »

Une gencive

« L'air froid est très fort sur votre gencive gauche alors que vous sentez que la droite reste au chaud. »

Les dissociations se renforcent

Chaque niveau de dissociation multiplie le précédent. Si vous induisez une dissociation, c'est le niveau 1, deux dissociations, c'est le niveau 2, trois dissociations, niveau 4, quatre dissociations, niveau 8... Ce niveau exprime le niveau de protection du patient par rapport au soin.

À chaque niveau, la conscience du patient s'éloigne de la globalité du soin en créant une sorte d'enveloppe de protection. D'où l'intérêt d'établir un code de « *signaling* » simple et vérifié pour que le patient qui, métaphoriquement, est très loin du lieu de soin puisse communiquer avec le thérapeute. D'où l'intérêt, en particulier dans certaines phases délicates du soin, d'être très attentif à tout signe que peut faire le patient.

À l'intérieur de la transe, la dissociation peut aussi être renforcée en invitant le patient à passer d'un endroit à un autre : « *Pendant que vous nagez, une partie de votre esprit se souvient d'une autre plage, très agréable...* ». Dans certaines circonstances, ce système, appelé « hypnose fractionnée », peut être reproduit plusieurs fois, générant une protection extrêmement efficace. En effet, il faut une perturbation très forte (bruit, douleur, erreur verbale du thérapeute...) pour que la conscience critique soit activée. Par contre, par « *signaling* » le patient peut faire savoir s'il est perturbé.

La ré-association doit être soigneuse

Nous sommes ici au plus près de l'intérêt majeur de l'hypnose dans les soins douloureux et l'anesthésie et au plus près de la compétence que doit avoir le thérapeute. La chirurgie nous donne une magnifique métaphore : après avoir fini son geste opératoire, le chirurgien referme soigneusement chaque plan dans l'ordre inverse de l'ouverture. Le chirurgien travaille avec le corps du patient. Ici, le thérapeute travaille avec la conscience du patient et doit observer les mêmes règles fondamentales. Il doit aussi apprendre et apprendre encore, pratiquer par étapes progressives, de préférence dans un cadre protégé par des aînés. Personne ne s'improvise chirurgien. Personne ne s'improvise expert en hypnose thérapeutique.

Ici encore, le protocole du chapitre précédent offre un cadre de protection. Il permet d'induire de multiples niveaux de dissociation avec toute la sécurité requise : les connaître suffisamment bien pour les refermer soigneusement.

L'objectif majeur de l'évaluation de fin de transe est de vérifier la ré-association parfaite du patient. Celle-ci se fait habituellement très bien avec un thérapeute prudent et attentif et avec l'aide naturelle du patient.

Les défauts de ré-association

Le patient peut manifester une sensation curieuse dans une partie du corps qui a été dissociée ; il peur aussi avoir du mal à réactiver sa conscience critique. Il a l'impression d'être encore ailleurs. Ces troubles doivent être repérés dès la fin du soin et corrigés immédiatement. À défaut, ils peuvent perdurer. Le plus souvent, les compétences naturelles de ré-association vont suffire mais il est probable que certains troubles de conscience et certains troubles corporels sont issus de ces défauts de ré-association.

Le « traitement » est simple : il faut ré-induire la transe en invitant le patient à retourner dans son thème, ce qui se fait très facilement car il est plus facile de retourner en transe que d'en sortir. Lorsque la transe est de nouveau installée, le thérapeute refait tranquillement la procédure d'induction de la conscience critique et de ré-association corporelle. Il vérifie ensuite de nouveau que tout va bien.

Cette prudence est d'autant plus importante avec les patients en ambulatoire car ils rentrent chez eux rapidement. Ceux qui restent quelques heures ou plus en hospitalisation ont le temps de retrouver leurs repères. Le thérapeute a aussi le temps de les revoir en SSPI ou dans leur chambre.

Depuis 10 ans que nous formons des praticiens, nous n'avons pas enregistré de troubles importants, probablement du fait que nous insistons encore et encore sur ce point. Ceci conduit les thérapeutes à introduire très progressivement des dissociations complexes dans leur pratique au fur et à mesure de leur expérience.

Par contre, il est probable qu'une partie des troubles ressentis par les patients après des interventions très anxiogènes et/ou très douloureuses est due à des phénomènes de dissociations involontaires générés par des thérapeutes ou des équipes de soins. Ne connaissant pas les phénomènes de transe spontanés et l'hyper-suggestibilité qui en découle, ils ne perçoivent pas comment certains mots ou certaines phrases maladroites peuvent générer ces troubles. Ils ne savent pas non plus y remédier.

■ LES TECHNIQUES DISSOCIANTES

« Désactiver » la conscience critique

La conscience critique nous permet de garder le meilleur contrôle possible sur les interactions entre le monde extérieur et notre monde intérieur, mental et corporel. Plus elle est active, avec une attention diffuse et mobile, et moins nous sommes dissociés. Pour limiter ce système, le plus simple est de focaliser l'attention du patient sur une partie de la réalité, puis sur une partie de cette partie. Une autre voie très efficace est de perturber la conscience critique par confusion. Nous étudierons cette méthode un peu plus loin.

Focaliser l'attention

Nous l'avons déjà fait dans les étapes de la transe en orientant l'attention du patient sur des éléments de plus en plus petits et plus concentriques. La technique de l'orientation « ici et maintenant » est particulièrement efficace. C'est une technique progressive et douce. Lorsqu'il est utile de désactiver partiellement la conscience critique de manière rapide, nous pouvons utiliser des suggestions directes et vigoureuses pour que l'attention du patient se porte ailleurs pendant un certain temps. Traditionnellement, tous les soignants savaient donner une claque sur la fesse gauche pour détourner l'attention de la fesse droite et y faire une injection.

Nous pouvons apprendre au patient à focaliser son attention très fortement sur un élément de la réalité interne ou externe de son choix, le temps de faire un geste pénible. Plus il se focalisera, avec l'aide du thérapeute, plus il sera protégé de la douleur.

Dissociation en urgence

Erickson décrit une technique qu'il utilisait avec ses enfants. Lors d'une blessure, l'expérience douloureuse et anxieuse est globale : la conscience critique est hyperactive. Le principe ici est de « dé-focaliser » la conscience de la majeure partie du corps.

D'abord, focaliser l'attention le plus loin possible du siège de la blessure, appuyer dessus et demander avec une voix forte : « Est-ce que ça va ici ? ». Il faut que le thérapeute soit très incisif pour que l'enfant acquiesce. Maintenant, le thérapeute va se rapprocher un peu de la blessure, tout en restant loin encore et poser la même question. De proche en proche, il circonscrit le siège de la douleur ; progressivement, il modifie sa voix comme nous l'avons vu dans le chapitre sur le para-verbal, plus lente, plus basse, plus douce. Il génère ainsi une réduction importante de l'expérience de la douleur, qui maintenant est locale, ainsi qu'une réduction importante de l'anxiété, maintenant contenue dans la relation au thérapeute.

Cette méthode induit de nombreux niveaux de dissociation qui sont suffisants le temps du soin. La ré-association est à la fois spontanée, car la transe a été courte, et accompagnée par le thérapeute qui vérifie à la fin que toutes les parties du corps vont bien et que le patient a retrouvé des mouvements et une voix de conscience critique.

Cette méthode, particulièrement utile en cas de blessure d'enfant ou d'adulte, est utilisée en urgence pour permettre de créer les conditions suffisantes pour le soin.

Le même principe peut être utilisé avec un patient très angoissé en lui demandant de localiser la partie de son corps qui ressent le plus l'angoisse (dissociation esprit/corps), puis de focaliser sur une zone corporelle de plus en plus petite. Maintenant, toute l'angoisse est dans une partie limitée du corps et dans une partie limitée de l'esprit. Elle est toujours là mais elle n'empêche plus de faire le soin.

Ce sont des techniques très rapides, beaucoup plus rapides que les négociations sans fin habituelles pour que le patient devienne « raisonnable ».

Activer l'imaginaire

Il s'agit de passer de ce que nous savons, de ce qui existe, à ce que nous pensons, nous croyons, nous imaginons, c'est-à-dire orienter notre attention vers ce que nous inventons, activer notre logique du cerveau imaginaire. Plus l'imaginaire sera actif, moins la conscience critique le sera. Ceci concerne l'imaginaire du patient mais aussi celui du thérapeute. Les thérapeutes sont souvent étonnés de leur capacité à imaginer alors que, depuis si longtemps, ils ne travaillent qu'avec des logiques rationnelles. Dès que la transe est installée, l'accès à l'imaginaire est beaucoup plus facile. Le plus difficile est de dépasser la résistance habituelle que nous avons à utiliser ce langage, si peu technique et si peu intellectuel, qui ressemble plus au langage des enfants et au langage des rêves.

L'imagerie

Elle est particulièrement développée dans la technique fondée sur un thème que choisit le patient. Elle repose sur un support mémoriel que le patient apporte et le thérapeute y ajoute des propositions imaginaires que le patient adopte ou non, qu'il va lui-même imaginer s'il le souhaite. Lorsque le thérapeute suggère que des bateaux passent peut-être au large, le patient peut les construire. Lorsque le thérapeute suggère que le patient voit de nouveaux gâteaux dans la vitrine, il peut les imaginer comme il les aimerait.

L'imagination sera activée lors des techniques idéo-dynamiques : catalepsie, modification de sensation, suggestions végétatives, analgésies… *(cf. infra).*

Les évocations

> *« Cet arbre, dehors, il me fait penser aux pins que nous voyons au bord de la mer. »* (Le patient peut alors imaginer un bord de mer de son choix et y mettre ce pin.)
>
> *« La couleur bleue des pyjamas me rappelle un clown que j'avais vu dans un cirque quand j'étais enfant, et vous, vous aimez les clowns ? »*
>
> *« Parfois, le bruit de la soufflerie ressemble à la climatisation dans les hôtels. »*
>
> *« Toutes ces lignes bleues sur votre bras font penser à un fleuve et à ses rivières. »*

À chaque fois que nous évoquons, nous suggérons d'imaginer.

Toutes ces évocations peuvent se faire à n'importe quel moment du soin. Elles tendent à activer, par petites touches, la dimension imaginaire du patient et à l'éloigner de sa conscience critique. Elles seront toujours proposées au patient qui peut en donner une autre interprétation, qui peut aussi ne pas s'y intéresser du tout. Ici encore, la manière de dire, le choix des mots et les gestes qui vont avec ces évocations seront essentiels.

N'importe quelle dimension de la réalité peut devenir l'objet d'une évocation : une couleur, un bruit, un objet, un mouvement, une lumière, un appareil... Nous sommes ici dans la logique d'utilisation de ce qui se présente à nous, nous permettant à la fois de fixer l'attention et d'activer l'imagination, les deux dimensions se renforçant.

Les métaphores

Elles sont si importantes, si utiles que nous leur consacrerons un chapitre *(cf. Chapitre 7, Les techniques dissociatives).* Toute métaphore se présente *« Comme si... ».* Le niveau élémentaire ressemble aux évocations mais le niveau le plus élaboré va jusqu'aux contes ou aux histoires que le thérapeute invente et qui fascinent l'attention des enfants, jusqu'aux métaphores thérapeutiques utilisées pour mobiliser des situations très figées comme dans le cadre de la douleur chronique.

> *« Votre bras se soulève comme s'il était emporté par des ballons. »*
> *« Ce que tu vas sentir, c'est comme une piqûre de moustique. »*
> *« L'hypnose c'est comme le cinéma. »*
> *« Votre respiration va devenir plus calme, comme si vous étiez allongée sur une chaise longue au soleil. »*
> *« Vous aller voir votre plaie évoluer comme si des ouvriers étaient en train de s'en occuper à l'intérieur de vous. »*

Chacun de ces *« Comme si... »* permet à l'esprit du patient d'imaginer quelque chose qui n'existe pas vraiment mais qui l'aide à se représenter globalement un aspect du soin.

Utiliser un langage dissociatif

Description

La réalité perçue par notre conscience est une expérience reliant de nombreux éléments qui peuvent être observés indépendamment. C'est vrai en particulier pour le vécu mental et corporel du patient. Ceci nous donne le sentiment d'unité, de totalité. C'est ainsi que chacun peut penser à soi et dire « *Je* » et penser à l'autre et dire « *Vous* » ou « *Tu* ». C'est ce que nous appellerons le langage global par opposition au langage dissociatif.

Nous allons voir qu'une partie de ces expressions fait partie du langage médical courant, générant ces dissociations involontaires que nous avons évoquées plus haut. Un thérapeute connaissant l'hypnose et la dissociation les utilisera de manière précise et volontaire. Il pensera aussi à induire de nouveau la globalité du sujet à la fin de la séquence thérapeutique.

Voyons ce que deviennent quelques expressions courantes dans un langage dissociatif.

« Comment vous sentez-vous ? »

« Est-ce que votre corps a suffisamment chaud ? »
« Comment se sent votre tête ? »
« Comment sentez-vous votre corps aujourd'hui ? »

« Installez-vous. »

« Permettez à vos épaules de s'installer. »
« Votre bassin peut trouver la meilleure position. »
« Observez le contact de votre dos avec le lit. »
« Dites-moi quand votre tête se sentira bien installée. »

« Je suis fatigué. »

« Quelle partie de votre corps ressent le plus la fatigue ? »
« Comment vos jambes ressentent-elles cette fatigue ? »
« Votre pied droit et votre pied gauche sont-ils différents ? »

Plutôt que de nous adresser à la globalité de la personne, nous nous adressons à une partie du corps, faisant « comme si » elle était autonome. Ceci la dissocie du reste du corps qui peut vivre une expérience différente.

Le langage dissociatif pendant la transe

L'accueil

« Le chirurgien va s'occuper de votre corps et moi de votre esprit. »
« Votre corps va rester dans cette pièce et votre esprit aller dans un endroit beaucoup plus agréable. »

Le thème

« Qu'est-ce que votre esprit a choisi comme thème ? »
« De quoi se souvient votre mémoire ? »
« De quoi se souvient votre corps ? »

L'installation corporelle

« Invitez votre corps à trouver la position la plus confortable. »
« Observez comment votre dos trouve la meilleure position. »

L'orientation « ici et maintenant »

Le visuel

« J'invite vos yeux à se promener dans cette pièce. »
« Est-ce que vos yeux voient le crayon dans ma poche ? »
« Pendant que votre œil droit regarde le plafond, que fait votre œil gauche ? »
« Votre tête peut bouger pour que vos yeux voient mieux. »

L'auditif

« Invitez vos oreilles à écouter ce qui se passe dans le couloir. »
« Vos oreilles peuvent entendre le tic-tac de l'horloge. »
« Pendant qu'une oreille entend le tic-tac de l'horloge, l'autre entend ma voix. »
« Quelle est l'oreille qui entend le mieux la soufflerie ? »

Le kinesthésique

« Observez le contact de votre pied droit avec le lit. »
« Qu'est-ce que votre pied gauche perçoit de différent ? »
« Vos pieds ont-ils envie de s'installer encore un peu plus confortablement ? »
« ... Le contact de votre dos avec le dossier... Un peu plus haut, votre esprit repère le contact de vos épaules... Un peu plus haut encore, la sensation de vos cheveux entre votre tête et le dossier... »

L'olfactif

« Les odeurs que vos narines perçoivent. »

La fermeture des yeux et la respiration

« Lorsque vos paupières vous font savoir qu'elles aimeraient se fermer, est-ce que vous remarquez que votre corps est prêt à prendre une grande respiration ? »
« Vos yeux peuvent inviter vos paupières à se poser légèrement. »
« Votre poitrine peut prendre une grande inspiration. »

Le début de l'accompagnement dans le thème

« Votre esprit peut maintenant partir vers... »
« Votre corps est-il d'accord que votre esprit parte rêver quelques minutes et profiter de cette expérience agréable ? »

À l'intérieur de la transe

Nous pouvons de nouveau nous adresser au sujet, au patient dans sa globalité et dire « *Vous* ».

« ... Maintenant, vous êtes dans le train... Vous regardez ce paysage magnifique... Vous entendez le bruit monotone du train qui vous berce... Confortablement... Vos enfants sont très calmes... »

Nous pouvons aussi continuer avec un langage dissociatif.

« Vous êtes dans le train, vos épaules profitent du confort du dossier, vos yeux regardent le paysage, vos oreilles écoutent le bruit monotone du train, votre respiration est de plus en plus confortable. »

Dans la transe, nous pouvons passer indifféremment d'un langage à l'autre, l'imaginaire étant assez souple pour accepter les deux. Par choix, nous pouvons amplifier la dissociation dans certaines phases du soin ou la diminuer dans une phase plus facile. Les dissociations et ré-associations sont beaucoup plus spontanées dans la transe et il n'y pas de risque à passer de l'une à l'autre.

Le retour ou l'induction de la conscience critique ou la ré-association

À partir de ce moment et jusqu'à la fin de la séquence thérapeutique (« *Au revoir* »), il est indispensable que le thérapeute adopte exclusivement un langage global.

Langage global

« Vous pouvez maintenant prendre une grande inspiration et ouvrir vos yeux. »
« Vous retrouvez tous les contacts de votre corps. »
« Vous faites des mouvements avec vos mains. »
« Vous entendez tout ce qui se passe dans la pièce. »
« Vous retrouvez chacun de vos repères. »
« Comment allez-vous ? »
« Êtes-vous tout à fait présente ici ? »
« Je vous reverrai dans quelques minutes. »
« Vous aurez sûrement envie de manger dès que vous serez dans votre chambre. »

Le langage dissocié des patients

Spontanément ou en miroir du thérapeute, le patient peut aussi adopter un langage dissocié.

> *« Je voudrais que mon esprit parte loin. »*
> *« Mon pied gauche ne sent plus rien. »*
> *« Mon cœur bat vite. »*

Nous pouvons accepter ce langage dans la phase initiale du soin puisqu'il va dans le sens de la transe mais nous devons le corriger en fin de séquence.

> *« Vous êtes bien présente maintenant ? »*
> *« Comment sentez-vous votre pied ? »*
> *« Votre pouvez vous sentir peut-être plus calme maintenant. »*

■ LES PROCESSUS IDÉO-DYNAMIQUES ET LES TECHNIQUES SPÉCIFIQUES

Si les techniques de communication hypnotique sont relativement récentes et très reliées à Erickson, les processus (ou phénomènes) idéo-dynamiques sont connus et décrits depuis les premières études sur l'hypnose au début du XIXe siècle. Le terme signifie que des idées peuvent générer un mouvement ou une transformation au niveau corporel ou au niveau émotionnel. Ces processus apparaissent pendant une transe hypnotique avec dissociation entre le corps et l'esprit. Ils vont nous montrer que, bien que le fonctionnement corporel obéisse aux lois de la neurologie classique et de l'anatomie, de nouvelles possibilités apparaissent chez un sujet en transe. Charcot, dans les années 1870-1900, était particulièrement intéressé par ces processus qui défiaient les lois de la neurologie naissante. Malheureusement, il a considéré, à tort, que l'hypnose n'était possible qu'avec certains sujets – en particulier des femmes très suggestibles (les fameuses « hystériques de Charcot ») – et mettait en évidence un état pathologique. Les observations d'anesthésie en gant, d'analgésie, d'abolition du réflexe pupillaire, de catalepsie ont alors était attribuées à des pathologies mentales et considérées comme des curiosités de laboratoire.

Nous savons aujourd'hui, depuis Erickson, que la transe est un phénomène naturel et que chacun peut expérimenter la transe hypnotique et développer ces phénomènes idéo-dynamiques.

Ils sont souvent difficiles à expliquer par nos connaissances scientifiques actuelles et surprennent tous ceux qui les découvrent pour la première fois. Ils restent tout aussi étonnants lorsqu'on les connaît et qu'on les utilise depuis longtemps. Ils demandent d'imaginer deux niveaux de compréhension du fonctionnement corporel : un niveau qui satisfasse aux nécessités de la conscience critique et un niveau qui réponde au fonctionnement de l'imaginaire.

Ces processus ouvrent des champs thérapeutiques en développement et ce sont les expériences et les études qui permettront de découvrir l'étendue de ces champs. Il est probable que leur connaissance permettra d'étendre progressivement les indications de l'hypnose thérapeutique.

Toutes ces techniques dissociatives demandent à être expérimentées en tant que thérapeute et en tant que sujet, ce que font tous les stagiaires. Ce sont des techniques précises et puissantes qui demandent d'avoir bien compris tous les principes de communication et les phénomènes dissociatifs.

Nous en décrirons quatre modes : idéo-moteur, idéo-sensitif, idéo-végétatif et idéo-émotionnel.

Les processus idéo-moteurs

Les techniques que nous décrivons ici servent d'induction à la transe ou de renforcement de la dissociation. Elles ne génèrent pas de modifications particulières de la sensibilité. Toutefois, elles pourront être couplées à des techniques idéo-sensitives à visée antalgique ou analgésique.

La catalepsie

La catalepsie est décrite en neurologie comme la suspension complète du mouvement volontaire des muscles dans la position où ils se trouvent positionnés. Elle apparaît dans certaines maladies neurologiques, mais surtout dans la schizophrénie et l'hystérie qui sont l'une comme l'autre décrites comme des pathologies de la dissociation.

La catalepsie est aussi décrite dans les états hypnotiques, phases dissociées transitoires provoquées. Elle apparaît également comme une suspension momentanée du mouvement lorsque nous nous focalisons sur un phénomène externe ou interne pendant que nous sommes dans une action.

La technique d'induction

En pratique, un segment de corps ou le corps tout entier peut rester en équilibre pendant de longues périodes (des heures) sans mouvement et avec peu ou pas de fatigue.

Habituellement nous utilisons la catalepsie d'un bras *(Fig. 1)*.

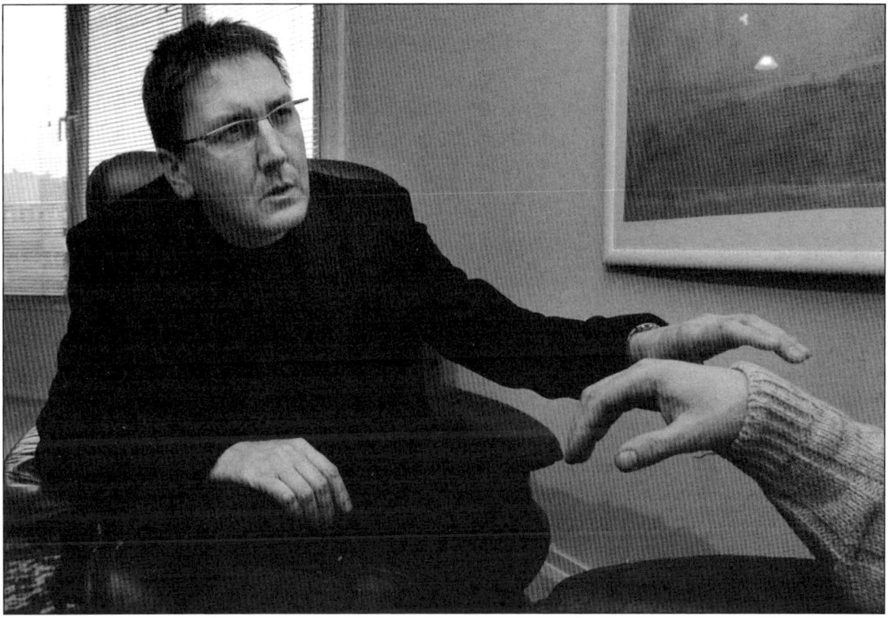

Figure 1 ■ Induction d'une catalepsie.

L'induction motrice

Le thérapeute soulève délicatement le bras en le prenant par les épiphyses styloïdes du poignet. Par une action très légère, il stimule le mouvement du bras qui devient très léger du fait d'une réponse motrice automatique. Il va accompagner ce bras jusqu'à une position qui favorise cet équilibre. Lorsque le thérapeute perçoit que le bras s'installe dans cet équilibre, il le lâche doucement, progressivement. Parfois, le patient pense que le thérapeute le tient toujours.

L'induction verbale

Le thérapeute facilite et renforce la catalepsie par des suggestions verbales.

Dissociation : *« J'invite votre bras à s'installer dans un équilibre agréable. »*
Métaphore : *« C'est comme s'il était soutenu par des ballons »* ou *« C'est comme s'il était posé sur un appui solide. »*

La ré-association du bras

Lorsque la catalepsie n'est plus utile, le thérapeute va saisir délicatement le bras comme à l'induction et inviter le bras à revenir se poser. S'il a utilisé des métaphores, il suggère l'inverse : les ballons ou l'appui ont maintenant disparu. Dès que le bras revient en position ordinaire, il suggère que la personne peut maintenant faire les mouvements qu'elle veut et utiliser son bras comme d'habitude. Il va aussi inviter le patient à faire des mouvements des deux bras visant à rétablir la symétrie du corps.

La catalepsie dans le protocole de base

Le meilleur moment pour induire une catalepsie se situe entre l'orientation « ici et maintenant » et la respiration. Elle peut être induite en même temps que la respiration, en « profitant » du temps inspiratoire qui aide le bras à monter.

Le retour vers la position ordinaire – la ré-association du bras – se fera en symétrie au moment d'inviter le patient à prendre une nouvelle inspiration profonde ou juste après.

L'intérêt

Le premier intérêt est de générer une dissociation dans le corps et non plus seulement une dissociation psychique. Elle crée une transe très intense et très stable de manière très rapide.

Elle est un excellent indicateur de la persistance de la transe pour le thérapeute et, parfois, pour le patient. Le plus souvent, celui-ci reste très indifférent à cette curiosité dès que son attention est focalisée ailleurs, sur le thème d'accompagnement par exemple. À la fin de la transe, si le patient est interrogé sur cette expérience, il dit qu'il ne sentait plus son bras ou qu'il était confortable ou qu'il semblait posé sur quelque chose ou, encore, que son bras avait quitté son corps. En conscience critique, ce serait très inquiétant ou gênant. Dans le mode imaginaire, la catalepsie est vécue comme une chose ordinaire.

C'est aussi une bonne manière, simple et rapide, de commencer une séquence hypnotique ou de générer une transe de quelques secondes à l'occasion de la pose d'un cathéter ou pour faire une injection par exemple.

Remarques

La catalepsie est plus facile à induire chez un patient en début de transe.

Un thérapeute expérimenté pourra faire cette induction de catalepsie par le seul contact physique.

Dans certaines conditions de soins, il n'est pas possible d'induire cette catalepsie du bras. Elle peut alors être limitée à la catalepsie de la main ou même à la catalepsie d'un doigt.

La lévitation

Il s'agit d'induire un mouvement du bras par suggestion verbale jusqu'à ce que le bras s'immobilise en équilibre. Cette induction doit être précoce dans le processus de la transe. Souvent, elle sert comme technique centrale d'induction de la transe, avant la technique d'accompagnement dans le thème du patient.

La technique d'induction

Après avoir demandé au patient de repérer sa main la plus légère, le thérapeute l'invite à focaliser son attention sur cette main et sur cette sensation de légèreté. La focalisation doit être entretenue par des suggestions directes et par des métaphores dont voici quelques exemples.

> **Suggestions directes**
>
> *« Continuez à observer cette légèreté, cette sensation qui se développe de plus en plus jusqu'à ce que vous ressentiez un premier mouvement. »*
>
> **Suggestions indirectes : métaphores**
>
> *« C'est comme si des ballons étaient accrochés à votre main. À chaque fois que vous expirez, ces ballons se gonflent de plus en plus. »*
> *« C'est comme si un souffle d'air, chaud ou frais, soulevait votre main. »*
> *« C'est comme si votre main se mettait à flotter dans l'eau ou dans l'air. »*

Ces différentes suggestions induisent une transe par fixation de l'attention (dépotentialisation de la conscience critique) et activation de l'imaginaire. Lorsque la main se soulève, puis le bras, le sujet a la sensation d'un mouvement automatique qu'il ne contrôle plus consciemment. Il perçoit que son bras se soulève de lui-même, comme doué d'une vie autonome. Il est dissocié du reste du corps et de la conscience. C'est une expérience très étonnante et très agréable à vivre.

La ré-association

Pour finir l'expérience, le thérapeute va suggérer que le bras peut commencer à se reposer tranquillement, que les ballons se détachent, que le souffle d'air se réduit… Il s'agit bien de suggérer que le bras se repose de manière autonome et non que le sujet repose son bras, ce qui imposerait une ré-association brutale ne respectant pas le principe de ré-association dans l'ordre inverse des suggestions initiales.

L'intérêt

La lévitation génère une transe progressive avec une dissociation majeure, donc une transe très stable.

Le rythme de l'installation de la transe et le rythme du mouvement du bras sont plus doux qu'avec la catalepsie, ils respectent mieux le fonctionnement interne du sujet.

La technique peut être apprise par le patient pour servir d'induction à l'auto-hypnose lors de soins répétitifs (brûlures, pansements, toilettes, mobilisations…). Elle devient alors une ressource nouvelle pour le patient et renforce sa participation dans le processus de soin.

Remarques

La lévitation demande beaucoup plus de temps que la catalepsie, surtout la première fois. Elle sera plus difficile à utiliser pour une intervention unique ou pour un soin court.

Parfois, la main se soulève seulement de quelques millimètres ou centimètres. Ce mouvement limité a la même valeur. Il répond au fonctionnement de ce patient ce jour-là. Le thérapeute doit arrêter les suggestions dès que la main s'immobilise.

Dans d'autres cas, il n'y a aucun mouvement de la main, aucune lévitation. Le patient peut être quand même en transe hypnotique et rester très focalisé sur les sensations de cette main. Ceci se perçoit par les signes habituels de transe, en particulier l'immobilité. Le mieux est toujours de lui demander ce qu'il ressent. Le patient peut aussi ne pas réussir à se focaliser suffisamment sur cette partie du corps ou être gêné par la dimension directive. Il appartient alors au thérapeute de proposer une autre méthode plus appropriée à ce patient.

Les processus idéo-sensitifs

Nous avons déjà vu que la transe génère une modification générale de la sensibilité en permettant la focalisation de l'attention ailleurs que sur le corps ou sur le lieu de soin. Les dissociations successives puis l'accompagnement dans le thème du patient permettent d'effectuer toutes les interventions chirurgicales et les soins douloureux qui font partie des indications actuelles. C'est une analgésie générale indirecte qui permet de s'occuper de n'importe quelle partie du corps après accord du patient.

Nous allons voir ici comment générer une analgésie locale au niveau du lieu de soin ou transposable dans la partie souhaitée. Il s'agira toujours d'induire une transe par focalisation de l'attention, dissociations et activation de l'imaginaire.

Ces analgésies locales concernent des zones corporelles « évidentes » différentes des zones neurologiques. Par exemple, une analgésie de la main va se faire en forme de gant sans tenir compte des territoires connus des différents nerfs sensitifs. Il en est de même pour une analgésie de l'épaule, de la mâchoire ou d'une partie de la poitrine.

Toutes les techniques d'analgésie permettent de réduire l'intensité de la douleur mais aussi sa durée.

Le gant de protection

C'est une très ancienne technique d'analgésie hypnotique. L'objectif est de réduire, voire de supprimer, les sensations douloureuses dans la main. Il ne s'agit pas d'anesthésie, le patient perçoit toujours le contact, la pression, le pincement.

La technique

Le thérapeute suggère au patient de protéger sa main par un gant de protection, épais et solide. Comme pour la lévitation, les suggestions sont directes et indirectes. Le thérapeute va d'abord vérifier la sensibilité du patient en pinçant le dessus de la main ou l'espace entre le pouce et l'index. Il y a à cet endroit un point très sensible qui, lors d'une pression très forte, déclenche un réflexe de retrait.

> « *Je vous invite à choisir une main.* » ou « *Laquelle de vos mains souhaite expérimenter cette protection ?* » (Dissociation plus forte.)
> Cette main peut être mise en catalepsie par le thérapeute ou le patient peut la soulever et la regarder.
> « *Vous mettez d'abord un gant qui vous appartient.* (Imaginaire.)
> « *Maintenant vous recouvrez votre main d'une couche épaisse de coton.*

« Puis vous entourez la main d'une bande de résine synthétique de la couleur qui vous convient.
« Vous attendez que la résine durcisse complètement et, quand elle est bien dure, nous pouvons tester le niveau de protection. »
Le processus complet est plus ou moins long et peut nécessiter plusieurs couches de protection.
Lorsque le patient imagine ou sent que sa main est à l'abri, le thérapeute teste la même zone qu'au début. Le patient peut alors vérifier la différence de sensibilité sur le dessus de la main ou la disparition du réflexe de retrait évoqué ci-dessus.

Contrairement aux techniques globales, il s'agit ici de générer une transe partielle. La dissociation n'affecte que cette partie du corps et qu'une partie de la conscience. Sauf pendant la phase de focalisation, le patient continue un échange verbal ordinaire avec le thérapeute. Ceci lui permet d'observer très attentivement ce qu'il ressent, de le commenter et de se l'approprier.

Lorsque cette vérification est faite, le gant imaginaire est enlevé et la sensibilité habituelle revient immédiatement.

Il est aussi possible d'inviter le patient à transférer ce gant sur l'autre main et ainsi de transférer la protection, ce qui augmente encore l'autonomie du patient. Cette protection peut alors être transférée là où le patient en a besoin. En amenant la main au contact du genou, du ventre, de la bouche… la protection va prendre la forme de la zone choisie.

L'intérêt

De manière immédiate, cette méthode peut permettre de faire un soin sur cette main ou sur une autre partie du corps.

Le patient découvre des ressources qu'il ignorait. Il est ainsi renforcé dans sa capacité à se protéger lors de certains soins locaux dans un autre lieu et un autre moment.

Cette expérience peut renforcer la confiance que le patient accorde aux techniques hypnotiques plus générales, pour une chirurgie plus longue par exemple.

Remarques

Cette technique peut se faire plus simplement, avec un objectif plus modéré, par exemple réduire la sensation douloureuse d'un ou de deux points sur une EVA.

Même si le côté directif limite l'accès aux ressources imaginaires des patients, les suggestions doivent être suffisamment ouvertes pour convenir à tous les patients.

Certains vont préférer un gant souple, d'autres un gant plus fin... Le choix de la couleur apporte aussi de la liberté.

L'analgésie locale par le froid

Le principe est très proche. La différence est que le thérapeute demande d'abord au patient quel type de sensation serait une bonne protection pour lui. Il peut choisir, selon ses expériences personnelles antérieures, la chaleur, la fluidité d'un liquide, la légèreté, le froid.

Ici, après la catalepsie, c'est le patient qui va développer la métaphore de son choix pour développer la sensation choisie. Par exemple, s'il choisit le froid, il peut mettre sa main dans la neige. Lorsque la main est suffisamment froide, il peut transférer ce froid dans une autre partie de son corps. Les chirurgiens dentistes utilisent volontiers ce type de technique pour générer une analgésie dans une partie de la bouche.

Concernant le froid et le chaud, cette technique met aussi en jeu des mécanismes neurovégétatifs. La sensation de froid, par exemple, s'accompagne habituellement d'une réduction réelle de la température de la main par vasoconstriction.

Le crayon magique

C'est une technique plus simple et plus rapide fonctionnant bien avec les enfants et les adultes qui activent facilement leur imaginaire.

Après avoir testé la sensibilité du dessus de la main par pincement, le thérapeute pose un crayon dit « magique » sur le dessus de la main. Ce crayon est supposé injecter un produit lui aussi magique à l'intérieur de la main. Le patient choisit la couleur du produit. Le thérapeute va alors étaler ce produit sur toute la surface à protéger. Lorsque le patient perçoit que le produit est bien étalé, le thérapeute vérifie que la sensibilité a diminué.

La modification d'une sensation

Il s'agit ici de modifier une sensation gênante ou douloureuse déjà présente. Le thérapeute induit une transe en invitant le patient à se focaliser attentivement sur la gêne ou la douleur. Cette focalisation sera facilitée par le langage para-verbal et les mots du thérapeute. Elle est facilitée aussi par la présence effective de cette sensation et la motivation du patient pour se sentir mieux.

Lorsque la focalisation est suffisante, le patient devient capable de décrire plus précisément ce qu'il ressent et le territoire. Plus il va se focaliser, plus il sera en transe et pourra imaginer que la sensation se transforme ou se déplace vers un endroit plus supportable.

L'intérêt est de limiter les fixations mentales de sensations gênantes (lourdeur, froid, tension) ou de sensations douloureuses.

Il est très habituel d'observer une réduction importante du problème. Il est probable que ce soit l'effet d'une ré-association à la globalité du corps d'une zone qui s'était partiellement dissociée lors d'un geste douloureux ou d'une difficulté émotionnelle. Il est d'ailleurs très possible de s'occuper de la dimension corporelle d'une émotion de la même manière. Ces principes de base seront développés plus loin *(cf. Chapitre 7, Les techniques dissociatives – La réification).*

Les processus idéo-végétatifs

De même que nous pouvons avoir une action sur les processus moteurs et sensitifs, nous pouvons mobiliser notre imaginaire pour modifier les processus neurovégétatifs. L'essentiel des recherches se focalise aujourd'hui sur la modification et le contrôle de la douleur. Nous espérons que l'avenir élargira le champ de recherche vers ces phénomènes neurovégétatifs qui régissent le bon fonctionnement le plus interne de notre corps.

Il semble que l'état de transe hypnotique joue un rôle au niveau de la régulation globale des fonctions corporelles, comme si notre corps pouvait mieux fonctionner dans ces moments là. Nous allons décrire ce qui est déjà connu et formuler quelques pistes d'avenir. Il est probable que, très rapidement, ce chapitre devra être adapté. Il est possible aussi que des lecteurs pratiquant déjà l'hypnose thérapeutique nous fassent connaître des expériences dans ce domaine… Les évolutions viendront de professionnels experts dans leur domaine de compétence.

De loin, il paraît étrange que nous puissions avoir une action sur ces fonctionnements corporels. De près, c'est très banal. Nous savons que nous salivons en pensant à un bon repas, qu'une envie d'uriner peut s'amplifier ou diminuer selon l'orientation de notre attention, que notre corps peut réagir à des pensées intimes…

Le système vasculaire

Depuis ses débuts, l'hypnose a été utilisée pour réduire les saignements chirurgicaux, en particulier en chirurgie dentaire. Cette réduction est soit spontanée, soit favorisée par des suggestions métaphoriques. Un robinet qui se ferme, une rivière en été…

Nous avons déjà vu qu'une vasoconstriction peut accompagner une suggestion de fraîcheur. Cette vasoconstriction intéresse aussi les patients migraineux, peut-être même les processus inflammatoires.

Imaginer de la chaleur peut aussi s'accompagner de vasodilatation. Ceci pourrait concerner les greffes de main par exemple ou les problèmes d'artérite.

D'une manière plus générale, il est intéressant d'induire de la chaleur dans des zones trop froides et de la fraîcheur dans des zones trop chaudes.

La sphère trachéo-bronchique

Les patients asthmatiques présentent des phénomènes de spasmes bronchiques. Ces spasmes génèrent une charge anxieuse intense. À côté de l'action anxiogène de la transe, lorsque la dissociation est stable, nous pouvons proposer des métaphores actives favorisant la levée de ces spasmes.

Les sphères ORL et dentaire

Plusieurs pays d'Europe (Allemagne, pays nordiques, Royaume-Uni...) ont intégré depuis longtemps les techniques hypnotiques en chirurgie dentaire. Ce développement commence en France. Les bénéfices concernent bien sûr l'anxiété mais aussi l'analgésie, la catalepsie des muscles de la bouche, la réduction des saignements et le contrôle de la salivation.

Des vasoconstrictions ou des spasmes au niveau ORL pourraient être améliorés. C'est ainsi qu'un ORL venu se former, tout en restant très circonspect sur l'intérêt de l'hypnose, a été très surpris et intéressé lorsqu'une de ses narines s'est débouchée pendant un exercice...

La sphère ophtalmique

En chirurgie, il est intéressant de s'appuyer sur la catalepsie des muscles de l'œil.

La régulation lacrymale est aussi un bon objectif.

La sphère gynécologique

Une recherche, bientôt publiée, des docteurs Musellec et Guillou, du CHP Saint-Grégoire, montre l'intérêt de l'hypnose pour la pose des dispositifs médicaux Essure.

De nombreux autres gestes et explorations sont simplifiés en hypnose.

Par exemple, l'ouverture du col utérin favorise la pose d'un stérilet. Les gynécologues formés à l'hypnose l'utilisent quotidiennement.

Citons aussi *(cf. Chapitre 8)* les résultats extrêmement favorables de l'hypnose sur les fécondations *in vitro*. L'analgésie, l'anxiolyse et peut-être l'amélioration des conditions locales de nidification peuvent être impliquées. Plusieurs équipes travaillent aujourd'hui dans ce domaine.

La sphère digestive

L'action positive de l'hypnose sur les nausées et vomissements est connue.

Nous pouvons aussi imaginer une modification de l'acidité gastrique, du péristaltisme…

La cicatrisation

Pour terminer, pensons encore aux œdèmes mais aussi à la cicatrisation. Il a été relevé une bonne, voire une meilleure cicatrisation chez les patients ayant bénéficié de l'hypnose. Ces observations concordantes, venant en particulier de chirurgiens dentistes, sont particulièrement intéressantes. Peut-on les valider dans le cadre d'une étude ? Peut-on favoriser encore mieux la cicatrisation par des métaphores spécifiques ? De nombreuses questions demeurent aujourd'hui avec des réponses partielles. L'avenir s'annonce passionnant.

La dissociation émotionnelle

Lors de l'utilisation de la transe provoquée dans le cadre de l'hypnose thérapeutique, les suggestions de confort et de bien-être font partie des objectifs majeurs du praticien. Nous savons qu'un patient peut rester longtemps en transe et revivre plusieurs expériences agréables de sa vie ; il peut passer d'un souvenir à un autre ou d'un lieu à un autre. Le lien entre ces événements est la tonalité émotionnelle agréable. Nous pourrions craindre dans ce voyage intérieur qu'il s'oriente vers un souvenir difficile, par exemple lors d'un passage algique de l'intervention, mais ce n'est pas le cas.

Nous savons que, lors d'une transe spontanée négative, nous pouvons rester longtemps à évoquer des expériences ou des souvenirs douloureux, des expériences de tristesse ou de peur…

Les deux phénomènes suggèrent un fonctionnement très particulier de la mémoire. Tout se passe comme si elle était classée par valeur émotionnelle. Nous pouvons imaginer un immeuble avec plusieurs étages. À chaque étage sont stockés des souvenirs en fonction de l'émotion principale. Lorsque nous nous installons dans un étage et que nous nous y fixons, nous avons tendance à y rester. Si c'est agréable, c'est bien. Si c'est désagréable, nous y restons quand même. Il est surtout difficile de quitter un étage désagréable.

Cette dissociation émotionnelle devient très utile dans les soins et nous comprenons mieux le rôle du soignant. Nous avons figuré ici quelques émotions habituelles *(Fig. 2)* pour illustrer cette dissociation.

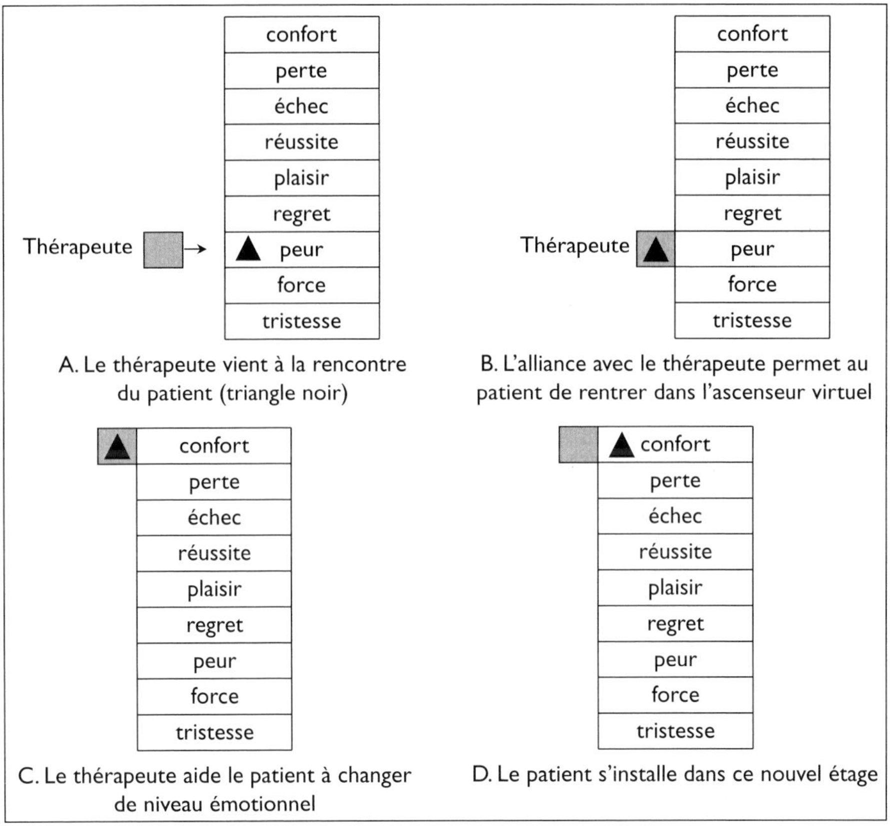

Figure 2 ▪ La dissociation émotionnelle.

Le soignant doit d'abord créer un lien relationnel fort, une alliance thérapeutique avec le patient, quel que soit l'étage où il se trouve *(Fig. 2.A)*. Cette relation va permettre d'inviter le patient à entrer dans un ascenseur virtuel *(Fig. 2.B)* puis de le guider vers un autre étage émotionnel plus agréable *(Fig. 2.C)*. C'est le rôle de la dissociation thérapeutique. À partir du moment où le patient peut s'installer dans ce nouvel étage où sont stockées les émotions agréables, il aura tendance à y rester *(Fig. 2.D)*. Plus il sera dissocié, plus il y restera et résistera à toute influence angoissante ou douloureuse pendant l'intervention.

Ceci permet de garder le silence pendant les phases simples de l'intervention. Le patient reste confortable et en sécurité. Si les conditions deviennent difficiles, le thérapeute peut stabiliser la dissociation émotionnelle par des suggestions positives banales. On pourrait dire que le plus technique et délicat pour le thérapeute consiste à aider le patient à démarrer le voyage au bon étage. Une fois le voyage commencé, il a tendance à se poursuivre naturellement.

Activer l'observateur caché

Nous savons déjà comment le faire.

D'une part, permettre au patient de s'orienter « ici et maintenant » et de prendre des repères avec la réalité ordinaire.

D'autre part, établir un « *signaling* » qui permet d'alerter a minima le thérapeute sans avoir besoin de réactiver toute la conscience critique. Plus cette fonction de sécurité sera activée, plus le patient pourra expérimenter une dissociation hypnotique thérapeutique.

Chapitre 6

Les techniques de sécurité

■ LES LIEUX DE SÉCURITÉ

Définition et indications

Le lieu sûr, traduit directement de « *safe place* » en anglais, est un endroit de sécurité pour le patient qui fait partie de ses ressources. Il peut être utilisé dès qu'on souhaite augmenter la sûreté intérieure d'un patient. On peut définir plusieurs sortes de lieux sûrs en fonction de leur localisation dans le temps, dans l'espace et de la part d'imaginaire qu'ils comportent.

Dans un lieu de sécurité, le patient est seul afin qu'aucune interférence relationnelle ne vienne perturber la tranquillité de l'endroit.

De ce lieu de sécurité, le patient pourra rapporter un objet, lui-même emblème de sécurité, qui pourra ainsi être réactivé par auto-hypnose ou simplement suggéré par suggestion post-hypnotique.

Le lieu de sécurité est avant tout un endroit de calme et de confort, il faut penser à laisser le patient prendre du temps dans cet endroit-là. Une façon de s'en assurer est de compter une dizaine de cycles respiratoires pendant lesquels le thérapeute s'abstiendra de parler. Cette technique a comme effet bénéfique secondaire de se recadrer sur la respiration du patient (« *pacing* ») si ce n'était pas le cas auparavant.

La description de la technique

Dans un premier temps, le thérapeute fait l'anamnèse du lieu choisi par le patient ; il est important à ce stade de noter les expressions particulières employées par le patient pour la description de sa « *safe place* ». Par ailleurs, il faut s'astreindre à recueillir si possible des éléments faisant appel aux cinq sens (des images, des sons, des sensations, des odeurs et des goûts). Ces précautions de l'anamnèse permettront, lors de la transe, d'approfondir la dissociation et de renforcer la réalité du lieu.

Dans le deuxième temps, les éléments recueillis lors de l'anamnèse sont redonnés au patient après l'induction hypnotique, quel que soit le mode d'induction choisi.

Les différents types de lieux sûrs

Le lieu sûr historique

C'est un endroit du passé du patient qui lui apparaît comme étant un endroit de sécurité absolue pendant une partie de sa vie (le jardin de sa grand-mère, le grenier, sa chambre d'enfant…). Le lieu sûr peut parfois s'étendre à une période de vie (mon année de CE2…).

L'anamnèse se fait selon les principes énoncés au chapitre précédent. Le mode d'induction peut prendre toutes les formes connues ; une manière possible et particulièrement adaptée est d'utiliser des techniques de régression temporelle décrites dans *« Le temps de sécurité » (cf. Chapitre 6).*

Cela nécessite une bonne compétence du thérapeute car il peut s'agir d'un procédé dangereux à utiliser en anesthésie : en effet, il fait appel parfois à des souvenirs qui peuvent plonger le patient dans la mélancolie et engendrer de ce fait un inconfort. Des propositions émotionnellement positives ou neutres ne posent aucun souci.

Le lieu sûr géographique

Il s'agit là d'un endroit existant dans la vie actuelle du patient (son salon, sa chambre…).

Ce lieu sûr est souvent le plus facilement accessible en cas de transe pour une hypnosédation ; en effet, le patient le connaît bien et sait qu'il va pouvoir y trouver d'emblée du calme. Il peut ainsi servir de point de départ pour une activité que le patient aura choisie. Au bloc opératoire, cette façon de procéder est confortable pour tout le monde et favorise la multi-dissociation pour le patient.

Ce dernier est amené, dans un premier temps, dans son lieu de sécurité alors que l'équipe opératoire prépare les champs, badigeonne, installe le matériel… puis, lorsque l'équipe est prête à réaliser l'intervention, l'accompagnement à proprement parler peut commencer.

Le départ de la promenade peut se faire de la façon la plus simple qui soit.

« Et je vous invite à vous installer confortablement dans cet endroit que vous connaissez bien, à y apprécier les teintes, les couleurs qui vous entourent, à y retrouver les formes des objets que vous préférez, peut-être vos oreilles peuvent-elles entendre des sons ou des bruits connus, et vous êtes confortablement installé, la température est idéale, l'odeur vous est tellement familière que vous la percevez à peine mais une partie de vous sait y puiser du confort et de la sécurité… et puis, alors que vous êtes confortablement installé, une autre partie de vous s'éloigne de ce lieu pour retrouver le plaisir d'une promenade… au bord de la mer… à Cancale… c'est un beau jour de printemps, le matin, la mer est basse et vous pouvez apercevoir les différentes couleurs du sable mouillé qui sèche et du sable sec qui est encore mouillé… »

Parfois, il peut être agréable de trouver un élégant passage entre le lieu de sécurité et l'activité choisie par le patient : on peut ainsi partir d'un livre, d'une photo, d'un objet, d'une émission de télévision…

« … Et, alors que vous vous enfoncez de plus en plus confortablement dans ce canapé, vos yeux regardent par la fenêtre le soleil qui se couche, les belles couleurs du soleil qui se reflètent dans le miroir au-dessus de la cheminée, un peu comme elles se reflètent dans la mer au moment où le soleil va plonger, comme à Cancale ce jour du mois de juin, il est 10 heures du soir, vous regardez la mer depuis la pointe du Grouin, il y a des oiseaux qui volent au-dessus de l'eau… »

Le lieu sûr construit

Certains patients ne parviennent pas à trouver d'endroit de sécurité ; parfois même, tout endroit leur paraît « envahissable ». Il est alors très utile de construire un lieu de sécurité.

Lors de l'anamnèse, le patient est invité à fabriquer un endroit idéal. Le thérapeute doit ainsi demander au patient :

— la localisation du lieu : extérieure ou intérieure ;
— le type : maison, cabane, pièce isolée, sous-terrain… plage, arbre… ;
— la taille : les dimensions doivent être précises ;
— les éléments visuels : luminosité, couleur des murs, du sol, du plafond si c'est à l'intérieur, sinon végétations, éléments minéraux, animaux ;
— les éléments auditifs : bruits, sons, mélodies, cris extérieurs, ronronnement, bruits aquatiques ;
— les éléments kinesthésiques : où le patient se situe-t-il et dans quelle position ? Comment est la température ? Comment peut-il définir la sensation de calme ?
— les éléments olfactifs et gustatifs : y a-t-il une odeur ? Mange-t-il quelque chose ?

Il faut prendre du temps, inviter le sujet à apporter des objets, favoriser les couvertures protectrices, l'absence de contrainte, éventuellement les activités dans ce lieu...

Thérapeute : « *Quel serait pour vous l'aspect d'un endroit idéal où vous pourriez vous reposer en toute sécurité : une pièce, un salon, une chambre, une baignoire, une cabane dans les arbres... ? Dites ce qui vous vient, choisissez ce qui vous plaît le plus...* »
Patient : « *Une chambre sous les toits.* »
T. : « *Très bien... Quelle est la taille de cette chambre ?* »
P. : « *Pas très grande, 20 mètres carrés.* »
T. : « *En quoi est le sol ?* »
P. : « *De la moquette bleu turquoise.* »
T. : « *Y a-t-il un tapis ?* »
P. : « *Un tapis orange.* »
T. : « *Les murs sont de quelles couleurs ?* »
P. : « *Blancs.* »
T. : « *Combien de fenêtre avez-vous ?* »
P. : « *Deux.* »
T. : « *Que voit-on par les fenêtres ?* »
P. : « *La campagne à perte de vue.* »
T. : « *Avez-vous des meubles ?* »
P. : « *Très peu : un lit, une commode, une table et une armoire en pin et aussi une petite bibliothèque.* »
T. : « *Entendez-vous quelque chose de particulier ?* »
P. : « *Oui, les oiseaux sur les branches d'un arbre en face et puis de la musique que j'ai mise.* »
T. : « *La température est idéale bien sûr ?* »
P. : « *Oui, il fait bon c'est très agréable.* »
T. : « *Que faites-vous dans cet endroit de sécurité ?* »
P. : « *Je fais de l'aquarelle et je lis.* »
T. : « *Vous faites de l'aquarelle ?* »
P. : « *Oui, des paysages de campagne.* »
T. : « *Cela a une odeur l'aquarelle ?* »
P. : « *Oui, cela sent le papier et puis il y a un produit qu'on appelle du masque qui sent assez fort.* »
T. : « *Très bien, je vais vous proposer de vous installer confortablement et de regarder autour de vous...* »

L'induction est faite de façon classique puis l'évocation du lieu est redonnée au sujet.

> *« Et vous êtes dans cette chambre sous les toits qui vous plaît tant, les murs blancs, la moquette bleu turquoise... »*

C'est un lieu idéal, adapté aux besoins, modifiable si besoin et surtout secret avec un mode d'entrée uniquement connu par le patient (lui seul sait où il peut retrouver la clé ou la combinaison pour y entrer).

Ce type de lieu sûr peut être intéressant pour aider le patient à se projeter ailleurs et à retrouver de la sécurité qu'il ne parvenait plus à trouver dans ses propres ressources. En pratique, il est très utile, notamment en cas de patient en insécurité totale, en soins palliatifs par exemple... C'est parfois une façon de redonner une forme de futur aux patients qui n'en voyaient pas ou qui n'en ont plus (phase terminale) et, surtout, un espace de sécurité neutre disponible à chaque moment et évolutif.

Le lieu sûr corporel

Le lieu sûr corporel correspond à un ancrage dans le corps d'un lieu sûr historique, géographique ou imaginaire. C'est donc une technique plus élaborée que les précédentes décrites dans ce chapitre. Elle comporte trois étapes.

La première étape

Si cela n'a pas été fait auparavant, le patient et le thérapeute mettent au point un lieu de sécurité selon les méthodes décrites dans les trois paragraphes ci-dessus. Ils s'accordent également sur un « *signaling* » quelconque (hochement de tête par exemple).

La deuxième étape

La transe est induite par le thérapeute qui redonne les éléments du lieu sûr afin que le patient s'y place puis il suggère à son sujet que l'évocation de ce lieu de sécurité se manifeste quelque part dans le corps sous la forme d'une plénitude, d'une chaleur... ou tout simplement d'une sensation différente plus agréable. Il arrive parfois que cette sensation ne se manifeste pas d'emblée, le praticien doit alors encourager son patient à observer et à chercher dans le corps cette manifestation qui va apparaître. Lorsque le patient a trouvé, le thérapeute lui demande de laisser une des deux mains se placer à cet endroit et de frotter doucement cette zone de sécurité.

> *« Cherchez bien, observez les réactions du corps, ce souvenir lui procure du plaisir, une certaine chaleur, un sentiment de sécurité qui s'exprime à un endroit... bien... je vous invite maintenant à aller naturellement laisser la main doucement se poser bien à plat à cet endroit et à explorer cette sensation agréable avec le*

plat de la main en frottant doucement cette zone de sécurité... bien... à chaque fois que vous en ressentirez le besoin, vous pourrez à nouveau faire ce geste et il apportera à chaque fois ce sentiment de calme, de sécurité, de plaisir, de confort... aussi souvent que cela sera nécessaire : aujourd'hui, demain... »

Cette étape est appelée « ancrage » du lieu sûr corporel, c'est pourquoi il est important de bien insister sur la sensation de confort et de sécurité et d'inviter le patient à auto-masser cette zone pour faciliter cet ancrage. Ceci étant réalisé, le patient est sorti de transe.

La troisième étape

Il s'agit de montrer au sujet l'utilité et l'efficacité de son lieu sûr corporel. Le thérapeute explique au sujet que le massage de cette zone du corps permet de modifier le signal douloureux. Il demande au sujet s'il est désireux de le vérifier. Le thérapeute crée alors chez le sujet une douleur fixe (produite par exemple par le pincement du mollet ou de la main par exemple) puis, cette douleur étant bien présente, il propose au patient de fermer les yeux et de replacer sa main sur son lieu sûr corporel et il lui demande simplement d'observer ce qui se passe.

« Vous pouvez laisser les yeux se fermer et je vous invite simplement à observer ce qui se passe, simplement observer... »

Le sujet constate alors la modification du signal douloureux qui peut aller dans le sens d'une atténuation, d'une abolition ou d'une modification. En cas de douleur ou de problème (angoisse...), le patient peut remettre la main à l'endroit de sécurité corporelle pour retrouver instantanément du confort. On crée ainsi un certain « maillage » entre l'agréable et le désagréable, ce qui peut être utile en cas de douleur postopératoire, en salle de soins post-interventionnelle ou également à la maternité. Le moment où le lieu corporel est recherché est un moment calme et il pourra servir dans des circonstances où du calme est rapidement nécessaire.

■ LE TEMPS DE SÉCURITÉ

Il est plus facile de parler de l'espace que du temps car le temps n'est pas facilement matérialisable ; il est en effet impossible de lui donner une quelconque sensorialité (aspect, odeur, son...).

Les multiples représentations possibles données pour le temps attestent des difficultés à le concrétiser. Pourtant, sans le temps il n'y a pas de vie ; le temps est une notion fondamentale d'un système : à chaque instant le système est différent du moment précédent.

La pathologie tient souvent à l'immobilité du système (thromboses, escarres, perte d'équilibre, infections…).

Toutes les civilisations ont développé des théories temporelles, entre autres :
- le temps des monothéistes, avec un début et une fin ;
- le temps cyclique des Hindous et des Bouddhistes ;
- le temps des paysans du lac Titicaca qui pensent le futur derrière (car on ne peut le voir) et le passé qu'on connaît devant ;
- l'infini des mathématiciens… (Big Bang) ;
- le Chronos et le Kairos des grecs qui inclut la notion de temps opportun, d'occasion saisie.

L'horloge interne

Différentes études ont montré qu'il existait une horloge interne, sorte de *pace maker* métronome qui permet d'avoir la notion du temps. Cette notion est assez proche de la réalité : ainsi, dans la vie courante, chacun d'entre nous sait à peu près évaluer le temps écoulé *(Fig. 1)*.

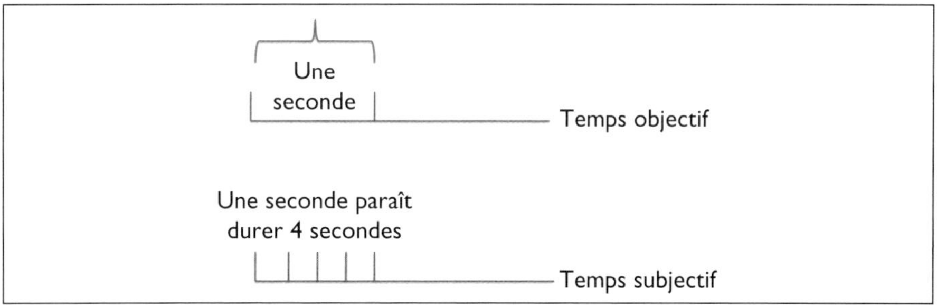

Figure 1 ▪ L'horloge interne.

Cette horloge interne est régulée, entre autres, par les quantités de dopamine présentes au niveau cérébral.

En cas de stress, la quantité de dopamine augmente et l'horloge s'accélère, « elle avance » et le temps paraît durer beaucoup plus longtemps. On pense que cette régulation est destinée à laisser au sujet du temps pour réfléchir et s'adapter à une situation stressante. Avec l'âge, la quantité de dopamine cérébrale diminue et l'horloge interne se ralentit : le temps passe plus vite.

Le travail de Erickson a permis de comprendre que le travail avec le temps pouvait non seulement se faire vers le passé (théorie freudienne) mais aussi vers le futur. Pour Erickson, le passé est envisagé comme un trésor de ressources et d'apprentissages que le patient va pouvoir utiliser ou réactiver ; le travail avec le futur permet de construire un avenir positif et de remettre un patient immobilisé dans le temps en mouvement.

L'hypnose peut ainsi agir à plusieurs niveaux :

— la modification de la perception du temps :
  - quand la transe est confortable, il existe une modification de la perception du temps dans laquelle celui-ci paraît beaucoup plus court qu'il ne l'est en réalité ;
  - inversement, dans les transes négatives, le temps paraît beaucoup plus long qu'il ne l'est réalité, ce qui est dû vraisemblablement à l'augmentation des taux sanguins de dopamine ;

— le voyage dans le temps :
  - régression ;
  - progression ;
  - anticipation ;

— le temps facteur d'induction :
  - catalepsie utilisant la montre ;
  - focalisation sur le temps.

Voyager avec le temps

Le voyage dans le temps se fait par conduction saltatoire, c'est-à-dire que ce voyage n'est pas linéaire mais se fait par petits sauts. En pratique, les sauts sont de plus en plus larges au fur et à mesure qu'on s'éloigne du présent. Si on reste dans un passé ou un futur proche, on parvient presque à une narration quasi continue tant les détails doivent être nombreux *(voir les exemples).*

La régression dans un temps lointain

C'est une technique qui est peu utilisée en anesthésie mais qui peut trouver un intérêt pour les patients hospitalisés en réanimation ou en soins intensifs. On peut leur proposer de s'échapper vers un moment de leur vie où ils ont rencontré des difficultés qu'ils ont réussi à surmonter. Cette technique peut également être proposée à des patients en soins palliatifs : le passé peut leur apparaître comme un refuge face à un avenir plus qu'incertain.

Pour aller d'aujourd'hui à un moment du passé, il va falloir suivre un fil conducteur qui permet de reculer progressivement, avec des sauts de plus en plus grands vers le passé. Le plus simple est d'utiliser un thème ou un objet et de s'y appuyer pour remonter le temps, une sorte de fil conducteur (lunettes, manteaux portés, sac à main, écoles...). Par exemple, un sujet veut retrouver le moment où il est entré en sixième. Dans un premier temps, le soignant va faire l'anamnèse.

> *« Vous avez toujours eu des lunettes ? Cette paire, quand l'avez-vous acquise ? Et avant, la paire d'avant, comment était-elle ? Vous l'avez eue combien de temps ? Et la paire de lunettes que vous portez sur la photo de votre carte d'étudiant en première année, pouvez-vous me la décrire ? Est-ce celle que vous aviez pour le baccalauréat ?... Et celle pour le brevet, vous l'avez depuis combien de temps ? Depuis la cinquième ? Et avant, comment est votre paire de lunettes, celle que vous avez pour entrer en sixième ? »*

Dans un deuxième temps, le patient est installé confortablement « ici et maintenant » et la transe est induite.

> *« Aujourd'hui nous sommes le 16 août 2010, vous avez de très jolies lunettes orange, cela fait un an que vous avez ces lunettes-là ; avant vous avez des lunettes vertes, c'est le mois de juin 2006, vous venez d'acquérir ces nouvelles lunettes vertes, c'est le jour de la braderie, il fait très beau et vous êtes très contente, vos vieilles lunettes sont dans votre sac, ce sont les lunettes du jour de votre permis de conduire, vous les voyez ? Regardez leur couleur, leur forme, c'est votre première année d'université, vos parents vous ont offert cette paire de lunettes pour votre bac, les autres vous les aviez depuis la troisième, des lunettes en métal, c'est la mode, observez comme le métal est brillant, les lunettes font un petit bruit métallique en se refermant ; vous êtes reçu au brevet des collèges, c'est la fin de cette partie de scolarité qui va de la sixième à la troisième. En sixième vous êtes au lycée Jean Macé, c'est le jour de la rentrée, il y a comme de la buée sur vos lunettes, des lunettes toutes simples, vous observez autour de vous les enfants qui courent, les pantalons courts, les arbres de la cour, que vous découvrez, c'est bientôt l'heure des cours... »*

À chaque fois la description des lunettes doit être précise, pour donner une réalité à cette virtualité temporelle. L'emploi du présent est important car le patient doit être au temps qui lui est suggéré ; il ne s'agit pas d'un exercice de mémorisation autobiographique dans lequel l'emploi de l'imparfait serait approprié.

Une fois que le but est atteint, il faut laisser du temps au patient pour lui permettre d'apprécier le moment qu'il souhaitait retrouver.

Le retour vers « ici et maintenant » doit être précis et aussi détaillé que l'aller. Il faut aussi laisser du temps au patient pour refaire le chemin ; une technique simple est de laisser un ou deux cycles respiratoires entre chaque époque.

> « *Vous êtes en sixième, c'est le jour de la rentrée, vous allez passer 4 ans dans ce collège, c'est peut-être ce à quoi vous pensez derrière vos lunettes rondes...* [un cycle respiratoire silencieux]... *le temps passe vite, cinquième, quatrième...* [un cycle respiratoire silencieux]... *troisième et vous avez changé de lunettes, celles-ci sont en métal, c'est la mode...* [un cycle respiratoire silencieux]... *des lunettes de métal et le temps s'étale...* [un cycle respiratoire silencieux]... *le bac...* [un cycle respiratoire silencieux]... *l'université, la faculté, celle de changer de lunettes...* [un cycle respiratoire silencieux]... *juin 2006, la braderie, le magasin d'optique, les lunettes vertes, des verres et du vert...* [un cycle respiratoire silencieux]... *et vous allez vers d'autres allées, d'autres années 2008, 2009, août 2009, vous venez d'acheter ces très jolies lunettes orange que vous portez aujourd'hui ici et maintenant, nous sommes le 16 août 2010, vous pouvez ouvrir les yeux...* »

La régression dans un temps proche

En anesthésie cette technique peut être utilisée pour redonner du confort à un patient très stressé. On part alors du moment présent et on fait re-décrire au patient tous les événements récents jusqu'à un moment où il était plus confortable : par exemple à la maternité, en attendant une péridurale, il est possible de l'utiliser.

> « *Vous avez des contractions toutes les 2 minutes, vous êtes arrivée en voiture, ce n'est pas vous qui conduisez ? Non, c'est votre mari, quelle heure est-il quand vous partez de chez vous ? Vous avez des contractions depuis cette nuit ? Depuis 6 heures et demie ? Et hier soir ? Non ? Que faites-vous de votre soirée ? Vous regardez la télévision. Quelle émission, est-ce intéressant cette émission ?...* »

Cette technique permet, d'une part, de créer plusieurs niveaux de dissociation et, d'autre part, d'être en cohérence avec l'état émotionnel du patient. En effet, le soignant part du problème actuel et enroule progressivement la bobine de fil conducteur qui a amené à la situation présente. La remontée des états émotionnels du passé proche permet d'arriver vers un moment plus serein progressivement.

Il n'y a pas formellement d'induction de transe mais le discours peut se faire en hypnose conversationnelle ; c'est la modification du para-verbal qui dessine progressivement l'espace hypnotique.

La progression vers le futur

Le principe

Le principe est d'orienter l'esprit du sujet vers la solution. Le travail consiste en la fabrication de la guérison : autant, pour le passé, on peut reculer loin, autant pour le futur, on va au maximum dans 1 an. Il est très important de ratifier les étapes. L'orientation vers le futur peut être faite dans ou en dehors de la transe formelle. Là, comme dans la régression vers le passé très proche, c'est le para-verbal qui, en changeant, fait basculer progressivement la conscience vers la transe.

L'intérêt

Il y a projection de l'esprit du sujet vers la solution du problème et non vers le problème et ses causes. Le sujet est remis en mouvement et cela lui permet de donner une autre lecture au futur.

L'hypnose mobilise le patient vers une représentation mentale de son futur et lui permet de faire « comme si » pour s'approprier un autre réel et se construire un avenir proche. Il y a alors confusion entre réalité et pensée : l'assimilation entre les processus externes et les schémas préexistants devient possible. Ces schémas préexistants sont le fruit de l'expérience du sujet, voire de l'espèce.

Ces techniques de projection dans le futur proche et dans sa construction à partir des ressources du sujet sont largement répandues dans la préparation du sportif à une compétition.

Il devient ainsi possible « d'imaginer » de nouvelles situations : le virtuel devient réel. Les processus cognitifs sont mis en veille. Le sujet devient indifférent à l'environnement, la puissance des suggestions est accrue. Il peut alors accéder à certains mécanismes modulateurs fondamentaux du système nerveux, ce qui lui permet d'accroître son potentiel expérientiel.

Selon Damasio, la présélection de scénarios par le cortex préfrontal entraînerait, via l'amygdale, des réactions émotionnelles préfigurées qui permettraient au sujet de choisir parmi plusieurs hypothèses. L'hyper-suggestibilité du patient en état de transe permet de lui suggérer un scénario plus optimiste qu'un autre et donc de « fabriquer de la guérison ».

Les techniques

Deux techniques sont proposées.

La projection du sujet par petites étapes

Ces étapes doivent être très progressives vers un futur plutôt proche. Le futur est décrit au présent et très lentement.

Par exemple, un patient angoissé vient pour un *stripping* des varices avec rachi-anesthésie. L'accompagnement hypnotique va se faire en hypnose conversationnelle.

> *« Dans un instant nous allons commencer, les infirmières désinfectent la peau puis elles vont installer les champs opératoires qui sont de grands draps tout simples de couleur bleue. Ensuite l'intervention a lieu, puis vous allez en salle de réveil ; là, l'infirmière vous replace tous les éléments nécessaires à votre confort et à votre sécurité et, alors que vous êtes allongé à regarder ce qui se passe, à l'intérieur du corps il y a des centaines de milliers de cellules qui travaillent pour la cicatrisation, qui font des petits ponts entre elles pour que la guérison soit facile et rapide. Vous y restez 1 heure environ. À un moment donné, vos pieds peuvent bouger, c'est le signe que la sortie de cette salle est proche. Puis vous retournez dans votre chambre, vous pouvez boire puis manger. Thé ou café ? Qui vient pour vous chercher ? Vous sortez, il est 19 heures environ, vous vous apercevez qu'il vous est facile de marcher et que c'est agréable de retrouver l'air de dehors. Puis c'est la nuit et le premier matin et tout va bien. Vous avez 15 jours d'arrêt de travail et cela va de mieux en mieux, vous êtes finalement un peu content de bénéficier de ces vacances… »*

La pensée magique

Le futur est ici abordé sous la forme d'un questionnement qui va projeter immédiatement la personne vers un futur où la situation a évolué et où la solution du problème est arrivée. Plusieurs questions sont envisageables : *« À quelle heure accouchez-vous ? »* ou *« À quel moment vous sentez-vous absolument guéri ? »*.

Cette technique comporte deux parties.

Dans un premier temps, la question est posée alors que la personne est en conscience critique. En règle générale, aucune réponse n'est alors proposée.

Dans un deuxième temps, pour obtenir une réponse, il est nécessaire d'induire une transe courte. Celle-ci pourra être installée soit en demandant au sujet s'il y a une montre ou une pendule à aiguilles qu'il connaît bien, soit en utilisant une vraie pendule. Éventuellement, le thérapeute peut aider le patient en proposant d'utiliser la pendule de la mairie, de la gare, de la télévision… Lorsque la personne est capable de visualiser les aiguilles, des suggestions sur le temps qui passe et qui s'arrête de temps en temps sur des moments précis pourront être faites. La question est alors reposée.

Il est 5 heures du matin, le soleil est proche, c'est l'été. Une belle journée se prépare. Linda a 32 ans, elle vient de sonner à la porte de la maternité où son compagnon l'a déposée. Dehors, se lève le jour qu'elle s'apprête à donner.
Elle pense avoir des contractions utérines depuis 1 heure mais n'en est pas sûre : c'est sa première grossesse. Cela fait peu de temps qu'elle habite la région, elle n'a pu suivre les cours de préparation à l'accouchement, sa maman est morte et sa sœur a eu deux césariennes programmées.
« Vous êtes en début de travail, le col est dilaté à 3 cm. »
Linda n'avait pas imaginé que cela se passerait ainsi. Elle n'avait d'ailleurs rien imaginé du tout. Son travail d'informaticien ne lui a laissé que peu de temps pour se préparer à cet accouchement, pour l'imaginer, pour en rêver. Elle est contente que la sage-femme soit un peu directive. Elle aurait bien aimé que sa mère soit là aujourd'hui. Elle trouve les contractions utérines supportables, des sensations étranges qu'elle ne reconnaît pas ; elle ne peut pas reconnaître ce qu'elle n'a jamais connu.
Les couleurs ternes de la salle de travail, l'horloge Pampers en face du lit, les scialytiques qui aveuglent, le jour qui n'est pas invité, la cavalcade rapide d'un cœur qui n'est pas le sien, les sangles autour de son ventre, la pression du brassard, la morsure de la perfusion à gauche et ces contractions mystérieuses. Linda est ici et ailleurs. Le temps s'est arrêté.
La sage-femme vient souvent, le travail n'avance pas vite dit-elle, mais il avance. Elle installe une seringue verte à gauche du lit et branche des tuyaux à la perfusion, la seringue sonne souvent, c'est désagréable. Linda trouve que le ventre devient tendu, les contractions sont douloureuses. Elle a l'impression que le temps est reparti mais que les choses lui échappent. Le produit dans la seringue augmente les contractions, les sensations du corps deviennent les sensations du produit : Linda s'inquiète, Linda a mal.
L'anesthésiste a été appelé, ce n'est pas celui que Linda a vu en consultation, ce n'est pas grave : tout plutôt que ces crampes abominables qui lui labourent le ventre et lui blessent l'âme. Un moment l'idée lui effleure l'esprit qu'elle pourrait rester paralysée.
L'anesthésiste et son aide l'installent en position assise et la bercent doucement d'avant en arrière. L'esprit est apaisé par les paroles et par ces bercements du corps réconcilié.
Une fois la péridurale posée, Linda se sent mieux. L'anesthésiste installe à son tour une seringue et lui confie une petite poire sur laquelle elle peut appuyer si

elle souhaite que la machine lui délivre du produit en plus de celui qu'elle reçoit déjà. Il va quitter la pièce quand soudain, semblant se raviser, il se rapproche d'elle et innocemment lui demande :
« *À quelle heure accouchez-vous ?*
« *Euh, je ne sais pas, le plus tôt possible, on ne m'a pas dit...*
« *Qui à votre avis peut savoir à quelle heure vous accouchez ? Certainement pas moi,* dit l'anesthésiste en souriant.
« *Pas la sage-femme non plus, elle nous l'aurait dit, ni l'obstétricien, d'ailleurs vous ne l'avez pas vu, non : il n'y a que deux personnes au monde qui savent à quelle heure vous allez accoucher,* continue-t-il doucement.
« *Vous et votre bébé. Comme je ne vais pas demander au bébé je vous le demande à vous : à quelle heure allez-vous accoucher ?* »
Linda se sent toute perdue dans une confusion à laquelle elle n'est pas habituée, elle s'immobilise. Le médecin s'approche d'elle et, lui désignant la pendule en face d'elle, lui dit :
« *Regardez cette pendule... vos yeux peuvent apercevoir le mouvement des aiguilles : la petite verte et la grande jaune... vos yeux peuvent-ils voir cela ?* »
Un hochement discret de la tête en guise d'acquiescement.
« *Peut-être que vos oreilles peuvent entendre le tic tac, peut-être que même une partie de vous peut percevoir les vibrations des aiguilles qui avancent...* »
Nouveau hochement de tête, les yeux de Linda semblent fixés au loin.
« *Je vais proposer à vos yeux de suivre la trotteuse, de suivre son mouvement tout autour du cadran, le mouvement du temps, du temps qui détend, tant de temps, tant détendu... et puis, quand ils en auront l'habitude, les yeux vont pouvoir se fermer et continuer à suivre, derrière les paupières, les mouvements de l'aiguille jaune, les petits sauts de cette aiguille, et puis aussi observer les moments où l'aiguille s'arrête entre deux petits sauts. Les moments où le temps s'arrête. Il est 7 heures 30, à quelle heure accouchez-vous ?* »
Une hésitation.
« *À quelle heure la naissance de votre bébé ?*
« *9 heures 30.*
« *Bien, très bien, vous pouvez maintenant profiter d'un petit moment de confort, de détente agréable, des couleurs, des formes qui vous plaisent, des sons qui sont comme des mélodies ou de tout autre chose et sentir le calme, la tranquillité qui s'installe... paisiblement et puis, quand vous le souhaiterez, vous pourrez à nouveau ouvrir les yeux, retrouver la pièce ici... je vous laisse, à tout à l'heure.* »
Naissance d'Alice à 9 h 40.

L'anticipation

L'anticipation est une technique d'hypnose conversationnelle qui consiste à projeter le patient dans un futur relativement proche, par exemple 1 mois, et à lui demander de regarder tous les événements qui se sont passés entre le jour de la consultation et le jour dans lequel il a été projeté *(Fig. 2 et 3).*

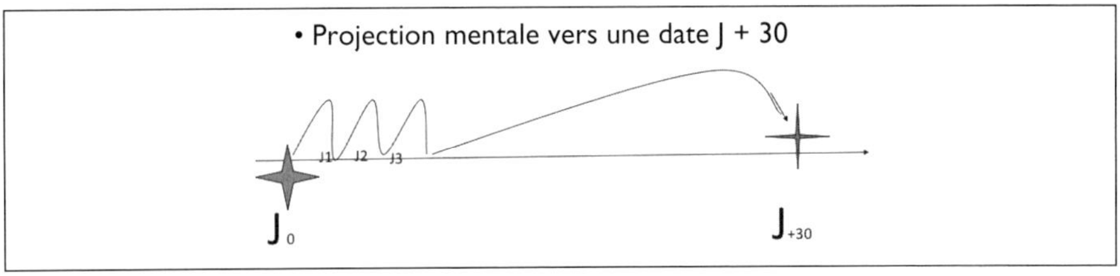

Figure 2 ▪

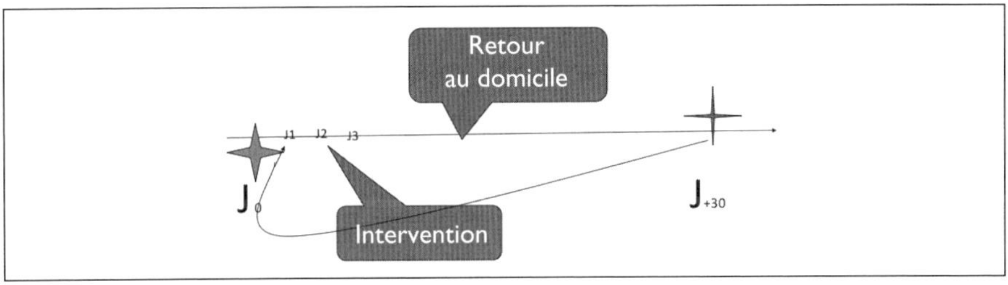

Figure 3 ▪

Une activité quotidienne banale peut servir de fil conducteur. Dans la première partie, il y a à la fois interrogatoire et création d'un espace hypnotique par la confusion qui s'installe ; en effet, le patient ne saisit pas tout de suite la raison des questions.

« Vous lavez-vous les dents tous les jours ? Comment faites-vous ? »

> *« Nous sommes le 16 août 2010, je vais vous proposer de vous projeter le 16 septembre, peut-être en fermant les yeux, c'est plus facile. Vous y êtes, le 16 septembre, vous êtes dans votre salle de bain en train de vous brosser les dents avant de vous coucher. Tout à coup, vous prenez conscience que cela fait 1 mois que vous avez vu le médecin anesthésiste, 1 mois qu'il vous a décrit le déroulement de votre intervention : l'arrivée au bloc opératoire sur un brancard, l'accueil chaleureux de l'équipe qui vous redemande votre identité, là vous retrouvez l'anesthésiste qui installe tous les éléments nécessaires et suffisants à*

votre confort, comme le chauffage, ou à votre sécurité, comme l'appareil à tension, les pastilles pour surveiller le cœur, il vous fait respirer un peu d'air très frais au travers d'un masque transparent et c'est très agréable, puis ce fut le moment confortable où vous avez senti que vous vous endormiez, un moment si confortable, et puis, 1 heure après, vous étiez en salle de réveil parfaitement conscient, comme il n'y avait pas de cicatrice à cause de la cœlioscopie, c'était très confortable, vous n'y êtes d'ailleurs pas resté longtemps, vous avez ensuite rejoint votre chambre où vous avez séjourné 2 jours. Les infirmières étaient très sympathiques et vous aviez l'impression d'être comme en vacances. Au troisième jour, vous êtes ressorti et c'est votre épouse qui est venue vous chercher. Vous étiez en super forme, une personne ne le sachant pas n'aurait jamais pu deviner que vous veniez de vous faire opérer de la vésicule biliaire. Vous avez d'ailleurs rapidement repris vos activités. Et là, 1 mois plus tard, c'est amusant de constater comment tout cela a été facile et confortable, comment tout ce qu'on vous avait dit vous a aidé à trouver du confort et des ressources et vous souriez même en vous regardant dans la glace et en repensant que l'anesthésiste vous avait proposé de vous projeter précisément 1 mois plus tard, le 16 septembre, et ce jour est arrivé et tout va bien. »

L'avantage de cette technique est qu'elle permet à la fois d'informer le patient et de lier cela avec du confort et de la ré-assurance.

Les indications

— Régression en un temps lointain : recherche de ressources dans des situations difficiles, refuge face à un avenir difficile (par exemple, patients de réanimation ou de soins palliatifs).
— Régression en un temps très proche : attente de la solution d'un problème très aigu (par exemple, douleur aiguë en instance d'être soulagée).
— Progression dans le temps : progression au-delà d'un événement imminent très stressant (par exemple, patient devant être opéré dans l'heure).
— Anticipation du temps : progression au-delà d'un événement stressant mais non imminent (par exemple, patient vu en consultation de pré-anesthésie et devant être opéré 8 jours plus tard).

Le temps facteur d'induction

La catalepsie du temps

Le principe est d'induire une catalepsie en utilisant la montre du patient ou une montre imaginaire. Dans ce dernier cas, il est intéressant pour faciliter l'induction de demander au patient de décrire une montre qu'il connaît.

L'intérêt est d'obtenir une induction rapide et un arrêt du temps qui donne au patient un confort important.

> *« Je vous invite à suivre des yeux la trotteuse de cette montre, vous la voyez ? Avez-vous déjà noté que la trotteuse d'une montre ne suit pas un chemin linéaire mais qu'elle paraît sautiller de seconde en seconde et que, finalement, le temps pendant lequel elle bouge est bien inférieur au temps pendant lequel elle est arrêtée. Je vous invite à fermer les yeux pour mieux ressentir ces mouvements, l'aiguille avance puis elle s'arrête, elle repart, puis s'arrête et le temps semble s'arrêter en même temps, l'aiguille s'arrête longtemps, de plus en plus longtemps, et peut-être qu'à chacun de ses arrêts, votre esprit en profite pour faire quelque chose d'agréable, pour retrouver un endroit qui vous plaît, retrouver ses couleurs, les formes que vous y retrouvez, les sons si particuliers à cet endroit, peut-être y êtes-vous dans une certaine position et pouvez-vous sentir et ressentir des choses agréables qui viennent et qui vous conviennent. Je vous laisse un peu de temps pour apprécier ce confort que vous trouvez là... maintenant il est peut-être temps pour vous de laisser repartir l'aiguille de la trotteuse, de laisser passer le temps qui est fait pour cela et de garder juste le souvenir agréable d'un moment de calme et de repos qui pourra vous resservir à chaque fois que cela sera nécessaire pour vous. Vous pouvez maintenant ouvrir à nouveau les yeux et retrouver la pièce ici, nous sommes le 16 août 2010. »*

La focalisation sur le temps

Cette méthode est particulièrement utile à la maternité où la rythmicité des contractions permet son utilisation de façon presque instinctive. Une contraction utérine dure 1 minute. Une contraction utérine est séparée d'une autre contraction par 2 à 5 minutes quand le travail est débuté.

L'utérus est un muscle. Dans un premier temps, un parallèle est établi avec la contraction des muscles de l'épaule. L'anesthésiste saisit la main de la parturiente en lui faisant remarquer que le fait de soulever sa main du plan du lit fait travailler les muscles de son épaule en les faisant se contracter mais qu'elle a à peine conscience de ce travail. Il est ensuite demandé à la femme de serrer la main plus fort :

elle remarque alors que la contraction des muscles de l'épaule et du bras sont perceptibles et que, si elle continue, elle risque d'avoir une contracture, une crampe qui pourrait être désagréable. Il est alors fait le parallèle avec le muscle utérin. Cette entrée en matière a pour but de faire comprendre à la femme qu'il y a une différence entre contraction et douleur. Ensuite, il est demandé à la parturiente de compter les secondes à la contraction suivante, mais en ne commençant le décompte qu'à partir du moment où la douleur devient insupportable, c'est-à-dire à partir du moment où la crampe arrive. Le décompte est fait avec l'anesthésiste et en cessant le comptage à partir du moment où la contraction devient à nouveau supportable, c'est-à-dire à partir du moment où la crampe est redevenue contraction.

Il y a alors prise de conscience de la faible durée de la douleur réelle (quelques secondes). Lors des contractions suivantes, il pourra être procédé à la délivrance de quelques suggestions de confort au lieu de compter. Cette technique s'inscrit dans une prise en charge globale à la maternité. Elle est détaillée dans le chapitre concernant les indications de l'hypnose dans le parcours de soins *(cf. Chapitre 8).*

■ LES TECHNIQUES RESPIRATOIRES

La respiration est une des fonctions vitales dont les manifestations sont facilement et directement observables. La respiration est un phénomène automatique (pace maker bulbaire) admettant une régulation supra-bulbaire. Plusieurs techniques reposent sur l'observation de la respiration du patient.

L'observation

La focalisation du patient sur son cycle respiratoire permet de lui suggérer que le processus hypnotique est en cours. En anesthésie, après le repérage sensoriel dans la pièce et autour du patient, au stade kinesthésique, une technique possible est d'inviter le sujet à observer sa respiration.

> *« Je vous invite maintenant à observer que la respiration s'est un peu modifiée, qu'elle est devenue plus calme, plus ample, plus tranquille... »*

La simple observation va nécessiter de faire appel à des processus supra-bulbaires et donc à modifier la respiration. Cette modification par l'observation va, d'une part, permettre un certain degré de dissociation, renforcé par le langage *(« Je vous invite à observer LA respiration, ELLE s'est déjà modifiée* »), et de focalisation de la conscience et, d'autre part, suggérer au patient que le processus hypnotique est bien en route. L'autre intérêt est de faciliter ou d'installer une synchronisation respiratoire ou « *pacing* ».

Le « *pacing* »

Le « *pacing* » est la synchronisation du patient et du thérapeute grâce à la respiration. On peut aussi parler de « *mirroring* » respiratoire. Dans un premier temps, le thérapeute calque son propre rythme respiratoire sur celui de son patient puis il ne parle que sur l'expiration du patient. La phase expiratoire est la partie passive de la respiration, contrairement à l'inspiration qui est la partie active, celle qui demande de l'énergie pour créer une pression négative à l'intérieur des voies respiratoires afin de faire entrer l'air (actions mécaniques des muscles inspiratoires). Une certaine potentialisation des effets peut être obtenue en baissant la tonalité de fin de phrase en même temps donc que la fin de l'expiration. Le soignant peut parler sur chaque expiration ou laisser une expiration muette et ne parler que sur une expiration sur deux, voire sur trois. Cette technique a pour intérêt de parfaire le « *mirroring* », de ralentir le rythme de paroles du soignant, de créer une certaine attente du patient.

Le mode d'induction simple

La respiration peut être utilisée comme mode d'induction hypnotique. Cette technique, couramment utilisée par les yogis, permet d'apporter rapidement du calme et du confort.

La première étape

L'induction commence avec la focalisation sur le rythme respiratoire. Il est ensuite suggéré au patient que, souvent, l'air entre par une narine plus que par l'autre et qu'il ressort plus par l'autre que par la première.

La deuxième étape

Le thérapeute décrit le cheminement de l'air à l'intérieur du corps ; cette description permet d'accentuer la dissociation et de concrétiser l'air.

> « *L'air qui entre est plus frais que l'air qui sort, c'est agréable ainsi de pouvoir à volonté se rafraîchir ou au contraire se réchauffer. L'air entre et sort ; il entre, il se pose, se repose puis ressort, au-dehors, plus chaud, plus tiède, plus humide...* »

La troisième étape

Le thérapeute fait l'observation que les molécules d'air qui entrent proviennent d'une couche d'air qui se situe vraisemblablement très près des narines.

> *« L'air qui entre provient d'une couche de molécules très proches du nez, de la bouche, et je vous invite à faire entrer ces molécules si proches par le nez, par la narine que vous préférez... puis à faire ressortir cet air plus tiède vers la couche de molécules près du nez ou de la bouche. »*

La quatrième étape

Le soignant invite le patient à faire venir l'air qui entre d'une couche de molécules situées un peu plus à distance, par exemple devant la poitrine.

> *« Je vous invite maintenant à faire venir l'air d'un peu plus loin, par exemple d'une couche de molécules situées en avant de la poitrine... »*

Les étapes successives

Le patient est invité à aller chercher l'air de plus en plus bas, au niveau du ventre puis des jambes... et, parallèlement, l'air ressort au même niveau.

> *« Je vous invite maintenant à faire venir l'air d'encore un peu plus loin, par exemple d'une jambe, l'air monte comme aspiré par une des narines, il entre, se pose, se repose agréablement puis ressort peut-être par l'autre narine et retourne vers la jambe ou peut-être vers l'autre jambe... »*

Le lieu de sécurité

Il est possible de proposer au patient, en une ultime étape, d'aller puiser de l'air depuis un endroit éloigné mais proche comme son lieu de sécurité.

> *« Une partie de vous sait maintenant qu'il est possible de faire venir de l'air très facilement depuis un endroit plus ou moins proche, je vais vous proposer de faire venir l'air d'un endroit que vous connaissez bien, un endroit qui vous plaît : une cabane en bois, avec du bois de pin... »* (Lieu sûr auparavant décrit par le patient.)

Cette technique a une double conséquence : premièrement, de focaliser l'attention de manière très forte et, deuxièmement, d'amplifier la respiration, ce qui a un effet calmant sur le patient. L'évocation du lieu sûr apporte du confort et est très anxiolytique.

Le mode d'induction avec fermeture des yeux

La respiration est un mouvement cyclique comme la fermeture et l'ouverture des yeux. Il est proposé au patient de faire un « *pacing* » de sa propre respiration en la synchronisant avec l'ouverture et la fermeture des yeux : à l'inspiration, les yeux s'ouvrent progressivement puis de plus en plus et, à l'expiration, les yeux se ferment doucement. Petit à petit, l'ouverture des yeux devient de plus en plus pénible et il est suggéré au patient de laisser les yeux se fermer. Le même protocole que ci-dessus peut être ensuite appliqué.

L'utilisation en maternité

Les techniques de respiration sont très utiles en obstétrique. Elles sont décrites plus loin *(cf. Chapitre 8, Les indications de l'hypnose dans le parcours de soins).*

Chapitre 7

Les techniques dissociantes

LES MÉTAPHORES

Définitions

Métaphore est un mot issu du grec μεταφορά *(metaphorá)* qui signifie transport.

En littérature, c'est une figure de style fondée sur l'analogie dans laquelle un terme est substitué à un autre, appartenant à un champ lexical différent, afin de traduire une pensée plus riche et plus complexe que celle qu'exprime un vocabulaire descriptif concret.

La métaphore se retrouve naturellement dans la littérature et particulièrement dans la poésie ; elle est très courante dans l'emploi d'expressions où les structures métaphoriques sont souvent éteintes : par exemple, le chemin de fer, les bras d'un fauteuil, les cordes vocales.

La métaphore filée ou le contexte métaphorique

Au-dessus de la métaphore simple se trouve le langage métaphorique ou métaphore filée. La métaphore filée est une procédure qui consiste à associer dans une phrase ou un discours des métaphores successives issues d'un même champ lexical. Cette technique peut être utilisée en hypnose pour préparer un accompagnement.

> M. Nicolas G. 35 ans, hypnosédation pour coloscopie. Il a choisi un accompagnement dans lequel il compte aller faire du cheval en montagne. L'installation dans la pièce utilise le langage métaphorique.

« Vous êtes installé sur la table, les pieds dans les étriers, les fesses bien posées au bord de la selle, vous avez sur vous une casaque bleue... »

Le langage métaphorique est un langage imagé. En hypnose, la métaphore agit comme une suggestion très indirecte. Le mot a alors un sens apparent et un sens caché.

Le conte métaphorique

Jusqu'au XVIIe siècle, les contes étaient destinés aux adultes puis, avec le siècle des Lumières, ils deviennent plutôt dirigés vers les enfants. Les thèmes sont alors destinés à favoriser des enseignements (courage, amour, respect, vie positive, morale...).

Ces contes métaphoriques sont à double lecture. Ainsi, Peau d'Âne est une allégorie de l'adolescence, le Petit Chaperon rouge est une métaphore des dangers de la sexualité, les fables de La Fontaine traitent indirectement de la cour du roi...

Le conte métaphorique peut être construit et utilisé à des fins thérapeutiques. On parle alors de métaphore thérapeutique. C'est une histoire vraie ou fausse, une construction mentale destinée à être pertinente pour le sujet.

Les histoires doivent être simples, à plusieurs sens, traduire une analogie ou une comparaison qui permet de mettre en mots ou en images toute question qui semble non résolue par la conscience critique. C'est une histoire, mais cela peut être aussi un jeu ou un dessin.

Selon Erickson, on attire la conscience du patient vers ce qu'on raconte pour éveiller l'inconscient et déjouer les mécanismes de défenses.

La métaphore permet de chercher des ressources dans l'inconscient (« Grand magasin de ressources ») qui est précisément le lieu où le patient peut trouver des solutions à son problème.

La métaphore établit une liaison entre l'image et l'expérience classée dans l'inconscient. Les images de l'inconscient viennent sous formes de symboles et de fantasmes...

La métaphore parle directement à la partie du cerveau qui est activée en cas de transe. Le travail va être émotionnel, sensoriel et contextuel. Aux mots du thérapeute correspondent les idées du patient. Avec *« Il était une fois... »*, on ouvre un monde où tout est possible et on contourne ainsi les résistances du patient.

Les caractéristiques des métaphores

— Non menaçantes.
— Favorisant l'indépendance des patients.
— Permettant de dépasser les résistances.
— Séduisantes.
— Suscitant la créativité.
— Facilitant la mémorisation.
— Provoquant une certaine confusion qui favorise la dissociation.
— Flexibles.
— Puissantes.
— Adaptées aux patients et à leurs besoins si le thérapeute est assez souple.

L'utilisation de la métaphore

L'hypnose augmente la puissance de la métaphore.

La métaphore est choisie par le thérapeute à partir :
— des besoins, du but désiré ;
— des difficultés ;
— des ressources (mode de vie, loisir...) ;
— de l'anamnèse : elle porte sur les éléments issus de ce qu'on appelle les quatre boîtes de Kerouac, c'est-à-dire :
  - ressources ;
  - résistances ;
  - problème ;
  - contexte.

L'installation du patient

Le patient doit pouvoir lire la transe métaphorique, cela demande du temps : il faut parler très lentement, soigner particulièrement la modulation de son timbre de voix, faire alterner pauses et silences pour favoriser la créativité intérieure. Celle-ci ne sera délivrée qu'au sein d'une transe bien stable et non juste après l'induction. Par exemple, le patient peut être amené dans un lieu de sécurité au sein duquel une histoire lui est racontée.

La construction métaphorique

Il faut utiliser un langage évocateur (évocations, jeux de mots...) *(Tab. 1)*.

Tableau I ■

Patient		Thérapeute
Situation du problème	↔	Situation analogique
		Stratégie de résolution
Situation désirée	↔	Résolution heureuse

Les éléments constitutifs

- Désorientation temporo-spatiale : quand les animaux parlaient, il y a très, très longtemps…
- Structure d'arrière-plan : construction d'un décor avec plein de détails et plein de flous en utilisant le visuel, l'auditif, le kinesthésique et l'olfactif.
- Présence très nette d'un héros pas trop proche du patient, mais avec une assimilation possible.
- Une tâche à faire, un problème à régler (quelque chose de perdu ou d'abîmé…) ; cette tâche n'est pas forcément proche du problème du patient. Le parallélisme se trouve dans le contexte émotionnel (difficulté, obstacle, impuissance, anxiété du héros…).
- Utilisation des ressources du patient et de ressources collectives mêlées (ancêtre, objet magique, animal magique, sage, grand héros, saison, vedette…).
- Recherche d'une évolution positive sans succès dans un premier temps.
- Description du conflit : évolution vers une impasse, dramatisation de toutes les dynamiques relationnelles ou personnelles entraînant une tension, c'est la manière de montrer au patient qu'on a vraiment bien compris son problème.
- Rencontre ou intervention extérieure : ici c'est le thérapeute qui est représenté.
- Résolution du problème : guérison, apprentissage, changement ; on introduit alors beaucoup de termes positifs traduits en termes sensoriels.
- Si possible, la conclusion intègre une grande fête. Une autre technique consiste à laisser au patient le soin de terminer l'histoire.

Exemple

M. Hervé M. 41 ans, colopathie ancienne, professeur d'université en Histoire.

But désiré : retrouver un confort abdominal et éventuellement un transit régulier.

Difficultés : il est très pris par son travail, a une hygiène de vie déplorable.

Ressources : le bateau, l'étude de l'histoire du XIVe siècle.

Anamnèse : il a consulté de nombreux médecins, a essayé de nombreux traitements (sa mère avait la même maladie que lui). Il a choisi, pour son accompagnement lors de la colonoscopie, un voyage sur la mer Adriatique qu'il a effectué en voilier avec sa famille il y a 3 ans.

L'induction de la transe est classique, fondée sur l'orientation « ici et maintenant » dans la salle d'examen. La confusion est largement utilisée pour aider au lâcher-prise qui n'est pas facile chez cet enseignant.

> « *Tout autour de vous, les yeux peuvent observer la pièce avec ses appareils, tous les appareils ne sont pas pareils, il y a des appareils avec des piles, des appareils qui s'empilent et aussi des appareils sans pile, des appareils avec des fils, sur l'écran des images qui défilent... Les oreilles peuvent entendre des bruits, il y a des sons et des bruits. Peut-être qu'une oreille peut plus facilement que l'autre entendre les bruits et l'autre les sons, peut-être pas. Je ne sais pas encore à quel moment, mais les paupières en se fermant vont rendre cela plus facile. Il y a le drap du dessus qui est dessus, le drap de dessous qui est dessous mais une partie vient dessus de par-dessous comme un pardessus. Je vous invite aussi à observer que la respiration s'est un peu modifiée, qu'elle est plus calme, plus tranquille. L'air entre et sort avec un rythme régulier comme l'eau qui passe et se retire doucement sur le sable lorsque la mer est basse, opacité de l'eau qui passe...* »

Puis l'accompagnement commence...

> « *C'est une belle journée d'été, vous êtes sur un bateau* [...], *en regardant la côte de la Croatie vous ne pouvez vous empêcher de penser à tous ces immenses navires marchands qui croisaient autrefois par ici, remplis de vivres et de richesses et cela me rappelle une histoire...* »

Puis vient le début de la métaphore.

La désorientation temporo-spatiale

> « *Il y a très, très longtemps, sur une île lointaine enfouie au sein d'une mer bleue et calme, dont tout le monde aujourd'hui a oublié le nom et même peut-être l'existence.* »

La structure d'arrière-plan

> « *Cette île était assez grande, plus longue que large ou peut-être plus large que longue. Elle était couverte d'oliviers, de vignes et de citronniers. Les habitants étaient riches grâce au commerce qu'ils faisaient de tous ces produits.* »

La présence d'un héros

« Sur cette île heureuse, vivait un marchand de vivres et de vin. Il avait une échoppe. Il était très connu dans la région pour être spécialiste en épices et en huile. Il était très apprécié des adultes mais aussi des enfants à qui il racontait des histoires. Il aimait son travail et apportait à celui-ci tout le soin qu'il pouvait. »

Le problème

« Pourtant, malgré tout le soin qu'il apportait à son travail, cet homme était de plus en plus tourmenté car il avait découvert que les denrées qu'il entreposait dans son entresol n'étaient pas à l'abri de la moisissure et, que très souvent, il était obligé de jeter du vin qui avait fermenté ; plus le temps passait et plus les tonneaux et les barriques qui abritaient les liquides gonflaient, les jambons se putréfiaient, les saumures tournaient. »

L'utilisation des ressources

« Il apportait la précaution la plus vigilante. Il consulta les plus grands apothicaires de la région, le prêtre vint pour bénir l'endroit, il eut même en secret recours à un sorcier. »

L'évolution positive

« Il crut dans un premier temps que les efforts conjugués de tous allaient avoir raison du fléau. Mais ce fut en vain. »

La description du conflit

« Son humeur s'altérait. Il ne parlait plus aux clients persuadés que ceux-ci sentaient les odeurs nauséabondes qui s'échappaient de la cave. Il devenait aigri, mesquin. Les clients commencèrent à le déserter. Il avait peur d'être obligé d'interrompre son activité. Les gonflements et les odeurs qui avaient envahi son entresol pourrissaient jusqu'à sa vie. Il se sentait exténué par cette lutte incessante. Un jour, il décida de fermer sa boutique et de partir chercher la solution ailleurs. »

La rencontre

« Il embarqua sur un de ces navires gigantesques de marchands et partit pour l'Orient. C'est en Inde qu'il rencontra celui qui allait lui apporter la solution. Un soir que le bateau était à quai, il croisa un mage indien. Les deux hommes sympathisèrent. Le mage lui dit qu'il était connu pour guérir les gens et les animaux. L'homme eut alors l'idée de lui exposer son problème de pourriture. Le mage hocha la tête, puis lentement il lui donna le conseil de creuser deux trous dans le

plafond de sa cave pour que de l'air circule en permanence. Prendre l'air est bon pour tout. Les endroits sont comme les gens, ils ont besoin du mouvement et du changement ; ils ont besoin de voir le jour et de sentir la liberté. »

La résolution du problème

« L'homme rentra dans son pays et fit ce que le mage lui avait conseillé. Les choses changèrent doucement. La cave s'assécha, l'air doux qui passait caressait les vivres et les barriques. Lui-même venait parfois prendre l'air dans cet endroit devenu si accueillant. Un peu de lumière parvenait comme un sourire. Quand il descendait de temps en temps, le temps passé le détendait et il en oubliait le temps passé. La vie reprit presque comme avant. Il avait retrouvé la sérénité, la joie, le plaisir de raconter de belles histoires. Mais, par-dessus tout, il avait compris la leçon du mage. »

Conclusion

« Il décida pour fêter cela de faire une grande fête. À cette occasion, chacun vint de près ou de loin. On y mangea et on y but pendant 3 jours et 3 nuits. Et cela marqua les esprits de telle façon que, pendant longtemps, les gens se souvinrent et racontèrent l'histoire du marchand. »

Le retour dans l'accompagnement

« Peut-être est-ce une île comme celle de ce marchand que vous apercevez au loin depuis le pont de votre voilier… »

En résumé :
— désorientation temporo-spatiale ;
— décor ;
— héros ;
— tâche à effectuer ;
— ressources ;
— évolution ;
— mise en avant du conflit ;
— rencontre ;
— résolution ;
— conclusion positive.

On peut imbriquer les histoires comme des poupées russes.

« Quand j'étais petit, on m'a raconté une histoire : dans une forêt, il y avait un lapin qui était triste et, un jour qu'il était encore plus triste que d'habitude, il a rencontré une mouette qui lui raconta l'histoire suivante… »

Il faut alors refermer les histoires les unes après les autres.

Il est également possible de demander au patient ce que son inconscient va faire de la métaphore et comment ses croyances vont évoluer en fonction de l'histoire.

Les indications au bloc opératoire

— Effet thérapeutique éventuel (colopathie lors d'une colonoscopie, cicatrisation, saignement, réhabilitation…).
— Approfondissement de la transe (effet dissociatif) : le problème concerné est alors l'intervention en elle-même. Le conte métaphorique est dans ce cas un exercice de double dissociation : d'une part, l'esprit est occupé par l'histoire et, d'autre part, il est possible dans la métaphore d'introduire des termes dissociatifs (les yeux du héros voient, les oreilles écoutent…).

Des schémas moins structurés peuvent être proposés. Il existe par ailleurs des recueils de métaphores et de contes thérapeutiques dont on peut s'inspirer. Il est alors souvent indispensable de modifier le récit ou de le moduler en fonction du problème et de la personnalité du sujet.

Conclusion

La métaphore, figure de style, est une approche suggestive hautement indirecte.

Le conte métaphorique permet de débloquer des situations selon le même principe d'approche indirecte inactivant ainsi un grand nombre de résistances. Un certain degré de transe du soignant stimule la créativité et l'inventivité. Cela permet à ce dernier de trouver facilement les métaphores utiles pour son patient.

■ LA RÉIFICATION

Réifier vient du latin *Res*, chose et *Facere*, faire. En philosophie, la réification est la transformation en chose. Pour nous, réifier est transformer une sensation en une chose, un objet dont les caractéristiques deviennent de plus en plus précises au fur et à mesure de la focalisation de l'attention sur cet objet. Cette focalisation est générée par l'existence préalable de la sensation et par les questions du thérapeute. Il s'agit bien de s'occuper d'une sensation qui fait partie de l'univers habituel du patient, qu'il connaît, dont il souffre mais dont il ne parvient pas à se débarrasser.

L'approche pratique

Comme souvent, ce principe n'est qu'une amplification d'un processus naturel que chacun connaît. *« J'ai l'impression d'avoir un clou dans l'épaule, une boule dans la gorge, une barre dans le ventre... »* C'est une de nos manières habituelles de décrire une sensation en nous référant à une chose connue et partageable. La douleur est particulièrement subjective de même que son type et son intensité. Si je dis : *« J'ai très mal dans le dos »*, il est difficile pour l'interlocuteur de décoder cet énoncé, de se l'approprier pour comprendre ce qui vient d'être dit. Si je dis : *« C'est comme si j'avais une pointe, comme une aiguille de couture, enfoncée à l'intérieur de l'épaule. Elle s'enfonce encore plus à chaque mouvement »*, c'est une manière beaucoup plus « objectivable » de partager cette difficulté. Et, partager un problème n'est-il pas déjà le diviser et le réduire ?

À chaque fois que nous utilisons ce langage *« C'est comme si »*, nous passons en mode « imaginaire » ou analogique. C'est une forme de langage plus proche de la transe que de la conscience critique.

Une douleur aiguë, qu'elle soit morale ou physique, présente toujours une dimension imaginaire, émotionnelle qui sera facilement décrite comme une chose dans le corps et d'autant plus facilement modifiée qu'elle est récente. Il est essentiel de bien veiller à aller vers une diminution ou un aménagement de la douleur et non vers sa disparition. La disparition de la douleur conduirait le patient à arrêter la démarche thérapeutique qui doit peut-être se poursuivre.

Cette réification peut être très précise, complexe, avec de nombreuses étapes. Elle va permettre d'aider des patients avec des douleurs importantes qui n'arrivent plus du tout à s'en protéger, à se dissocier d'elles. Nous pouvons regarder chacune des étapes décrites comme un niveau de dissociation. Les niveaux se multipliant, nous avons ici un outil qui peut modifier les douleurs les plus résistantes. Nous pensons aussi à ces douleurs chroniques que chaque thérapeute rencontre, des patients qui traînent des sensations difficiles pendant des mois ou des années sans trouver de soulagement. Nous connaissons bien les algodystrophies par exemple, et les difficultés thérapeutiques que nous rencontrons. Avec la réification, chaque thérapeute dispose d'un outil permettant d'aider ces patients.

Qui peut le plus peut le moins. Au quotidien, les thérapeutes s'occupent le plus souvent de la douleur résiduelle d'une injection, de douleurs post-chirurgicales normales, de la peur banale d'un geste thérapeutique. La réification permet d'aider chacun de ces patients et de leur apprendre une méthode pour s'occuper d'eux-mêmes et, peut-être, d'éviter les complications que chacune de ces situations pourrait créer.

Chosifier la douleur

Avec chaque patient, nous décrivons cette sensation en respectant toujours le même ordre. Je crois que cette rigueur permet de garder un peu le contrôle de la focalisation. Je parle bien de décrire la sensation. Comme disait Erickson, *« Dès que j'ai compris qu'il s'agit d'une douleur, il ne m'est plus nécessaire d'utiliser ce mot »*. Pour chaque dimension, la description du patient est essentielle et la variété des objets construits est sans limite. Les quelques exemples que je cite sont l'équivalent de votre premier livre en images sur les fleurs par rapport à la totalité des végétaux du monde. C'est parfois difficile pour le thérapeute qui a aussi son propre imaginaire (même si certains en doutent, surtout en début de formation) et qui va parfois se précipiter et construire dans son propre esprit un objet qui n'est pas celui du patient. Il risque alors d'influencer les réponses du patient. Il est essentiel aussi de répéter à voix haute chaque aspect énoncé par le patient en copiant sa diction, en respectant chacun de ses mots de manière très rigoureuse et en les notant pour les utiliser précisément dans la phase thérapeutique.

Sa localisation précise et ses limites

Le mieux est de faire bouger le patient pour qu'il désigne l'endroit avec son doigt ou sa main. Il bouge ainsi son corps et communique de manière analogique (le contraire serait : la douleur est dans le cadran antéro-supérieur de la tête humérale). C'est déjà thérapeutique de mettre le patient en mouvement. Cela donne aussi l'occasion au thérapeute de se mettre en miroir avec son patient, de bouger et de désigner la même zone sur son propre corps. Il est ainsi beaucoup plus facile d'apprendre ce que le patient veut dire. Rappelons-nous ce que nous disions des neurones miroirs.

Il s'agit aussi de distinguer la zone du corps où la sensation est présente de celle où elle ne l'est pas. Ceci génère une dissociation dans le corps et, implicitement, exprime le fait qu'une partie, souvent la plus grande, est indemne de cette sensation. C'est une technique indirecte. J'ai alors le « choix » de la partie que je décide d'investir. Curieusement, la plupart des patients décrivent très bien cette frontière, en particulier lorsque je leur suggère de faire comme s'ils suivaient cette frontière avec leur doigt (imaginaire cette fois-ci, il n'est pas nécessaire qu'ils s'enfoncent leur doigt dans l'épaule ou dans l'œil).

Le plus souvent, les limites sont nettes et le pronostic est alors meilleur. Lorsque les limites sont floues, il est plus difficile de construire un objet précis et de le modifier. L'art du thérapeute est ici d'aider le patient à se focaliser intensément sur ces limites. C'est un peu comme si cela permettait au patient de mettre tout ce qui est en rapport avec cette douleur dans un endroit bien identifié. Il est plus facile de trouver tous les livres s'ils sont dans une bibliothèque plutôt que s'ils sont dispersés dans la maison, dans tous les meubles, sous tous les lits..., que ce soit pour en retrouver un ou pour s'en débarrasser.

Sa forme

C'est une autre focalisation de construire une forme à partir des limites. Parfois, elle est évidente : c'est rond, carré, allongé, un triangle, une étoile... Parfois, elle est plus difficile : une barre dans un sens et une autre dans l'autre sens, une qui va vers l'intérieur ; une ligne qui part du coin de l'œil, monte sur le front à gauche, puis part à l'intérieur du crâne. Là, elle devient plus large... Il est essentiel de prendre le temps de bien faire décrire la forme. C'est cette forme qui « forme » le mieux l'image générale de l'objet.

C'est une question essentielle à aborder pour être en phase avec l'imaginaire du patient. Une dame décrit dans le bas de son dos une forme en demi-cercle. Elle hésite à me dire la dimension, ne sait pas trop. Mais, quand je lui suggère une dimension d'une dizaine de centimètres que je montre avec mes doigts, elle m'arrête immédiatement : *« Non, ce n'est pas du tout comme ceci, plutôt comme cela ! »*. Elle me montre quelque chose d'environ 40 centimètres qui « tient » dans le bas de son corps.

Son épaisseur

Nous passons à la troisième dimension. Le rond devient boule, le triangle devient pyramide, le rectangle une fine feuille de 1 millimètre, très différent d'un autre rectangle de 30 centimètres d'épaisseur sur la poitrine. Ce volume ne dépend pas non plus de la dimension réelle du patient ou de la zone considérée. Comme cette jeune fille anorexique de 16 ans avec une boule dans le ventre. J'ai vu immédiatement une boule comme une orange dans ce ventre minuscule. Banal, sauf que cette boule avait la dimension d'une boule de bowling... Et son poids aussi !

Sa consistance

Souple, mou, ferme, dur, très dur..., souvent, le plus simple est d'utiliser des analogies. Cette boule est-elle comme un fruit, comme une boule de pétanque ? Cette barre dans le ventre est-elle comme du métal, comme du bois un peu souple, comme du caoutchouc ? Ce fil est-il souple comme de la soie, plus dur, comme une ficelle, encore plus dur, comme un fil métallique ?

Son poids

Le poids ne dépend pas directement du volume. Cette exploration met en route la dimension kinesthésique et accroît nettement la « réalité » de l'objet.

Sa localisation interne ou externe

Nous revenons à la description en trois dimensions, mais cette fois-ci par rapport à la surface du corps. Cette sensation est-elle en surface, sur l'épaule ou dedans ? Et dedans, c'est 1 centimètre de profondeur ? Un peu plus ?... D'accord, vous la sentez beaucoup plus profonde, tout à l'intérieur de l'épaule.

Sa surface

Elle peut être lisse, rugueuse, irrégulière, bosselée. Un objet lisse bouge plus facilement.

Sa fixation

Le plus souvent, l'objet est très fixe, très immobile, collé, accroché par des fils ou des câbles, comme ce fil de fer barbelé dans la cuisse d'un monsieur qui souffrait le martyre à chaque mouvement. Il est parfois un peu mobile de quelques millimètres. Une boule peut tourner sur elle-même. La mobilité est un bon facteur d'évolution.

Sa sonorité ou sa vibration

Les objets sont rarement sonores (peut-être est-ce dû à ma manière de faire ou à mon fonctionnement personnel ?) mais ils peuvent vibrer. Les vibrations peuvent se diffuser dans le corps. La sensation peut aussi être itérative, cyclique, comme des décharges électriques.

Son contenu

L'objet est-il homogène, creux ? Y a-t-il quelque chose à l'intérieur ? Lorsque c'est le cas, il est très fréquent que le premier changement soit de le vider. Une boîte avec des cailloux, une boule avec du liquide...

Sa température

Le plus souvent elle est neutre, comme le corps. Parfois l'objet est froid, voire glacé. Ce n'est jamais une fraîcheur agréable. Inversement et plus souvent, il est chaud et peut être décrit comme brûlant. Ce n'est jamais non plus une chaleur agréable. C'est un critère sur lequel il est assez facile d'agir. Des glaçons viennent apaiser la chaleur. Du soleil fait fondre la glace.

Sa couleur

C'est habituellement le dernier critère que nous explorons. Il représente l'achèvement de la description, comme si la couleur faisait exister cet objet. Nombre de patients ont du mal à lui attribuer une couleur, mais nous insistons toujours pour que ce sens visuel soit bien activé. La couleur est habituellement peu agréable : grise, noire, sombre... Rouge aussi bien sûr. Parfois, l'objet a un aspect visuel plus « sympathique » : il a des rayures, des points, une couleur changeante.

Sa luminosité

Associée à la couleur, elle définit l'aspect mat ou brillant et permet parfois de découvrir une lumière... Un peu de vie.

Un objet précis et unique

Avec tous ces critères, un objet très précis est décrit. Même si l'objet est nommé bien plus tôt, il est utile d'enrichir la description. Chaque niveau de description est un niveau de dissociation. Chaque fois que le patient dit ce que c'est, il dit aussi implicitement ce que ce n'est pas et fait sortir du champ de la douleur toutes ces dimensions non impliquées.

Le changement

Nous entrons alors dans le domaine du changement, de la modification, de l'évolution, du mouvement. Dans cette phase où cette chose maintenant bien décrite et connue va devenir différente dans au moins un des critères décrits. Le patient et le thérapeute disposent alors d'une palette très large de modifications possibles.

Il est question ici de modification et jamais de disparition, de suppression, d'effacement... Nous devons nous souvenir que ce symptôme est un signal, qu'il fait partie de l'écologie mystérieuse de cet être vivant. Une disparition pourrait déséquilibrer gravement un système déjà fragile. Alors, écoutons encore Erickson nous parler du plus petit changement possible. Dès que ce plus petit changement sera atteint, le premier pas sera fait, un pas concret, vécu, mémorisable, descriptible, un peu comme un pas dans le monde rationnel. Et dès que cet aveugle a vu quelque chose, que le doigt de ce tétraplégique a bougé, que cette épaule gelée s'est réchauffée, nous – et surtout le patient – pouvons commencer à penser que le deuxième pas n'est plus très loin. Il y a une différence fondamentale entre 0 et 1, peut-être la différence entre la mort et la vie, alors que 2 n'est que le double de 1.

Respecter le rythme du patient, son imaginaire, ses ressources est un objectif commun à chaque thérapeute. C'est vrai aussi dans la réification mais nous nous rendons vite compte à quel point c'est difficile, à quel point nous avons appris à faire à sa place, à lui imposer notre rythme et nos idées. En ce sens, la réification est un excellent apprentissage du respect des ressources thérapeutiques du patient.

La modification se fait dans la phase hypnotique « officielle ». Pourquoi officielle ? Il est bien évident qu'une transe est installée depuis longtemps par ces focalisations de plus en plus précises, par la concentration du patient sur son monde intérieur. Une focalisation d'autant plus facile que le thérapeute invite le patient à s'occuper de la seule chose qui l'intéresse, cette chose qui occupe tout son univers mental : sa douleur. Ceci explique que cette phase de focalisation est très bien vécue par le patient, qu'elle est assez facile pour lui, qu'elle respecte son orientation à la réalité. Ainsi, elle ne génère que très peu de résistance.

Deux stratégies peuvent être décrites

À la fin de la description, dans cette transe spontanée où l'imaginaire est particulièrement activé, le thérapeute demande au patient d'imaginer comment cet objet peut être modifié. Cette question renforce immédiatement la transe et fait plonger le patient encore plus loin dans son monde intérieur. Il cherche les différentes possibilités de changement. Curieusement (c'est vrai aussi pour la phase de description), si le thérapeute soutient le patient avec patience, c'est-à-dire si le thérapeute est patient, le patient devient thérapeute de lui-même.

Le thérapeute propose alors au patient une expérience hypnotique qui va permettre à ses ressources ou à son inconscient ou à ses systèmes de guérison… – le mot utilisé ici doit seulement être compatible avec les croyances du patient – de trouver des possibilités de changement. L'induction proprement dite peut être extrêmement simple.

« Est-ce que votre corps veut prendre une inspiration profonde ou, peut-être d'abord vos paupières se ferment, et observer quelques instants le mouvement de votre respiration, le nettoyage à chaque expiration et l'énergie qui rentre à chaque inspiration. » (Il existe de nombreuses variantes.)

Dès que le patient est officiellement en transe hypnotique, je l'invite à imaginer comment la chose peut être modifiée ou à observer comment son inconscient est en train de modifier cette chose.

Observer le changement

L'observation attentive de l'apparition de quelque chose de nouveau est parfois suffisante. Il est nécessaire de garder un dialogue avec le patient qui peut alors nous décrire ce qui se passe. Le changement concerne la localisation ou la couleur ou la consistance. Si c'est le cas, le thérapeute reste tranquillement – sans rien faire d'autre – à accompagner le travail des ressources du patient.

Imaginer le changement

Si l'observation ne suffit pas, c'est maintenant le deuxième temps très étonnant de cette technique (le premier est la fabrication de l'objet) : chacun crée, imagine, invente des solutions originales.

Quelques exemples

Une barre métallique

Patient : *« C'est une barre métallique vissée sur deux vertèbres. Je ne peux plus du tout bouger. »*
Thérapeute : *« Que faut-il faire ? »*
P. : *« Dévisser. »*
T. : *« Vous pouvez trouver l'outil dont vous avez besoin ? »*
P. : *« Oui, dans la caisse à outils de mon mari. »*
T. : *« Bien, allez ici. »*
Silence.
T. : *« Alors ? »*
P. : *« Non, ça ne marche pas. »*
T. : *« Que se passe-t-il ? »*
P. : *« C'est trop serré, je n'y arrive pas. »*
T. : *« Avez-vous mis du dégrippant ? »*
P. : *« Non. »*
T. : *« Où allez-vous en trouver ? »*
P. : *« Dans la droguerie près de chez moi, je vais en acheter. »*
Silence.
T. : *« Bien. Et maintenant ? »*
P. : *« Oui, la première vis commence à tourner. La plaque bouge un peu, c'est mieux. »*

Commentaire 1 : C'est le patient qui invente le scénario dans lequel entre « logiquement » le thérapeute. L'idée de desserrer est une idée du patient. C'est dans ce scénario que le thérapeute évoque le dégrippant. Il fait aussi appel à son imaginaire et ce d'autant plus facilement qu'il est lui-même en transe et « voit » très précisément cet objet.

Commentaire 2 : Le thérapeute reste en contact verbal pour que le patient lui raconte le travail qu'il fait – ou qui se fait – à l'intérieur. Comme souvent en transe, le sujet a tendance à faire le moins possible et doit être stimulé pour parler, faire des choses, continuer d'imaginer. Ce n'est pas une séance de relaxation, il s'agit d'un travail très intense dont beaucoup de patients sortent épuisés.

Un disque brûlant

Patient : *« C'est un disque brûlant, comme une grosse pièce de monnaie, très épaisse, surtout au milieu. Juste sous le coude, sous la peau. Elle est argentée comme le métal chez le forgeron. J'ai l'impression qu'à chaque respiration, j'attise le feu. »*
Thérapeute : *« Qu'est-ce qui vous soulagerait ? »*
P. : *« De mettre la pièce dans du froid. »*
T. : *« Où pouvez-vous trouver du froid ? »*
P. : *« Dans mes pieds, ils sont glacés. »*
T. : *« Très bien, invitez le froid des pieds – peut-être plutôt le gauche ou le droit ? – à venir dans votre bras. »*
Quelques instants d'attente.
T. : *« Où est le froid maintenant ? »*
P. : *« Dans la main, il se rapproche… ça y est, la pièce est dans le froid. »*
T. : *« Très bien, regardez là se refroidir, mais elle va quand même rester un peu chaude. Peut-être que les pieds vont profiter de cette chaleur que la pièce a dégagée ? C'est mieux ? »*
P. : *« Oui, la chaleur est partout dans mon bras maintenant, je ne sens plus la pièce. »*

Commentaire : Le thérapeute vérifie d'abord l'absence de processus inflammatoire signalé par la douleur. Si c'est un processus inflammatoire repéré, il convient de poursuivre la surveillance et les soins adéquats. La réification permet de réduire la souffrance du patient très rapidement.

Il arrive souvent que le patient repère dans son corps une solution à son problème, ici le froid des pieds. La suggestion du thérapeute permet peut-être une répartition plus harmonieuse de la chaleur dans le corps de ce patient.

Une orange noire

Patient : *« C'est une boule grosse comme une orange mais noire, comme du caoutchouc. Elle est à l'intérieur de la poitrine à gauche. Complètement immobile depuis 1 an. Elle m'empêche de respirer. »*
Thérapeute : *« Quel genre de changement serait bien pour vous ? »*
P. : *« Qu'elle aille ailleurs ! »*
T. : *« Où ? »*
P. : *« Dans ma fesse gauche. »*
T. : *« Il y a suffisamment de place ? »*
P. : *« Oui. »*
Rires…
T. : *« OK, allez-y, observez comment elle se déplace… Où est-elle maintenant ? »*
P. : *« Au milieu du dos, elle continue à descendre. Mais elle est plus petite maintenant… Ça y est, elle est arrivée. »*
T. : *« C'est supportable pour la fesse ? »*
P. : *« Oui, la boule est beaucoup plus petite. »*
T. : *« Ça vous convient comme ça ? »*
P. : *« Oui, ma poitrine est complètement dégagée, je respire normalement. »*
Inspiration très profonde et sourire.

Commentaire : Il y a parfois, comme ici, un lien avec un événement connu. Cette boule s'était installée les jours suivant la mort de son père. En sortant de transe, elle a pleuré, ses émotions se sont remises en mouvement. Le jour même, elle est allée pour la première fois au cimetière…

Nous voyons bien ici la mise en œuvre de ressources complexes. Aucun des entretiens thérapeutiques qu'elle avait déjà eus ne les avait activées. Nous voyons ici, et c'est le plus fréquent, qu'elle ne demande pas de s'en débarrasser immédiatement ou complètement.

La réification simple

La technique ici décrite peut être très simplifiée pour des douleurs récentes, des douleurs modérées, des douleurs pour lesquelles le patient propose facilement un objet imaginaire. La stratégie générale reste la même : faire préciser l'objet pour augmenter la dissociation avant de passer à la phase de changement.

Dans les heures qui suivent l'intervention, le patient ressent une douleur au niveau de l'incision. L'examen clinique est normal.
Patient : *« Mon bras me brûle. »*

Thérapeute : « *À quel endroit ?* »
P. : « *Au niveau de l'incision.* »
T. : « *Toute la longueur de l'incision ?* »
P. : « *Non, surtout en haut, comme s'il y avait une braise posée sur la peau.* »
T. : « *Que faudrait-il faire pour que ça aille mieux ?* »
P. : « *Il faudrait l'éteindre.* »
T. : « *Comment ?* »
P. : « *Avec de l'eau.* »
T. : « *Elle vient d'où cette eau ?* »
P. : « *De la rivière près de chez moi.* »
T. : « *D'accord, faites couler la rivière sur la braise… Comment ça se passe ?* »
P. : « *Mieux, elle refroidit… Ça fait du bien.* »
Un échange de 1 minute pour soulager le patient et éviter, potentiellement, une fixation douloureuse ou une algodystrophie.

■ LES CONFUSIONS

Le mode d'action

La confusion est une technique très utilisée par Erickson. C'est un procédé rapide et puissant qui permet de catalyser la mise en route du processus hypnotique et/ou d'approfondir la transe. Le thérapeute doit toujours travailler suivant sa propre personnalité, il doit rester sérieux et accepter d'être un peu confus lui-même. Son action est polymodale.

La focalisation de l'esprit

Afin de tenter de comprendre le message confus délivré, le sujet va se concentrer sur le message ou la situation confuse. Le monde extérieur cesse d'exister, l'esprit est dans une sorte de « *no man's land* » quelque part entre la réalité et la virtualité.

Le blocage de l'esprit critique, la perte du contrôle

Le sujet, en partie grâce à l'effet de surprise et malgré ses tentatives, n'est plus capable d'analyser la situation avec ses modes de raisonnement habituels, comme l'explique Watzlawick en 1980 dans son livre *Le langage du changement* [30].

C'est alors une véritable sidération des fonctions réflexives et de l'esprit critique qu'opère la confusion. Schématiquement, nous pouvons séparer les différentes techniques propres à assurer la focalisation et l'absorption de la conscience nécessaires à l'accomplissement du processus hypnotique en trois catégories *(Fig. 1)* :

— les techniques qui retirent du contrôle au patient et qui agissent en inhibant le fonctionnement de la conscience critique ;
— les techniques qui apportent surtout du confort au patient et qui nécessitent une grande coopération du patient ou la conjonction à d'autres techniques pour être actives. Ce sont : le lieu de sécurité, les techniques respiratoires, le temps de sécurité ;
— enfin les techniques dans lesquelles le patient confie le contrôle au thérapeute. Elles activent le processus. Ce sont : les techniques linguistiques et toutes les méthodes entraînant des phénomènes idéo-sensoriels et idéo-moteurs.

Dans la confusion, le contrôle n'est pas confié, il est retiré. La confusion, la saturation de la conscience et l'hypnose directive fonctionnent de la même façon sur ce point. Cette particularité entraîne très souvent un inconfort dont il faudra tenir compte.

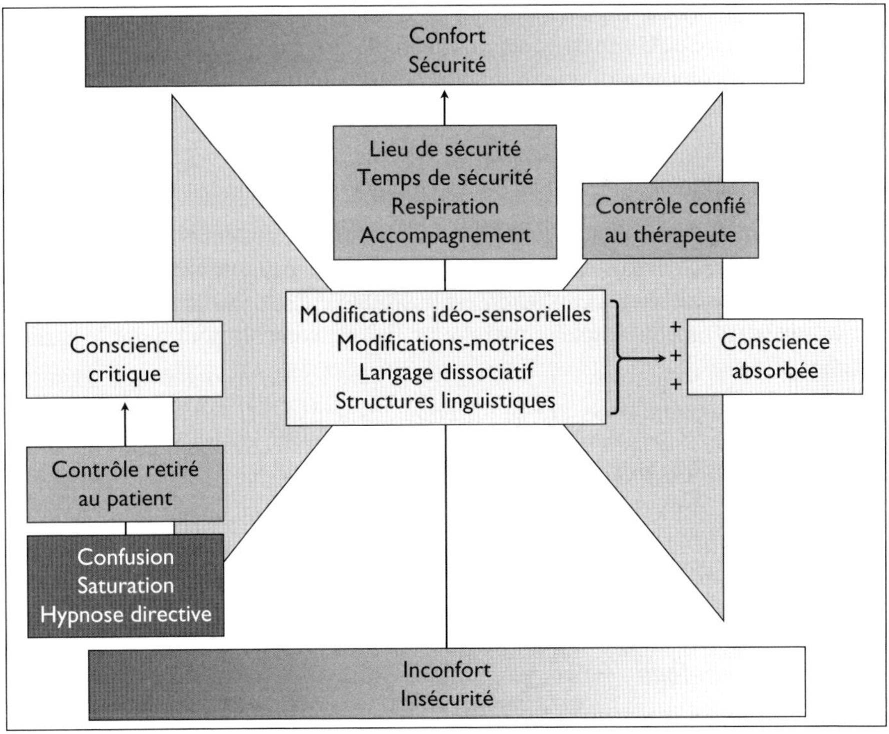

Figure 1 ■

L'accès à des structures linguistiques particulières

Délivré de l'obligation de se soumettre à une certaine logique, le thérapeute peut s'autoriser l'utilisation de formes linguistique qui favorisent la transe, la stabilisent tout en apportant du confort. Nous reverrons ces formes linguistiques de façon détaillée un peu plus loin, dans les techniques visant à canaliser l'inconfort induit par la confusion.

La création d'une tension

L'hypnose, on le sait, n'est ni un sommeil ni une technique de relaxation. Elle implique toujours une certaine tension de l'esprit. Jean Becchio parle « d'état du juste milieu » en référence aux principes fondamentaux du Qi Gong. La confusion permet d'obtenir rapidement ce degré de tension nécessaire à la bonne réalisation du processus hypnotique ; c'est un peu comme si, privé de ses outils réflexifs habituels qui sont devenus inutiles, le sujet attendait un message cohérent. Ce message cohérent aura alors un impact beaucoup plus important que s'il était délivré simplement sans faire de confusion ; sans doute faut-il voir là l'impact de l'hyper-suggestibilité. On comprendra ici comment la confusion potentialise toutes les suggestions faites alors.

Les indications

La confusion est une technique qui retire du contrôle au patient et non une technique dans laquelle le patient confie le contrôle. De cette particularité on peut déduire les indications. La confusion est utilisable dans toutes les situations dans lesquelles le thérapeute souhaite prendre un peu de contrôle pour aider le patient à lâcher prise.

Ces situations peuvent dépendre de différents facteurs.

La personnalité du patient

Les patients ayant l'habitude d'être en position haute (enseignant, personnel soignant, chef d'entreprise…) et les patients psychorigides confient difficilement le contrôle, ce qui peut être une cause d'échec à l'induction si une technique moins incisive est utilisée directement.

La situation clinique

— Certaines circonstances cliniques déplacent la focalisation de l'attention vers quelque chose de désagréable : par exemple, une douleur lors d'une intervention avec hypnosédation. Pour reprendre le contrôle transitoire de la situation afin de dé-focaliser l'attention pour la re-focaliser vers quelque chose d'agréable, la confusion trouve toute sa place.

— La confusion permet la réalisation de gestes très courts et désagréables ne nécessitant pas une transe stable pendant un long moment : par exemple, la pose d'une voie veineuse pourra bénéficier de ce type de prise en charge. Une phrase sortie du contexte *(cf. Chapitre 7)*, voire inintelligible, va entraîner une sidération de la conscience mise alors à profit pour poser la voie veineuse.

Les techniques verbales pour créer la confusion

L'utilisation de la confusion permet de favoriser la créativité du thérapeute en la stimulant. Il peut paraître paradoxal d'organiser la confusion. Cependant, l'analyse des principales techniques génératrices de confusion permet d'ouvrir un certain nombre de perspectives et de pistes en facilitant la mise en œuvre pour le néophyte.

Une phrase correcte mais mensongère

Cette approche, en contradiction avec le déroulement temporel du discours, va désorganiser le cheminement réflexif du patient en l'obligeant à aller chercher en lui-même une affirmation qu'il ne reconnaît pas.

> *« Comme vous avez dit tout à l'heure... »*
> *« Je suis d'accord avec vous quand vous dites que... »*
> *« Vous avez raison de penser que... »*

Une phrase correcte hors contexte

L'utilisation de phrases correctes sur le plan de la syntaxe et de la grammaire doit toujours obéir à la règle suivante : le ou la patiente ne doit pas trouver de rapprochement possible avec sa propre vie. En effet, si cela était, le risque existerait d'entraîner une transe désagréable à l'opposé de l'effet escompté.

> Pour un homme on pourra dire :
> *« Votre mari va toujours à la piscine ? »*
> Alors que, pour une femme, on préfèrera :
> *« Votre femme va toujours à la piscine ? »*

Si on inversait les phrases, on courrait le risque que la personne soit séparée, veuve... et donc de focaliser l'attention sur un élément triste ou angoissant.

Une phrase correcte mais en contradiction avec la logique des présupposés

La présupposition se définit en linguistique comme l'ensemble des informations implicites d'un énoncé, qui peuvent s'en déduire mais n'y sont pas formellement exposées. On peut aussi la définir comme une supposition préalable, une hypothèse non confirmée. Les présupposés sont parfois évidents, c'est avec ceux-là qu'il faut travailler. Les présupposés pourront être pris dans des champs divers.

Dans l'entourage commun au patient et au soignant

« Et vous retrouvez cette salle. » (Alors que le patient vient d'arriver…)
« On va refaire ce qu'on a fait tout à l'heure. » (Alors qu'il vient d'arriver…)
« Où avez-vous mis le bordereau à redonner au chirurgien ? »

Dans des champs très généraux

« Votre mère a-t-elle des enfants ? »
« Votre femme est-elle mariée ? »

Une phrase connue presque correcte

Il s'agit d'aphorismes connus dont on a détourné le sens en remplaçant un mot par un autre de consonance proche.

« Qui vole un bœuf vole un veuf. »
« Il n'y a que le second pas qui compte. »
« Tout est bien qui commence bien. »
« C'est la goutte qui met le fer aux poudres. »
« Qui peut le moins peut le plus… »

Une phrase presque correcte mais un mot figuré est remplacé par un synonyme au sein d'une structure métaphorique éteinte

La métaphore est une figure de style qui consiste à établir une comparaison entre deux réalités, comparaison qui est fondée sur une analogie que l'on instaure entre les deux référents. Le nom commun employé de façon métaphorique est en quelque sorte détourné de son sens habituel. Dans certaines expressions, lorsque le terme métaphorique est accepté dans le langage commun comme un terme propre (« figure éteinte ou catachrèse »), il devient le seul terme convenable pour désigner l'objet : exemple les ailes du moulin, les cordes vocales… Seule une partie du sens associé normalement à ce mot est alors retenue. Le remplacement de la figure éteinte par un mot figuré proche au sein de la structure aboutit à une phrase correcte entraînant une confusion.

« *Les ficelles vocales* » (pour cordes).
« *Le jour sort de son lit* » (pour se lève).
« *Se faire la valise* » (pour malle).
« *La route de fer* » (pour le chemin).
« *Être sage comme un dessin* » (pour une image).

Une phrase correcte dans le contexte mais un mot est hors contexte et ne trouve sa place que par la sonorité

« *Ainsi des parties de vous-même sont-elles en lumière, vous êtes le héros, et d'autres parties plus sombres sombrent dans l'ombre comme sous un sombrero.* »

Une phrase correcte dans le contexte mais difficile à comprendre

Dans ce cadre on associe à la confusion un certain degré de saturation de la conscience par la succession de phrases, employant des mots de consonances proches qui accentuent la confusion. C'est une technique utilisable facilement dans un bloc opératoire ou un service de soin que l'on connaît bien car il est facile de construire à l'avance ce type de phrase et, en la mémorisant, de s'en servir à chaque fois.

« *Il y a beaucoup d'appareils, tous les appareils ne sont pas pareils, certains ont des piles d'autres appareils sont sans piles et ceux qui s'empilent ne sont forcément les mêmes, il y a des écrans, des appareils avec des crans plus ou moins grands...* »
« *Et l'une des choses que vous ne savez pas que vous savez, c'est comment perdre la capacité de sentir...* »
« *Dans cette salle il y a des chaises, il y a des chaises qui sont comme des sièges, ce sont celles qu'on assiège, ces chaises sont comme chez elles, des chaises sans ailes, posées et sans elles on ne peut se poser ni se reposer...* »
« *Dans un moment, vous pouvez vous éveiller en tant que personne, mais il n'est pas nécessaire que votre corps se réveille, ou bien, vous pouvez vous éveiller en même temps que votre corps mais sans avoir conscience de ce corps...* »

Une phrase correcte dans le contexte mais difficile à comprendre en raison de la négation

Au-delà de deux négations, le cerveau n'est plus capable de comprendre une phrase. On peut alors profiter de cette incapacité pour placer des mots qui agiront comme autant de suggestions indirectes. Le para-verbal et/ou du saupoudrage viennent renforcer la suggestion.

« Il n'est pas incertain que vous ne soyez pas encore confortable. »
« Et vous n'êtes pas très sûre de ne pas vous souvenir de ce que vous ne m'avez pas dit qui ne soit agréable. »
« Est-ce que vous ne pensez pas que vous n'êtes pas dans un état hypnotique ou non ? »

Une phrase correcte dans le contexte mais difficile à comprendre en raison de la structure empilée

C'est ce qu'on appelle couramment la « méthode des poupées russes ». Cette structure littéraire est souvent employée à dessein dans certains romans ou contes (par exemple : *Le manuscrit trouvé à Saragosse, Les mille et une nuits*). Plusieurs parenthèses sont successivement ouvertes, rendant le discours compréhensible mais très difficile à suivre.

« Il y a des gens qui passent sur le chemin un peu comme à la plage quand il y a du soleil comme ces jours de mai, à part s'il s'agit d'un pays tropical comme les Antilles là-bas la mer est bleue et le sable blanc comme l'intérieur des coquillages comme ceux qu'on peut acheter dans les épiceries de quartier, même si maintenant il y en a peu, en rapport avec autrefois... »

Une phrase correcte grammaticalement mais en contradiction avec la logique ou les connaissances

C'est une méthode particulièrement inconfortable pour le patient, c'est pourquoi il est convenable de tisser une alliance avec des structures linguistiques propres à la transe. Les mots choisis doivent apporter du confort (mode poétique) ou permettre, là encore, de placer une suggestion en profitant de l'hyper-suggestibilité.

« Des pierres en bois jalonnent le chemin. »
« Et vous montez l'escalier vers le bas. »
« Les étoiles de midi brillent. »
« Et la pluie vous sèche. »
« Et vous êtes assis confortablement sur vos deux pieds. »
« La tête repose tranquillement à la base du cou. »

Une phrase correcte dans le contexte mais difficile à comprendre en raison de l'utilisation de contraire

« Les choses passent, et ce qui maintenant est sera bientôt le passé du futur comme il était hier le demain du passé de ce qui est aujourd'hui. »

Une phrase correcte mais avec utilisation de la latéralité

« La main droite est adroite pour écrire de gauche à droite mais elle est gauche pour aller de droite à gauche, la gauche n'est pas adroite pour écrire de droite à gauche, surtout en ligne droite. »
« Je vais prendre votre main gauche et toucher les doigts de gauche à droite en nommant ceux qui sont de l'autre côté. »

Une phrase complètement délirante entre deux parties parfaitement contextuelles

« Et vous êtes allongé là... confortablement, et la respiration est calme et dehors... il y a deux jours de vacances bleues et sans doute une de vos deux jambes est-elle déjà plus confortable que l'autre. »

Une phrase syllogique

Le syllogisme est un mode de raisonnement exposé il y a 2 400 ans par le philosophe Aristote. Ce raisonnement consiste en deux propositions dont on déduit une troisième. Le syllogisme aboutit forcément à une absurdité si les deux propositions comportent une négation.

« Une partie de vous est ici une autre pas, comme New York n'est pas ici, c'est peut-être que vous êtes à New York. »
« Si ce n'est pas qu'il ne pleut pas, alors il pleut. »
« Avez-vous déjà noté que, pour voir, il faut avoir les yeux ouverts ; or, pour voir l'arrière des paupières, il faut fermer les yeux ; c'est donc que, lorsque les yeux sont ouverts, ils sont fermés. »

Un zeugme

Le zeugme est l'association, à un même mot, de deux éléments incompatibles puisqu'ils se construisent de façon différente sur le plan syntaxique ou sémantique.

Le zeugme syntaxique

Il consiste à attacher à un verbe deux compléments qui ne se construisent pas de la même façon.

« Il vécut de mendicité et heureux. »
« Et votre cerveau peut penser que vous êtes confortable et à autre chose aussi. »
« Et vous sentez que tout va bien et le parfum des fleurs. »

Le zeugme sémantique

Dans ce cas, les deux compléments se situent à des niveaux différents, l'un concret et l'autre abstrait.

> *« Il baissa sa culotte et dans mon estime. »*
> *« Il posa son parapluie et une question. »*
> *« Vous vous reposez sur la table d'examen et sur nous. »*
> *« Et vous respirez l'air frais et le bonheur. »*

L'antanaclase

C'est une figure de style qui consiste à utiliser deux fois le même mot dans une phrase en lui donnant deux sens différents.

> *« Le lierre courait sur les pierres et les enfants après les oiseaux. »*
> *« L'air entre et sort, il se pose puis se re-pose et votre cerveau se pose la question de savoir si c'est l'heure d'une pause. »*

L'oxymore

Autre figure de style dans laquelle sont unis, dans un même groupe, deux mots dont le sens est apparemment contradictoire.

> *« Il y a des parties claires plus sombres et des parties sombres plus claires. »*
> *« Et le temps passe vite lentement. »*

Une phrase complètement déstructurée : « technique du coq à l'âne »

> *« Et vous êtes allongé là... confortablement, et la respiration est calme et cela fait penser à certaines fleurs... les fleurs des jardins qui les agrandissent et les enfants aussi. »*

Une tâche difficile à réaliser

Sans injonction paradoxale (saturation de la conscience et confusion)

> *« Et je vais vous demander de compter les marches en descendant à l'envers cet escalier. »*
> *« Et vous allez vous rendre ailleurs pendant que je reste ici, où allez-vous aller ? »*
> *« Pouvez-vous compter de 7 en 7 de 101 à 54 ? »*

Avec injonctions paradoxales couvrant tout le champ des possibilités

« Si votre inconscient veut entrer en transe, votre main droite va se soulever ou bien votre main gauche ; il serait étonnant que les deux mains se soulèvent mais, si la transe est profonde, alors les mains ne bougeront pas, ou alors très peu. »

Les techniques pour renforcer la confusion

Créer la surprise

La surprise, comme la saturation de la conscience, l'anxiété ou le stress, va fixer naturellement l'attention du sujet et donc favoriser la transe. De plus, le fait de rester surprenant permet de sortir du cadre stéréotypé habituel de la relation soignant-soigné et donc amène le patient dans une position différente.

« Pour commencer, je ne vais hypnotiser que votre bras… »

Favoriser la saturation de la conscience

La saturation de la conscience, comme la confusion, est une technique un peu plus directive qui permet d'affaiblir le contrôle que le patient peut avoir sur la situation et donc de favoriser le lâcher prise. Cette technique pourra être utilisée notamment en cas de résistance du patient. Elle est particulièrement efficace chez des sujets qui ont des difficultés à lâcher prise. Cette capacité limitée est souvent retrouvée dans certaines professions : comptable, chef d'entreprise, enseignant, médecin… Le principe consiste à demander au sujet d'effectuer une tâche de plus en plus difficile.

M. Jérôme L., 56 ans, expert-comptable. C'est son gendre qui est médecin qui lui a très fortement suggéré de faire sa colonoscopie avec hypnosédation. Il se décrit comme très terre à terre. Sa résistance est visible mais une partie de lui veut réussir par loyauté vis-à-vis de sa famille. Il n'a pas choisi de thème d'accompagnement malgré la demande de l'anesthésiste qu'il a rencontré en consultation quelques jours avant. C'est là un autre signe de résistance. Il me dit que je n'ai qu'à choisir pour lui ; j'insiste et finis par obtenir qu'il aime Venise et New York où il s'est rendu plusieurs fois avec son épouse.

« Pour commencer, je ne vais hypnotiser que votre bras et je vous demande, pendant ce temps, de comptabiliser toutes vos pensées, absolument toutes vos pensées ; cela n'est pas forcément facile mais, au moins, je vous invite à le faire approximativement. Pendant toute cette phase d'induction, le médecin introduira le colonoscope et ira jusqu'à l'angle gauche au-delà de la charnière recto-sigmoïdienne ; son aide va appuyer sur le ventre pendant ce temps afin de favoriser la mise en place.

Nous ne commencerons la colonoscopie, à proprement parler, qu'à partir du moment où l'une de vos mains sera devenue plus lourde ou plus légère et je vous invite à observer ce phénomène afin de nous donner le signal... »
J'induis une catalepsie et lui donne le signal du décompte de ses pensées. Pendant ce temps, le gastro-entérologue fait progresser doucement le colonoscope.
Et je lui suggère un New York plein de canaux, la cinquième avenue est peut-être inondée par endroit, il est avec sa femme, il regarde la lagune qui donne sur Brooklyn, il entend le bruit des pigeons sur Manhattan, sent peut-être les odeurs des pâtes ou de la pizza à Little Italy et dans les taxis, il est peut-être surpris de trouver des chauffeurs en gilet rayé, comme à Venise... Parfois, la gondole a un peu de mal à passer dans un endroit plus étroit, mais le conducteur est habile et doux et tout reste confortable, il a confiance et cela facilite le voyage...
Dans ce deuxième temps, les éléments de l'accompagnement permettent d'apporter du confort en même temps que la confusion.
Le patient donne le signal (il serre deux fois la main, « signaling » établi au préalable) lorsqu'il est à l'angle droit, la colonoscopie est quasiment terminée.

La saturation peut être obtenue de multiples manières en se servant du jargon médical inconnu du patient.

« Je vais installer le Dynamap, il s'agit d'un appareil automatique apparu dans les années 1990 et qui permet en extemporané de mesurer la pression artérielle systolique, moyenne et diastolique au niveau de l'artère humérale, celle-ci peut être altérée par le bloc sympathique résultant de l'épidurale... »

Utiliser le langage para-verbal

L'utilisation du langage para-verbal peut avoir plusieurs conséquences.

Créer une certaine attente

Utiliser le « *pacing* » en stoppant sa phrase à la fin de l'expiration et ne reprendre que deux mouvements plus tard. L'effet pourra être accentué en parlant très lentement ou en faisant de longues pauses dans le discours.

Faire de la confusion non verbale

La confusion non verbale consiste à établir une véritable contradiction entre le langage verbal et le langage para-verbal.

« Et les bruits silencieux sont de plus en plus forts » (En chuchotant).

Utiliser le langage non verbal

Dans ce cas, la discordance se situe entre le langage verbal et le langage non verbal.

Erickson avait l'habitude d'employer cette technique lors de la rencontre avec le patient. Il l'accueillait en tendant la main pour le saluer puis, au moment où le patient tendait sa main, Erickson baissait la sienne et se mettait à parler au patient ayant le bras spontanément en catalepsie.

Utiliser l'orientation sensorielle du patient

Les mots utilisés pour créer la confusion peuvent appartenir à un champ lexical visuel, auditif ou kinesthésique. Le choix sera déterminé en fonction de ce qui semble être l'orientation sensorielle du patient.

Pour un patient plutôt visuel

> *« Les couleurs sont comme des leurres qui changent avec l'heure. »*
> *« Les couleurs font des taches qui se détachent, les couleurs du bonheur si c'est la bonne heure, l'heure de la pâleur des couleurs sauf si c'est pas l'heure. »*
> *« Les ombres rendent les choses plus sombres mais la lumière donne aux formes des ombres qui les déforment... »*

Pour un patient plutôt auditif

> *« Il y a des sons qui sont proches du silence, plus les sons sont lointains plus ils sont proches du silence. »*
> *« Les sons des sonnettes trop nettes résonnent avec aisance comme une résonance. »*
> *« Et les silences en écho sont comme les sons qui sont égaux. »*

Pour un patient plutôt kinesthésique

> *« Le pied gauche est peut-être plus gauche que le pied droit ou plus adroit que l'autre. »*
> *« De derrière c'est le pied gauche qui est devant mais de devant c'est le pied droit qui est devant et le plus adroit qui est derrière. »*
> *« L'air en passant donne au passant des impressions de pressions, des sensations sensationnelles... et agréables. »*
> *« Le vent est devant et derrière comme le vent d'hier ou d'avant-hier. »*

Les moyens pour canaliser l'inconfort induit par la confusion

Nous l'avons vu, la confusion entraîne naturellement un certain inconfort. Celui-ci doit être « antagonisé » pour rester dans une relation thérapeutique contextuelle.

Au niveau des techniques de communication

Le confort sera apporté sur tous les plans : verbal, para-verbal et non verbal.

Sur le plan verbal

Le choix des mots, notamment l'éviction de certains mots à connotation angoissante ou désagréable, est important. Par ailleurs, l'utilisation de structures linguistiques particulières, de type poétique, permet de renforcer le confort.

L'hypallage

Figure de style qui consiste à associer syntaxiquement un mot, habituellement un adjectif, à un autre auquel il n'est pas lié par le sens.

> *« L'odeur neuve de cette expérience. »*
> *« La transe donne aux bruits jaunes et bleus des couleurs agréables. »*
> *« La terre est une orange bleue. »*

L'assonance

Emploi répété d'une même voyelle (son vocalique) dans un ensemble de mots rapprochés.

> *« Et vous prenez du temps qui détend, tout autant de temps car, depuis longtemps, cette détente vous tente. »*

L'allitération

Emploi répété d'une même consonne dans un ensemble de mots rapprochés.

> *« Et vous prenez du temps qui détend, tout autant de temps car, depuis longtemps, cette détente vous tente. »* (Assonance et allitération sont souvent liées.)
> *« Et vous entendez les bruits du cheval qui va dans l'eau et vous trouvez ça beau les sabots du cheval qui va dans l'eau. »*
> *« Pour qui sont ces serpents… »*

L'apophonie

Figure de style qui consiste à utiliser dans un même syntagme deux mots de même famille, présentant une différence phonétique minimale.

> *« Il y a le drap du dessus et le drap du dessous et le drap du dessous passe parfois dessus comme un pardessus et vous êtes sans dessus dessous, le drap du dessus est dessus le drap du dessous, protégé par le drap du dessus. »*

La paronomase

Figure de style qui consiste à utiliser dans un même énoncé des paronymes, c'est-à-dire des mots qui ont une prononciation et une graphie similaires, mais dont la signification est différente.

> *« Dans le Finistère, là où la terre finit dans la mer, la mer des Abers, les enfants ne sont jamais loin de la mère. »*
> *« Et vous appréciez les paysages de ce pays sage. »*

Le langage para-verbal

Le timbre, la tonalité basse, le rythme de la phrase, l'ajustement au rythme respiratoire seront particulièrement soignés et renforcés par l'utilisation du saupoudrage.

Le langage non verbal

Le sourire, le calme, le respect de la distance et le « *mirroring* » permettent de faire passer un grand nombre d'éléments utiles à l'installation du confort.

Au niveau des techniques hypnotiques

Celles qui apportent déjà du confort permettent une plus large utilisation de la confusion pendant leur réalisation. La confusion permet alors de stabiliser ou de re-stabiliser la transe. Citons parmi toutes les techniques qui apportent du confort :
— l'accompagnement ;
— les techniques respiratoires ;
— le temps sûr ;
— le lieu sûr...

La confusion et l'enfant

La confusion est délicate à utiliser chez l'enfant. Elle peut être source d'anxiété. Elle ne trouve certainement pas sa place en dessous de 5 ans. Entre 5 et 7 ans, la confusion sur la magie des choses (ventriloquie, rapport magique avec l'entourage, utilisation du jeu...) peut être tentée. Au-dessus de 7 ans, une technique simple est de remettre en question ce que l'enfant a appris, par exemple en comptant à rebours et en semant le décompte d'erreurs.

> *« 86, 85, 84, 83, 81, 82, 80, 79, 78, 77, 76, 74, 73, 72... »*

Chez l'enfant, comme chez l'adulte, l'utilisation de la latéralité est très efficace.

« Est-ce que ta main droite peut toucher ton pied gauche ? » (7-8 ans.)

Pour conclure nous dirons que la confusion est une technique très efficace sur le plan de la dissociation qui peut être renforcée facilement et qui nécessite d'apporter du confort. Enfin, elle permet au soignant de travailler en utilisant sa créativité et a un côté ludique qui rend le soin agréable pour tout le monde en modifiant l'alliance thérapeutique.

Chapitre 8

Les indications de l'hypnose dans le parcours de soins

LA CONSULTATION PRÉ-ANESTHÉSIQUE

Les buts habituels de la consultation et de la visite

L'hypnose est un outil de l'anesthésiste. La consultation d'anesthésie doit donc être exécutée comme pour toute intervention (antécédents, examen clinique, explications...).

L'appréciation de la motivation

Qui est le prescripteur de l'hypnose ?

Si le patient vient pour réaliser un geste avec hypnose, il est important de savoir pourquoi il a choisi l'hypnose et qui finalement a décidé de cette technique. En effet, comme on le voit plus en détail au chapitre des résistances, la prescription de l'hypnose renseigne sur la motivation du patient. Les différents prescripteurs de l'hypnose peuvent être :
— le patient ;
— le médecin ou le chirurgien ;
— l'entourage ;
— l'anesthésiste.

L'ancrage de la relation

L'ancrage de la relation avec le patient va entraîner la confiance qui, avec la motivation et la coopération, vient composer trépied de la réussite.

L'accueil

La première rencontre avec le patient est souvent déterminante pour la suite de la relation. Grâce à notre expérience professionnelle, nous savons déjà entrer en communication facilement avec la plupart des patients. Il est possible d'aller plus loin et d'utiliser les techniques de communication que la connaissance de l'hypnose nous permet de posséder pour les mettre au profit de l'alliance thérapeutique.

Optimiser la communication

Dans tout espace de communication les deux interlocuteurs sont à la fois émetteurs et récepteurs. Il est donc important de prendre en compte autant la réception du message que son émission.

La réception

La réception des informations passe par la règle de Erickson dite règle des trois « O ». En effet, il faut « observer, observer et observer ».

La première observation : l'état psychique

Observer l'état de conscience du sujet : est-il ou non en transe ? Les principales circonstances qui favorisent l'apparition d'une transe commune, spontanée, sont le stress, la confusion, la saturation des fonctions cognitives, l'ennui. La plupart de ces éléments sont réunis dans un lieu de soin (cabinet, bloc opératoire, salle d'accouchement...). Il est donc fréquent que les patients que nous prenons en charge ne soient plus en état de conscience critique. Des phénomènes d'hyper-mémorisation ou, au contraire, d'amnésie sur des parties du discours peuvent apparaître.

> Thérapeute : *« Bonjour madame X, vous venez donc pour vous faire opérer d'une ablation de l'utérus par le Dr C le 20 octobre prochain. Est-ce une intervention qui va avoir lieu par les voies naturelles ou est-ce que le chirurgien vous a parlé d'ouverture ? Savez-vous s'il fait une cœlioscopie, il a dû vous expliquer que, peut-être, pour préparer l'intervention, il irait regarder dans le ventre avec une petite caméra en le gonflant un peu ? »*
> Patiente : *« Je ne sais pas, j'étais tellement surprise qu'on m'enlève l'utérus que je crois que je n'ai pas tout compris. »*

La deuxième observation : les gestes

Observer les gestes du patient. Deux items principaux sont à dégager.

— Quelle est l'attitude adoptée par le sujet ?

Cette observation dirigée nécessite un entraînement. Lors de toute rencontre, l'analyse du message non verbal est habituellement inconsciente. Les informations non verbales sont, en effet, principalement véhiculées par des voies sous-corticales pour être directement traitées au niveau des régions limbiques. Il s'agit d'un processus de nature implicite plus rapide qu'une analyse cognitive afin de permettre une réponse rapide, « instinctive ». Ce procédé a vraisemblablement été mis en place au cours de l'évolution pour pouvoir rapidement faire face à un ennemi ou à une situation dangereuse. L'analyse cognitive de ces informations permet de sortir de la réponse instinctive. Cela permet donc d'adapter son propre comportement au but fixé (ré-assurance...) : par exemple, comprendre pourquoi un patient est agressif sera plus utile que répondre instinctivement à cette agression.

— A-t-il des gestes qui lui sont propres ?
C'est le deuxième item à mettre en œuvre. Il permettra le « *mirroring* » *(cf. ci-dessous).*

La troisième observation : les mots

Observer les mots du patient. Instinctivement, en tant que soignant, nous avons l'habitude de cette dernière analyse qui nous renseigne sur le niveau socioculturel de notre patient et nous permet de nous adapter.

L'émission

Comme nous l'avons vu dans le chapitre de la communication hypnotique, l'émission se fait sur trois niveaux. On peut parler de règle des trois « V » : il y a émission verbale, non verbale et para-verbale.

Le « *mirroring* » des gestes et des mots permet de se mettre en synchronisation avec le patient et d'effectuer une émission adaptée de notre message. Bien entendu, il implique que la règle des trois « O » ait été respectée. Sur le plan para-verbal, des techniques comme le saupoudrage de mots rassurants et le « *pacing* » respiratoire (parler sur l'expiration) amplifient l'efficacité des techniques verbales et non verbales et sont utiles à mettre en place, surtout si la relation semble difficile à installer.

La détection du canal sensoriel préférentiel

Notre relation avec le monde extérieur passe nécessairement par au moins l'un des cinq sens. Chacun d'entre nous privilégie un ou deux de ces cinq sens pour communiquer. Cette préférence est le reflet de nos expériences, de notre culture, de notre éducation. Cette orientation préférée nous fait souvent choisir des activités, un métier en rapport avec elle. Elle s'en trouve ainsi renforcée.

Le kinesthésique fait référence au toucher et au proprioceptif mais aussi à tout le ressenti que l'on peut avoir par le corps. Pour cette raison, l'olfactif et le goût sont souvent assimilés à du kinesthésique même si les vocabulaires spécifiques peuvent être très différents.

Une analyse rapide du vocabulaire employé par le patient donne souvent l'orientation sensorielle. Il est parfois très facile de détecter le canal sensoriel d'un patient, surtout si celui-ci est nettement prépondérant. Le canal peut être visuel, auditif ou kinesthésique. Une grande partie de la population est visuelle.

Le visuel

Est qualifié de « visuel » quelqu'un qui privilégie le sens de la vue pour organiser son expérience et pour communiquer. Il retrouve ses souvenirs par l'impression visuelle qu'il en a (mémoire visuelle) et il s'exprime avec un vocabulaire lié à la vision.

> *« Vif, blanc, sombre, lumineux, illuminer, mettre en perspective, une vision des choses, voyez-vous, voilà, voici, il paraît que, un aperçu de la réalité, une façon de voir le monde, jeter un œil, c'est clair, cela crève les yeux, montrez-moi, avoir des œillères... »*

L'auditif

Est qualifié d'« auditif » quelqu'un qui privilégie les perceptions auditives pour organiser et accéder à son expérience. Le patient qui privilégie le canal auditif associera volontiers un numéro de téléphone à une rengaine par exemple. Il emploie un vocabulaire de registre auditif.

> *« J'entends bien ce que vous me dites, cela fait écho, sourd, fort, afin d'harmoniser, mélodie, cela résonne en moi, aigu, que me chantez-vous là, ton, je l'ai entendu de sa propre bouche, faire la sourde oreille, écoutez, cela sonne faux, être sur la même longueur d'onde, c'est orchestré magnifiquement... »*

Le kinesthésique

Les « kinesthésiques » sont ceux qui, d'une façon générale, utilisent leur ressenti physique (mouvements, postures, équilibres) pour organiser leur expérience et y accéder. Le vocabulaire privilégié alors fait référence à ces domaines.

> *« Garder les pieds sur terre, se prendre la tête, c'est frappant, il est froid, je rebondis sur cette proposition, c'est excitant, sentir, cela coule, prendre contact, cela me semble solide, ça a du poids, il a les pieds sur terre, je prends les choses à cœur, se projeter, avoir du bon sens... »*
> Et aussi, par assimilation : *« Avoir du flair, c'est de bon goût, ça sent mauvais, elle est jolie à croquer, être en odeur de sainteté... »*.

Certaines incompréhensions peuvent exister parce que les deux interlocuteurs n'ont pas le même canal sensoriel préférentiel.

> Prenons le cas d'un soignant franchement kinesthésique (ce qui est souvent le cas chez les professionnels de santé) et de son patient franchement visuel. Si le praticien met des images dans ses explications, le patient comprendra mieux, il fera plus facilement confiance et le lien sera plus aisé à installer.

Il est intéressant de connaître son propre canal sensoriel préféré. Ce qui est vrai en consultation l'est également au bloc lors des hypnosédations. Un patient adhèrera d'autant mieux à ce qui lui est proposé que les mots empruntés appartiennent au registre qu'il favorise.

En cas d'hypnose prévue pour une intervention, le canal préférentiel pourra être marqué sur la feuille de préanesthésie.

La feuille d'information

La mise au point d'une feuille d'information peut être d'une aide appréciable. Elle peut être délivrée à la fin de la consultation par le praticien et vient en complément des informations délivrées. Si le médecin qui a effectué la consultation préanesthésique n'est pas formé à l'hypnose, cette feuille va permettre au patient de s'informer a minima, le complément d'information étant alors délivré par le soignant qui réalisera l'hypnosédation.

Elle doit pouvoir répondre aux principales questions habituellement posées en consultation et permettre par ailleurs de démystifier l'hypnose.

> **Qu'est-ce que l'hypnose ?**
>
> Ni un sommeil ni un coma mais un état de conscience. Il est parfois spontané (exemple de la transe commune en voiture, au spectacle, en salle de classe...). L'hypnose médicale n'est pas de la magie, c'est une méthode qui, par des techniques d'absorption de la conscience, permet de focaliser l'attention du patient sur autre chose que l'opération elle-même et transforme ainsi une réalité qui pourrait être mal vécue en un moment agréable.
>
> **Est-ce suffisant ?**
>
> À tout moment, il est possible de compléter l'hypnose par de petites quantités de médicaments destinés à lutter contre la douleur ou à augmenter la relaxation, si la technique d'hypnosédation s'avérait insuffisante.

Et si je change d'avis ?

Il est possible de changer d'avis jusqu'au dernier moment et même très facile de convertir l'hypnosédation en anesthésie générale en cours d'intervention. L'anesthésiste est là et tout est prêt pour réaliser une anesthésie générale, si le patient décide d'interrompre l'hypnose.

Quels sont les avantages ?

Les principaux avantages de l'hypnose, outre l'expérience nouvelle et agréable, sont l'éviction des troubles de la mémoire et de la concentration qui sont parfois observés après les anesthésies générales ainsi que la sortie plus rapide.

Puis-je conduire ma voiture ensuite ?

Comme pour toute hospitalisation de jour, il est interdit de conduire dans la journée de l'intervention ou de la colonoscopie.

Dois-je être à jeun ?

Les conditions d'entrée dans la clinique sont les mêmes, quelle que soit la technique d'anesthésie choisie.

Cette information « papier » peut éventuellement être complétée par la création d'un « blog » ou l'insertion d'une page « Hypnosédation » dans le site du département d'anesthésie ou de l'établissement *(cf. exemples en Annexes)*.

La ré-assurance

Comment rassurer le patient ? Les inquiétudes concernent essentiellement la capacité d'être ou de ne pas être hypnotisable ainsi que la prise en charge de la douleur. Les explications concernant l'hypnose sont faciles à donner.

> *« Vous avez une voiture ? Vous arrive-t-il de temps en temps de conduire sur un trajet que vous connaissez bien ou sur une autoroute ? De temps à autre, avez-vous remarqué qu'une partie du chemin échappait à votre conscience et que, parfois, vous parcouriez des kilomètres sans vous rendre compte du chemin ? Il s'agit là d'une transe spontanée, c'est de l'hypnose. Une partie de vous conduit, votre corps est dans la voiture, et une partie de vous, de votre esprit, est ailleurs. Pendant les interventions le principe est le même. Le médecin anesthésiste formé à l'hypnose permet à votre esprit de vagabonder, pendant que le chirurgien et son équipe travaillent ; ainsi, une partie de vous est dans la salle pendant qu'une autre partie est ailleurs. Vous allez convenir d'un signal avec l'anesthésiste avant de commencer. Par exemple, vous pouvez convenir de serrer la main ; il vous*

donne la sienne pendant toute la durée de l'intervention. Si un inconfort survient, la partie de vous qui reste dans la salle pourra en avertir l'anesthésiste et il saura quoi faire, il préviendra l'équipe, il injectera un peu de produit. Il est votre messager, ce qui vous permet, en continuant de l'écouter attentivement, de retrouver rapidement du confort.

Votre cerveau a la capacité de gérer la douleur. Imaginez que vous avez une migraine terrible alors que vous rentrez chez vous le soir. Vous n'avez qu'une envie, prendre un médicament et vous mettre au calme mais, au moment où vous arrivez devant votre domicile, un énorme berger allemand surgit d'on ne sait où tous crocs dehors. Pensez-vous encore à votre migraine ? Votre cerveau sait sélectionner ce qui est important pour lui. L'hypnose vous aide à faire cette sélection. »

Les autres techniques utilisables en consultation

Le « *early learning set* », la projection dans un temps sûr et, en particulier, les techniques d'anticipation et de rétro-projection déjà détaillées dans d'autres chapitres sont également utilisables pour rassurer le patient. La catalepsie souvent induite par la prise de pression artérielle humérale est un élément de dissociation qui favorise l'apparition d'un espace hypnotique. Ce dernier peut être utilisé pour projeter le patient dans un futur où tout va bien. Cette technique présente l'avantage de pouvoir donner les explications qui, de toute façon, doivent être délivrées pendant la consultation d'anesthésie. L'hyper-suggestibilité autorise la délivrance de suggestions de confort et de guérison plus efficaces ainsi que cela a été détaillé dans « *Le temps de sécurité* » (projection vers le futur) *(cf. Chapitre 6)*.

■ LE BLOC OPÉRATOIRE

La place de l'hypnose conversationnelle

Tous les professionnels de santé formés à l'hypnose le disent : cet apprentissage change la façon d'accueillir et de prendre en charge les patients. Instinctivement, la pratique de l'hypnose conversationnelle s'impose très naturellement. Nous l'avons vu, au bloc opératoire, toutes les conditions sont réunies pour que les patients soient déjà en transe spontanée. Cette transe est le plus souvent dite négative. C'est essentiellement la perte du contrôle possible sur les événements qui rend cette transe possible et désagréable. Une hyper-mémorisation peut alors se faire sur des éléments indésirables du parcours de soin. Le diagnostic de transe spontanée et son utilisation à des fins éthiques permettent de contourner la difficulté et d'éviter cela. L'hypnose conversationnelle fournit une adaptation rapide au patient.

Comme il s'agit d'un accompagnement sans adhésion préalable à l'idée d'une prise en charge par technique hypnotique, il n'est pas nécessaire de parler d'hypnose, c'est un moyen facile de contourner les résistances ! Les indications en sont multiples.

Pour l'accueil des patients

Pour les petits gestes

Si le geste est court (pose de voie veineuse…), les techniques de confusion sont très efficaces *(cf. Chapitre 7)*.

Pour les anesthésies locorégionales des membres

L'avènement de l'échographie pour réaliser les anesthésies locorégionales (blocs plexiques ou tronculaires) nous fournit un point de focalisation tout trouvé : l'écran. Le principe est de ne parler que de l'écran. Comme pour toute technique hypnotique, il faut reprendre les mots du patient, adopter une voix calme et basse, évidemment ne jamais parler de la douleur et plus généralement éviter les négations.

Deux possibilités s'offrent au soignant.

La focalisation avec saturation de la conscience

Dans ce cas, il s'agit de la description clinique très précise et très médicale de ce qui se passe sur l'écran, le tout enveloppant des suggestions de confort qui sont mises en relief grâce à la technique de saupoudrage.

> *« Sur un écran d'échographie, tout ce qui est liquide est noir, ce qui est solide ou gazeux est blanc. En haut, au milieu de l'écran, vous pouvez apercevoir l'artère humérale très ronde qui présente un petit battement pulsatile très confortable. En haut de cette artère, à gauche, on voit le nerf médian avec ses faisceaux puis, en dessous, le nerf musculo-cutané qui a une forme d'amande… très agréable… à droite, vos yeux peuvent détecter la présence du nerf ulnaire juste au-dessus du nerf radial. Toutes les perceptions de bien-être que les mains peuvent connaître transitent de la périphérie vers le cortex via ces structures. Je vais maintenant pouvoir les entourer de lidocaïne à 1,5 %. Regarder bien en haut de l'écran, fixer attentivement là, vos yeux vont bientôt apercevoir l'aiguille qui passe en transcutané, c'est très intéressant et agréable à regarder… »*

La focalisation utilisant l'imaginaire du patient *(Fig. 1)*

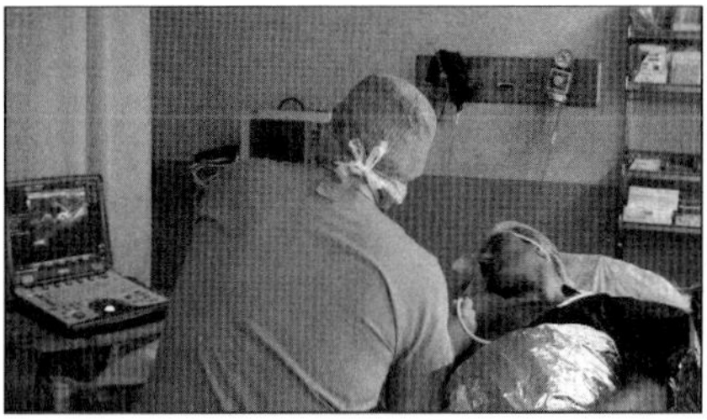

Figure 1 ▪ Focalisation du patient sur l'écran de l'échographe.

Elle consiste à effectuer des rapprochements entre les images qui apparaissent à l'écran et un sujet qui intéresse le patient. Le patient en vient à décrire l'écran ; l'anesthésiste l'encourage en reprenant ses mots et place des suggestions de confort.

> Thérapeute : « *À quoi vous font penser ces images ?* »
> Patient : « *On dirait une nuit lunaire.* »
> T. : « *Une nuit lunaire ? Bien et...* ».
> P. : « *Et je ne sais pas. Ah, il y a une étoile qui bouge, c'est curieux, on dirait un visage.* »
> T. : « *Un visage ? D'homme ou de femme ?* »
> P. : « *Au début j'aurais dit de femme et puis en fait c'est un homme...* »

Pour les anesthésies générales

Dans ce cas, la focalisation est induite par la pose du masque de pré-oxygénation. Des techniques respiratoires et de lieu de sécurité pourront facilement trouver leur place. Les suggestions verbales simples pourront être proposées sous forme de questionnement.

> « *Comment faites-vous pour vous détendre chez vous ?* »
> « *Quelles sont les deux choses les plus agréables que vous aimez faire ?* »

Pour la prévention des nausées et vomissements postopératoires

Plusieurs études rapportent une certaine efficacité des techniques hypnotiques sur les nausées et vomissements postopératoires. La plus connue consiste à projeter le patient dans l'avenir et à lui suggérer qu'il aura très faim.

« Vous n'avez rien mangé ce matin ? Non ? Vous imaginez après l'intervention ! Vous êtes capable de courir dans le couloir en criant : "Et mon petit-déjeuner, quand vais-je avoir mon petit-déjeuner ?" »

L'hypnosédation

Le principe

Le terme hypnosédation a été initialement inventé par M.-É. Faymonville. Dans hypnosédation, il y a hypnose et sédation : il s'agit donc naturellement de l'association d'hypnose à une sédation procurée par de petites quantités de drogues utilisées en anesthésie. Cette hypnosédation peut accompagner une anesthésie locale (par exemple, pour les thyroïdectomies) ou une anesthésie locorégionale (par exemple, un bloc fémoral pour un *stripping* de la saphène interne) ou, encore, se substituer à une anesthésie générale ou à une sédation intraveineuse stricte (coloscopie par exemple).

Les drogues utilisables

Le *tableau 1* reprend les principaux médicaments utilisés en hypnosédation.

Tableau I ▪ Les médicaments utilisés en hypnosédation

Nom	Classe thérapeutique	Intérêt	Doses moyennes /kg de poids	Effets indésirables observés
Propofol	Narcotique	Éliminé rapidement	0,03	Cuisson sur le trajet veineux Perte de conscience
Midazolam	Benzodiazépine	Canalise la transe chimique induite par la kétamine	0,005	Effet paradoxal d'agitation
Kétamine	Psychodysleptique	Favorise la dissociation	0,04	Perte du contact avec le thérapeute
Alfentanil	Morphinique	Antalgique	0,001	Apnées à petites doses
Rémifentanil	Morphinique	Antalgique Éliminé très rapidement	0,00004	Apnées à petites doses
Protoxyde/O_2	Gaz anesthésique	Favorise la dissociation Antalgique		Pollution de la salle

Lors des premières publications, le mélange type diazanalgésie était de loin le plus employé [1].

Les caractéristiques du rémifentanil en font désormais la drogue de choix pour les hypnosédations qui sont plutôt devenues des hypno-analgésies. Les raisons de l'utilisation isolée de ce morphinique sont également cliniques. En effet, le confort et l'anxiolyse sont relativement faciles à apporter avec l'hypnose [17, 18]. Par contre, la diminution de la douleur retrouvée dans les études *(cf. Chapitre 1)* n'est que de 50 %. Il paraît donc justifié de favoriser le morphinique plutôt qu'un mélange de produits.

Le rémifentanil pourra être utilisé en titration ou en seringue électrique auto-pulsée (dose moyenne : 0,025 microgrammes/kg/min) selon la chirurgie. Son emploi est particulièrement adapté à la réalisation d'interventions pour lesquelles une anesthésie locale associée est difficile ou impossible (colonoscopie, stérilisation par dispositif intratubaire...).

La mise en condition de sécurité

L'hypnosédation est une technique d'anesthésie utilisant des médicaments puissants. Elle doit être réalisée sous la surveillance d'un médecin anesthésiste. Comme pour toute anesthésie, le patient est vu quelques jours avant lors d'une consultation pré-anesthésique. Les conditions requises pour toute anesthésie doivent être remplies : à jeun, interdiction de conduire une automobile, accompagnement pour la sortie en cas d'hospitalisation en ambulatoire, proximité avec un centre hospitalier dans ce cadre, consignes... Au bloc, le patient doit être surveillé selon les bonnes pratiques : scope, pression artérielle automatique, mesure de la fréquence respiratoire, mesure de la saturation en oxygène et éventuellement de la capnie de fin d'expiration au moyen d'une petite sonde à oxygène sur laquelle est adapté un capteur capnographique.

Le patient est perfusé et le matériel de réanimation doit être prêt et vérifié.

La technique

L'induction de la transe et son entretien ne présentent pas de particularité.

Un « *signaling* » (c'est-à-dire un signal non verbal entre le patient et l'anesthésiste) est établi avant le début de l'intervention ou de l'exploration : par exemple, il est convenu avec le patient que, en cas de douleur, il serrera la main de l'anesthésiste.

Lorsque le « *signaling* » est mis en œuvre et que le patient fait ainsi savoir qu'un inconfort existe, la ratification de cet inconfort se fait dans deux directions : d'une part, vers le patient et, d'autre part, vers l'équipe chirurgicale.

L'information de l'équipe chirurgicale permet de dépister une étiologie évidente à l'inconfort et d'y remédier : réinjection d'anesthésique local, modification de la position du colonoscope...

La ratification vers le patient permet d'accompagner cet inconfort sur le plan hypnotique (par exemple, l'appui trop fort de la main de l'aide sur le ventre durant une colonoscopie devient une ceinture de sac à dos trop serrée dans l'accompagnement choisi par le patient). En cas de persistance du « *signaling* », un bolus de produit anesthésiant est injecté. La mise en place d'une catalepsie a l'avantage de faciliter la dissociation mais aussi de renseigner le soignant sur l'état de la transe du patient *(Fig. 2)*.

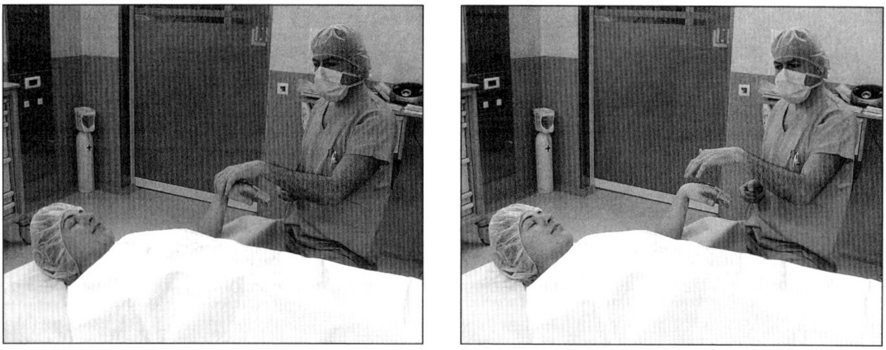

Figure 2 ▪ Catalepsie pendant l'hypnosédation.

Les avantages de l'hypnosédation

Plusieurs études ont objectivé une nette diminution des produits injectés, par rapport à l'anesthésie générale ou à la sédation (stérilisation tubaire, colonoscopie), et un confort plus important, avec notamment une réduction de l'anxiété [31] non seulement pendant le geste mais aussi avant et après.

Sur le plan de la cognition, l'absence de perte de conscience diminue très probablement les troubles de la cognition postopératoires observés au décours des anesthésies générales.

Au niveau de la réhabilitation postopératoire, la sortie est plus précoce et l'indice de satisfaction statistiquement plus élevé que lors d'une anesthésie générale.

Enfin, de nombreuses équipes ressentent un grand confort de travail, autant sur le plan technique que sur le niveau de stress.

Les indications

Les indications opératoires de l'hypnosédation sont multiples et varient d'un établissement à l'autre mais aussi d'une équipe à l'autre. Les plus courantes sont reproduites dans la liste ci-dessous. Cette liste est loin d'être exhaustive et chaque praticien trouvera certainement au sein de sa pratique des indications qui ne sont pas encore apparues. Certaines comme les FIV [32], où le taux d'implantation réussie semble plus important lorsqu'une technique hypnotique y est associée, ou les thyroïdectomies [16] par exemple ont fait l'objet d'études randomisées.

- — Chirurgie plastique : otoplastie, rhinoplastie, épithélioma, chirurgie plastique des seins, chirurgie plastique des paupières, lifting.
- — Chirurgie ORL et stomatologie : septoplastie, otoplastie, thyroïdectomie, radiofréquence amygdalienne, implantologie, extractions dentaires.
- — Gynécologie : chirurgie des fuites urinaires, hystéroscopie, conisation, stérilisation tubaire, laser du col.
- — Chirurgie vasculaire : chirurgie des varices, dilatation artérielle, endartériectomie, chirurgie des carotides.
- — Endoscopie digestive : colonoscopie, gastroscopie.
- — Ophtalmologie : chirurgie de la cataracte, chirurgie des paupières.
- — Cancérologie : pose de chambre veineuse.
- — Orthopédie : réduction de fractures, réduction de luxation.

Gérer la conversion

En amont

Comme dans le cas des anesthésies locorégionales, tout patient doit être averti qu'une anesthésie générale n'est pas exclue en cas de besoin. Cette mise en garde devra figurer dans le document remis au patient et être clairement exprimée lors de la consultation pré-anesthésique. Les causes peuvent être inhérentes au changement d'avis du patient avant ou pendant la réalisation du geste mais aussi à des imprévus dans la réalisation du geste : par exemple, une colonoscopie particulièrement longue et douloureuse dans le cadre d'un dolicho-mégacôlon. L'équipe chirurgicale doit également être avertie de cette éventualité. Cette information permet parfois au patient un peu résistant de prendre la décision de réaliser le geste avec hypnosédation en sachant qu'il n'est pas bloqué définitivement par ce choix.

Au bloc

Le « *signaling* » et la communication avec le patient permettent de modifier la technique si le besoin s'en fait sentir, les drogues d'anesthésie et le matériel étant prêts. Le but ultime est toujours la réalisation de l'intervention ou de l'examen dans de bonnes conditions pour tous et non la réalisation à tout prix d'une hypno-sédation.

■ LA GESTION DU PATIENT AUX URGENCES

Dans les services d'urgence, les patients sont confrontés à deux difficultés très différentes : le temps d'attente et le soin.

L'hypnose va aider le patient à vivre l'attente dans de meilleures conditions en l'aidant à se dissocier partiellement de la douleur et de la peur. La régulation du rythme mental et la régulation respiratoire permettent de retrouver un rythme temporel lent ; des techniques de régression dans le temps *(cf. Chapitre 6 sur le temps)* peuvent trouver ici une place intéressante.

Les soins deviennent plus faciles avec un patient calme et en sécurité. Les patients sont très demandeurs de l'apaisement et de la protection ressentie dès qu'une transe provoquée positive est installée. Le thérapeute doit bien maîtriser les techniques de communication thérapeutique pour pouvoir proposer et initier une séquence hypnotique avec un patient souvent paniqué et complètement focalisé sur l'événement et ses conséquences futures.

La pratique de l'hypnose change radicalement les possibilités de soins avec les enfants, même en bas âge. Les enfants entrent très facilement en transe par la voix du thérapeute et les métaphores. Le jeu non verbal, le « *mirroring* » sont fondamentaux, c'est le langage du cerveau imaginaire qui est le plus développé chez l'enfant.

Dans toutes ces situations aiguës, les patients ont une préoccupation légitime sur leur devenir, sur l'évolution de la pathologie, sur les soins futurs. Une grande partie de leur activité mentale est focalisée sur un futur douloureux et difficile. Ceci se traduit par une angoisse majeure. Sous forme de suggestion post-hypnotique ou de technique d'anticipation du futur, les thérapeutes vont permettre au patient d'envisager ce futur de manière plus positive et d'utiliser quelques ressources nouvelles qu'il aura pu découvrir pendant la phase d'hypnose.

Un point particulier est posé par le patient très douloureux : c'est la fréquente agitation du contexte émotionnel ; ne pas prendre en compte cet élément fait apparaître des résistances. Le « *mirroring* » est un aspect essentiel de cette prise en charge. Il permet de se rapprocher du patient, d'en saisir le paysage émotionnel, de lui faire comprendre et admettre la démarche empathique et, enfin, de canaliser l'agitation, en douceur, avant de commencer la deuxième partie du travail.

Si le patient crie, il faut crier, s'il bouge, il faut bouger. Au centre de la deuxième phase de cette prise en charge initiale se trouve la permissivité : si le patient crie, il faut l'autoriser et même lui ordonner de crier ; s'il bouge, il faut l'inviter à bouger. Cette permissivité, qu'on pourrait qualifier de caricaturale, permet au soignant de se réapproprier les manifestations extériorisées par le patient et ainsi de pouvoir les canaliser.

> M. Felipo R. 22 ans, brésilien, volleyeur professionnel, fracture ouverte avec luxation de la cheville.
> Il ne parle que le portugais, il arrive à la porte du bloc opératoire dans un état d'agitation extrême, presque violente ; le but est de lui faire une rachianesthésie mais personne, hélas, ne parle le portugais.
> L'anesthésiste s'approche du patient en criant, mais en souriant. Il le saisit aux épaules et le fait bouger dans tous les sens puis, progressivement, le ton baisse un peu et les oscillations appliquées sur le corps du sportif se font plus dirigées, d'avant en arrière, il semble que ce sont les mouvements prédominants chez le patient. D'agitation, le mouvement s'est transformé en balancement (technique de Waisblat). Le balancement est antéro-postérieur, le relais de l'anesthésiste est pris par l'IBODE, la voix de l'anesthésiste s'est faite de plus en plus douce, le sens des mots n'a plus d'importance, la rachianesthésie est possible.

Une fois cette première étape (« *mirroring* » et permissivité) franchie, très schématiquement, il est possible de dire que deux cas de figures se présentent.

- Cas n° 1 : Le patient est plus angoissé que douloureux. Il est évident que la composante émotionnelle de la douleur est très activée par l'anxiété, qu'il s'agisse d'une anxiété « trait de caractère » ou d'anxiété « état », contextuelle. L'angoisse est une focalisation en soi et la transe est naturellement présente. Dans ce cas, les techniques qui vont redonner du confort et du calme au patient sont les plus opérantes.
- Cas n° 2 : Le patient est plus douloureux qu'angoissé. Dans cette situation, la conjonction de techniques d'analgésie médicamenteuses et de techniques d'analgésie hypnotiques à fort pouvoir dissociatif, favorisant les modifications

idéo-sensorielles (confusion, gant, maillage, stylo, recadrage…), s'impose avant de traiter l'anxiété.

LE SMUR

C'est un des terrains de choix, où les transes spontanées négatives sont quasi constantes et parfois massives.

Dans les SMUR, l'hypnose est utilisée sur les lieux d'intervention, là où les patients sont particulièrement sensibles aux mots, aux attitudes. La technique hypnotique permettant de s'occuper de la conscience du sujet complète la prise en charge du patient. Parmi les indications les plus fréquentes, citons :

— les accidents de la voie publique, la désincarcération, la préparation du patient pour le transfert ;

— les pathologies coronariennes, l'hypnose agissant sur la composante anxieuse qui peut aggraver la symptomatologie.

Par ailleurs, la connaissance de l'hypnose permet aux intervenants d'être très compétents en communication et donc de pouvoir aider à la gestion de l'entourage du patient.

LA PRÉPARATION DU POSTOPÉRATOIRE

La préparation du postopératoire passe par les techniques de projection dans le temps déjà décrites au chapitre du temps. Elle peut être envisagée avant l'entrée du patient à l'hôpital en lui proposant des séances d'auto-hypnose pour le préparer à l'intervention. Elle peut aussi être réalisée plus simplement au bloc opératoire, notamment lors de l'accompagnement dans le cadre des anesthésies locorégionales.

LA SSPI ET LES ÉCHELLES D'ÉVALUATION DU CONFORT

L'évaluation de l'intensité de la douleur est complexe et, actuellement, les échelles d'évaluation unidimensionnelles validées et les plus utilisées chez l'adulte sont l'échelle verbale analogique (EVA), l'échelle numérique (EN) et l'échelle verbale simple (EVS).

— L'EVA est une échelle représentative de l'intensité de la douleur par un curseur déplacé par le patient correspondant à une valeur millimétrique (de 0 à 100 mm).
— L'EN est une échelle mesurant l'intensité de la douleur par le patient par une valeur numérique comprise entre 0 et 10.
— L'EVS est une échelle permettant au patient de qualifier l'intensité de sa douleur par l'intermédiaire de cinq adjectifs possibles.

Ces trois échelles unidimensionnelles d'auto-évaluation sont validées et comparables dans l'évaluation de la douleur. Le choix est fonction des habitudes et des préférences du personnel soignant les utilisant.

Il est évident que, quelle que soit l'échelle utilisée, celle-ci amène le patient à s'intéresser à sa douleur et non à son confort. L'idée de la douleur n'est-elle pas déjà de la douleur ?

Partant de cette idée, certaines équipes ont mis au point un mode d'évaluation différent qui évalue non plus la douleur mais l'amélioration du confort apportée par les thérapeutiques antalgiques.

Le protocole en est le suivant.

— Accueil du patient douloureux, utilisation de l'échelle EVN. La douleur doit toujours être désignée comme un élément extérieur au patient. Le patient n'est pas douloureux, il A une douleur ; on parle de LA douleur, voire de CETTE douleur, ce qui est encore plus dissociant.

« Entre 0 et 10, vous estimez cette douleur à combien ? »

— Injection d'antalgiques et/ou de morphine en titration. Attente quelques minutes.
— Interrogation sur l'EVN.
— Si le chiffre n'a pas beaucoup bougé, réinjection d'antalgiques et/ou de morphine jusqu'à obtention d'un début d'efficacité. Parler de confort alors que la douleur est encore trop présente serait incohérent avec le contexte émotionnel du patient.
— Si le chiffre a baissé significativement, l'esprit du patient est peut-être prêt à s'intéresser au confort : l'utilisation d'une technique de « *Yes set* » amène en douceur le patient à s'intéresser non plus à la douleur mais au confort. Ensuite, il peut être intéressant d'amener le patient à se fixer un but qui est souvent différent du soulagement total. Ce dernier pourrait peut-être paraître anormal au patient dans ce contexte.

Patient : « *Je dirais que cela fait 6 maintenant.* »
Thérapeute : « *Les choses ont évolué depuis le début. Maintenant, entre 0 et 1, à combien cotez-vous CETTE douleur, à 6 ? 10 – 6 = 4, oui ? Cela signifie que, sur 10, 4 parties sont confortables, on peut donc estimer VOTRE confort à 4. Je vais injecter encore un peu de morphine et, quand je vais revenir, vous me direz de combien VOTRE confort a augmenté, s'il est à 6, 7, 8 ou plus. Quel est le chiffre minimum de confort que vous aimeriez atteindre pour vous sentir vraiment bien ?* »
P. : « *Je ne sais pas... 8.* »
T. : « *D'accord, 8. J'injecte 1 mg de morphine et je reviens vous voir dans un instant.* »

■ LES SERVICES DE SOIN

C'est dans les services de soin que l'hypnose rencontre toute la diversité des indications. On y retrouve évidemment les indications concernant la douleur aiguë et l'anxiété. Certains services apportent des indications particulières. Ainsi, en soins palliatifs, le patient qui n'a que peu d'avenir trouvera un grand soulagement dans la réalisation d'un lieu sûr imaginaire dans lequel il pourra se réfugier. Dans le même ordre d'idées, les techniques de régression vers un passé lointain agréable seront les bienvenues. Dans des services plus techniques comme les USCPO ou les réanimations, les gestes invasifs pourront être faits avec l'aide de l'hypnose, ce qui améliore le confort du patient et sa sécurité puisqu'il ne devient plus forcément nécessaire d'administrer des sédatifs. Les techniques respiratoires peuvent aider à la levée ou la prévention des atélectasies et des zones de shunt.

■ LA SALLE D'ACCOUCHEMENT

La préparation en amont

L'utilisation de l'hypnose au bloc obstétrical a de nombreux visages. L'hypnose se présente comme un moyen idéal de mettre en place une relation particulière au centre de laquelle la femme trouve une place active et sort de son rôle de « patiente » passive, auquel la médicalisation à l'extrême de la maternité et des naissances avait pu la conduire, voire la contraindre. L'alliance thérapeutique de qualité, pierre angulaire du soin, et l'autonomie donnée à la femme changent complètement la prise en charge en l'améliorant. Historiquement, c'est d'ailleurs à l'hypnose qu'on doit faire remonter les premiers éléments d'analgésie obstétricale non médicamenteuse [33]. C'est en amont de la salle de travail que le travail devrait se faire. L'intégration de l'apprentissage de l'auto-hypnose est déjà possible lors de certaines préparations à la naissance comme à la clinique Sainte-Anne de Strasbourg par exemple [34]. Des ouvrages facilitent cet apprentissage, certains offrant même la possibilité d'écouter un CDrom [35].

Lorsque la parturiente est familiarisée avec l'auto-hypnose, l'induction hypnotique réalisée au bloc obstétrical par un intervenant extérieur (médecin anesthésiste, sage femme…) pourra être relayée et entretenue très facilement ensuite par l'auto-hypnose.

Les particularités de la parturiente

Les circonstances favorisent la mise en place du processus hypnotique. La femme qui arrive dans une maternité est souvent dans un état de « conscience modifiée de conscience spontanée ». Cet état catalyse l'induction hypnotique et permet rapidement de mettre en place des procédés classiques d'hypnose dont la plupart vont permettre de redonner du confort et de la sécurité à la femme. Les principaux ont été déjà décrits dans d'autres chapitres de ce livre. Plusieurs techniques, qui varient en fonction de la situation, sont envisageables.

- Utilisation du « *mirroring* » (verbal, para-verbal et respiratoire). Dans le cadre de la synchronisation respiratoire, cette technique peut être mise en œuvre facilement car la plupart des femmes ont appris à respirer pendant les contractions lors de leurs cours de préparation à la naissance. L'inspiration est faite par le nez et l'expiration par la bouche. Il peut être suggéré à la femme de siffler durant l'expiration ou de vocaliser une voyelle. Pendant ce temps, le soignant peut lui aussi siffler ou vocaliser une autre voyelle mais, si possible, avec un écart harmonique d'une tierce ou d'une quinte. La résonance ainsi obtenue est très agréable à entendre et apporte du confort. Une autre technique consiste à obtenir une focalisation en demandant à la patiente d'aller chercher l'air sur un point précis de la pièce et de le redonner mais à un autre endroit proche du premier.
- Technique du lieu sûr.
- Technique du temps de sécurité.
- Technique du maillage (lieu sûr corporel).
- Réification.

— Technique du balancement de Waisblat. Il s'agit d'une technique merveilleuse et simple, inventée par un médecin anesthésiste de Montfermeil. Cela consiste à autoriser et à favoriser un léger balancement de la femme en position assise pendant la réalisation de la péridurale. Ce mouvement doux antéro-postérieur entraîne une transe comparable à celle obtenue par la danse par exemple [34]. Elle permet aussi à la femme de bouger. Or, très souvent, l'obligation d'être immobile est angoissante pour les parturientes. Cette mobilité canalisée est un bon compromis.
— Recadrage…

Ces techniques sont utilisables avant la mise en place de la péridurale (« *mirroring* », recadrage), pendant la réalisation de celle-ci (technique de Waisblat, lieu sûr), en relais d'une auto-hypnose apprise en amont (lieu sûr, maillage), en complément d'un outil d'analgésie médicamenteux : morphinique, protoxyde d'azote, péridurale (réification, recadrage…). Les techniques de projection dans le temps seront utiles pour les césariennes de même que la pensée magique *(cf. Chapitre 6 sur le temps)*. Enfin, l'emploi des métaphores trouve ici une place de choix *(cf. Chapitre 7 sur les métaphores)*.

■ L'AUTO-HYPNOSE

Définition

L'auto-hypnose peut être définie comme l'auto-induction d'une transe hypnotique en vue de la réalisation d'un objectif déterminé.

Elle ne se conçoit qu'après des séances d'hétéro-hypnose, c'est-à-dire chez des patients avec lesquels il a été au préalable réalisé des séances d'hypnose classiques. La première séance d'auto-hypnose doit toujours être réalisée sous le contrôle visuel du soignant. Il peut être conseillé que le soignant aide à la réalisation de l'exercice en induisant la transe et en guidant ensuite le sujet dans le bon déroulement de son exercice afin que celui-ci puisse le réaliser seul ensuite. Il s'agit là d'un véritable apprentissage. Une façon possible de procéder est d'aider le patient à induire l'hypnose puis de le ré-associer et de lui demander de refaire le processus tout seul immédiatement. Une autre possibilité est de lui enregistrer un CD pour lui permettre de refaire les exercices lorsqu'il sera seul chez lui.

Les différences avec la transe commune spontanée sont l'existence d'un objectif et l'induction volontaire.

Lors des premières séances, il est possible que le sujet note une certaine instabilité de la transe. Cette instabilité est tout à fait normale et s'évanouira avec la pratique répétée.

Les buts

Les buts de l'auto-hypnose peuvent être variés. Il est important que le patient ait un but et un seul pour la réalisation de l'auto-hypnose. Une auto-hypnose sans but n'a pas de sens.

Parmi les buts les plus souvent rencontrés citons :
- le repos (pause parking) ;
- le soulagement d'une douleur ou d'un inconfort ;
- la prolongation de bénéfices obtenus par hétéro-hypnose (suites chirurgicales, soins répétitifs) ;
- la préparation d'un événement ;
- l'apprentissage d'une langue ;
- la fabrication des neurones (il a été démontré que l'auto-hypnose, au même titre que le Qi Gong, l'exercice physique, le rire, l'amour, les étirements et la confrontation à de nouvelles expériences ou à un changement, favorisait la neuroplasticité) ;
- la création…

Certains protocoles se prêtent mieux que d'autres à certains buts.

Le contexte

Il est capital surtout au début, lors des premières séances, d'avoir réuni toutes les conditions pour avoir un contexte favorable.

Le lieu

Le plus isolé possible pour le débutant. Il faut choisir un lieu calme, sans interférences possibles.

Le temps

Il faut choisir le bon moment et définir un temps. Ce temps sera en règle assez court pour les premières séances (5 à 10 minutes) puis allongé régulièrement jusqu'à un temps qui paraîtra optimal (20 à 45 minutes en moyenne). Pour être certain de ne pas aller au-delà du temps imparti et pour avoir l'esprit dégagé de cette contingence, il faut impérativement prévoir la fin de la séance à l'aide d'un réveil ou du démarrage d'une musique…

La position

L'auto-hypnose peut entraîner un certain degré de résolution musculaire mais elle n'est pas un exercice de relaxation. On évitera les positions allongées plus propices au sommeil ou à la relaxation qu'à l'auto-hypnose.

Les pieds sont bien posés sur le sol, les mains légèrement posées sur les genoux ou les accoudoirs du fauteuil s'il y en a.

La tête est en position bien équilibrée ; ici, la notion de juste milieu prend toute sa place, c'est-à-dire à mi-chemin entre tension et relaxation.

Le mode d'induction

L'installation dans le lieu est indispensable. Plusieurs modes d'induction peuvent être proposés :
— fixation d'un point fixe jusqu'à ce que les yeux aient envie de se fermer ;
— exercice respiratoire ; dans ce cadre deux choses peuvent être exécutées :
  – la technique d'induction respiratoire simple ;
  – la technique d'induction avec ouverture et fermeture des yeux *(cf. Chapitre 6 sur la respiration)* ;
— induction par rétrécissement concentrique du champ de perceptions (méthode VAKOG) ;
— induction par lévitation. La main et l'avant-bras sont posés sur un accoudoir ou sur la cuisse. Le sujet va placer, selon son bon vouloir, un ballon d'hélium dessous (dont il visualise précisément la couleur) ou du vent ou une ficelle autour du poignet qui sera tirée par quelque force extérieure… ;
— induction en se plaçant dans le lieu de sécurité et en y faisant une activité.

Certains exercices se prêtent mieux que d'autres à certains types d'induction. Parfois, l'exercice dicte la type d'induction, comme nous allons le voir lors de la description des exercices.

Les exercices proposés

De nombreux protocoles existent et la littérature est riche en exemples. Nous avons préféré choisir la sécurité et la qualité à l'exhaustivité. Certains exercices, en effet, peuvent entraîner le pratiquant vers des expériences désagréables, voire traumatisantes. Le fait qu'il s'agisse d'auto-hypnose ôte alors toute possibilité de redonner de la sécurité au sujet. C'est pourquoi il est conseillé d'éviter, en particulier, tous les exercices donnant lieu à un retour dans le passé.

Le lieu de sécurité corporelle

Le schéma global de la séance

Cet exercice suppose le préapprentissage du lieu sûr et son activation (ancrage). Il permet de stimuler ce lieu sûr corporel que sa réactivation va rendre encore plus efficace.

Le déroulement

— Installation.
— Fermeture des yeux.
— Massage du lieu sûr corporel (zone corporelle d'ancrage).
— L'inconscient fait son travail, le conscient va juste profiter de la sensation très agréable de confort.
— Retour « ici et maintenant ».

Les indications de cet exercice sont l'anxiété et l'inconfort. Il est intéressant de s'exercer à pratiquer cet exercice dans des situations et des endroits diversifiés afin de pouvoir l'utiliser n'importe où et dans n'importe quelle circonstance (par exemple, chez le dentiste).

L'auto-accompagnement

Il faut d'abord définir un but, comme pour tout protocole.

— Installation « ici et maintenant », VAKOG.
— Respiration.

Il faut ensuite choisir un travail hypnotique parmi les suivants :
— travail avec le temps (progression pour la préparation d'un événement) ;
— travail avec l'espace (lieu sûr) ;
— réification ;
— déplacement d'une sensation ;
— recadrage, préparation et création d'une analgésie.

Le retour « ici et maintenant » se fera en miroir comme pour les inductions d'hétéro-hypnose.

La pause minute

Le but est d'augmenter le confort et/ou d'obtenir un état de détente.

Dans un premier temps, le sujet choisit un lieu agréable où il voudrait être. Ce lieu peut être complètement différent du lieu de sécurité.

L'exercice s'effectue ensuite en quatre temps.

Le premier temps : le décollage

Le sujet effectue une inspiration forcée par le nez ; au fur et à mesure que l'air entre dans les poumons, la tête se relève et se place en extension, les yeux basculent en haut et en arrière le plus possible. Pendant ce temps, le sujet imagine un décollage en direction de la destination qu'il s'est fixée (le décollage n'est pas forcément celui d'un avion, cela peut être un tapis magique, le balai de la sorcière bien aimée, le télétransporteur de Harry Potter…).

Le deuxième temps : l'arrivée

L'inspiration est bloquée, les yeux se ferment. Cette fermeture apporte un début de soulagement de la tension qui s'était installée. C'est la phase d'atterrissage dans le lieu choisi.

Le troisième temps : l'installation

Le sujet laisse l'air prisonnier de sa cage thoracique s'échapper doucement. Cette phase passive d'expiration est couplée à l'installation dans le lieu. Par exemple, si le lieu est une plage au soleil, cette phase comporte le déshabillage, l'installation sur la serviette.

Le quatrième temps : les activités

C'est ensuite la reprise d'une respiration automatisée. Sur plusieurs cycles, le sujet visualise une ou plusieurs activités dans l'endroit choisi. Par exemple, pour reprendre le même exemple que ci-dessus, le badigeon du corps avec de la crème solaire, la lecture d'un magazine, la baignade…

Cet exercice, très court (quelques minutes), permet en peu de temps de trouver une détente et de faire baisser un niveau de stress. Il peut être utilisé dans la vie de tous les jours (pause parking).

En clinique, il est d'un apprentissage facile. Un premier passage peut être réalisé en mode hétéro-hypnose avec l'aide du soignant. Un deuxième passage sera fait avec juste quelques indications puis le patient sera jugé autonome. Le troisième passage se fera en présence du soignant sans que celui-ci intervienne directement.

C'est un exercice qui pourra être pratiqué lors de la visite pré-anesthésique pour un patient stressé ou en vue de la préparation à une intervention ou, encore, à la maternité.

Un tableau pourra être délivré au patient pour que celui-ci puisse répéter l'exercice chez lui *(Tab. 2)*.

Tableau 2 ▪ La pause minute en auto-hypnose

	Dans le corps	Dans l'esprit
1er temps	Inspiration Extension de la tête Regard forcé en haut, en arrière	Décollage
2e temps	Blocage de l'inspiration Occlusion palpébrale	Atterrissage
3e temps	Expiration douce Yeux fermés	Installation
4e temps	Reprise de l'automatisation de la respiration	Activités

La boule énergétique (*Fig. 3*)

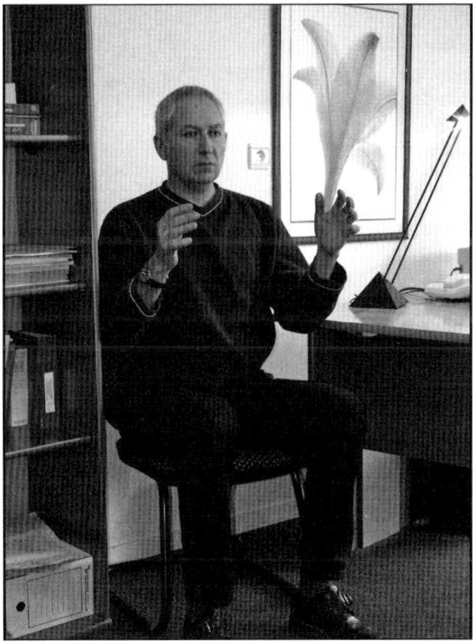

Figure 3 ▪ Boule énergétique.

Le but est de retrouver de l'énergie et du confort. Le sujet choisit un thème agréable avant de commencer.

Pour débuter, il faut être assis, le dos bien droit, la tête bien verticale sur les épaules. Les mains sont sur le côté à la hauteur du diaphragme, éloignées de la largeur des épaules. Les yeux sont le plus souvent fermés.

Puis les mains se rapprochent par petits mouvements oscillatoires, d'abord lents puis de plus en plus rapides au fur et à mesure qu'elles se rapprochent. Ce mouvement doit donner l'impression de façonner ou de pétrir une boule de plus en plus compacte et chaude, une boule d'énergie.

Lorsque les mains sont très proches, le mouvement stoppe, le sujet ressent une impression de chaleur entre les deux mains et, à ce moment, doit les serrer l'une contre l'autre de manière à écraser cette énergie et à la faire diffuser dans l'ensemble du corps via les poignets, les avant-bras, les bras…

Puis les mains se reposent sur les cuisses. C'est la phase de repos, le thème agréable pourra être abordé pendant le repos en réinitialisant les cinq sens.

La résolution d'un problème

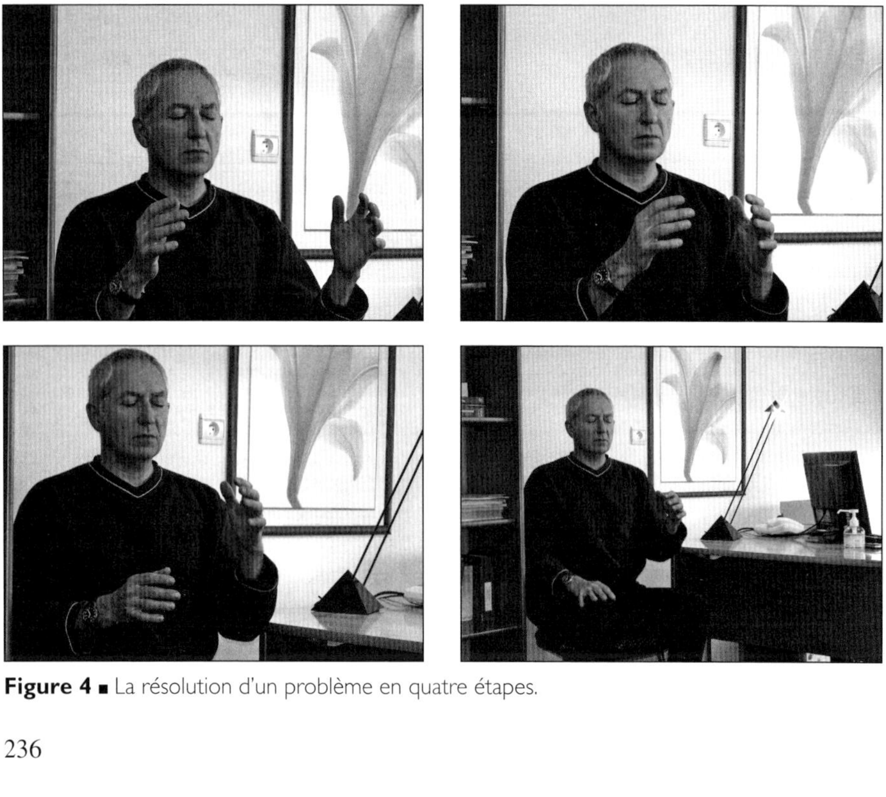

Figure 4 ▪ La résolution d'un problème en quatre étapes.

Le but de cet exercice est d'aider à la résolution d'un problème (ce peut être la préparation d'un examen, un événement angoissant, la réussite d'un nouvel apprentissage...) que les fonctions cognitives ont des difficultés à résoudre.

Le principe en est le suivant : mettre en parallèle le travail de l'inconscient avec les observations faites par le conscient.

Cet exercice comprend cinq phases *(Fig. 4, Tab. 3).*

Tableau 3 ▪ La préparation à un événement

	Conscient	Inconscient
Immobilité des mains	Observation de la position et de l'initiation du mouvement	Tourné vers le problème
Mise en mouvement des mains	Focalisation sur le rapprochement	Espace des solutions
Descente de la première main	Observation des sensations de tout le corps	Révisions des apprentissages
Descente de la deuxième main	Recherche de la sensation la plus agréable	Choix de l'apprentissage le plus utile
Immobilité	L'évocation d'un moment agréable « s'impose »	C'est un moment où certaines ressources se sont activées

La phase préparatoire

Cette phase, qu'on peut qualifier de phase préalable, consiste simplement à admettre et à connaître le principe de la mise en relation de l'inconscient avec le conscient. Pour cela il faut que le sujet comprenne les correspondances données dans le *tableau 2.*

La première partie : le problème

Le sujet est assis, les mains sont en catalepsie, tournées l'une vers l'autre comme si elles saisissaient un ballon, dans la même position que pour le départ de l'exercice de la boule énergétique. L'esprit est naturellement orienté vers le problème puisque sa résolution est le but qu'on vient de se fixer.

La deuxième partie : l'espace des solutions

Les mains vont doucement se mettre en mouvement l'une vers l'autre comme aimantées l'une par l'autre. Dès que les mains se sont mises en mouvement, l'inconscient s'oriente vers l'espace des solutions, pendant que l'esprit conscient s'intéresse uniquement au rapprochement très lent des mains.

La troisième partie : les apprentissages

À partir du moment où les mains se sont touchées, une des deux mains descend doucement vers la cuisse homolatérale. Pendant ce temps, l'inconscient révise tous les apprentissages que le sujet a faits depuis sa naissance (marcher, lire, écrire, nager, faire du vélo, sport, langues étrangères…). Il est important de constater ici qu'il s'agit bien d'un processus inconscient puisqu'une grande partie de ces apprentissages est passée au niveau de la mémoire implicite.

Pendant que l'inconscient révise toutes ces choses si utiles, le conscient ne s'intéresse qu'aux sensations qui se manifestent alors dans tout le corps (chaleur, inconfort, tension, relâchement, confort…). Le plus simple est de partir du pied et de remonter jusqu'au crâne.

La quatrième partie : le choix de l'apprentissage

Lorsque la première main est arrivée à bon port sur la cuisse, la deuxième se met en mouvement pour descendre à son tour. À partir du moment où la deuxième main commence à descendre, l'inconscient est en train de choisir l'apprentissage le plus utile et qui doit être réactivé pour se mettre au service de ce qui nous intéresse.

Pendant ce temps, l'esprit conscient choisit, parmi toutes les sensations observées à l'étape précédente, celle qui semble la plus intéressante, la plus agréable, celle qui retient le plus l'attention. Le sujet s'intéresse alors à la zone du corps où cette sensation se manifeste. Puis il laisse venir un moment où, vraisemblablement, cette sensation s'est déjà manifestée ; en pratique, le moment qui s'impose à l'esprit à cet instant est certainement le plus approprié puisqu'il s'agit de faire confiance à son inconscient. Si ce dernier fait apparaître ce moment-là c'est que c'est le bon.

Lors de l'apprentissage (en hétéro-hypnose), le soignant donnera certaines indications au sujet.

> *« Cette sensation utile et agréable, si vous la reconnaissez c'est que vous la connaissez, car on ne peut reconnaître que ce qu'on a déjà connu. »*
> *« Vous laissez venir le souvenir d'un jour agréable où cette sensation utile et agréable s'est déjà manifestée et vous ressentez ce que vous avez ressenti ce jour-là. »*
> *« Quand l'esprit inconscient a déterminé que ce qui était utile était fait, il vous fait signe que la séance est terminée. »*

Lors des séances suivantes, le sujet saura lui-même refaire le même exercice si la phase préparatoire a bien été exécutée.

Cet exercice prend environ 20 minutes. Le retour vers « ici et maintenant » s'effectue naturellement lorsque l'inconscient envoie un signal au sujet.

Chapitre 9

La voie de la réussite

■ LA FORMATION DU THÉRAPEUTE

L'initiation

Induire une transe hypnotique pour réaliser un soin complexe et douloureux dans les meilleures conditions de sécurité et de confort est un acte très technique, très rigoureux, très précis qui demande un apprentissage à la hauteur des enjeux. Cet apprentissage doit permettre d'acquérir les méthodes, les gestes, les mesures protectrices et une connaissance approfondie des états de transe provoquée. Il ne peut se faire que par de la pratique et des exercices, qui seront chacun une expérience nouvelle pour maîtriser cet outil, expérience en tant que thérapeute, en tant qu'observateur et en tant que patient.

Il est bien évident que le thérapeute doit savoir comment dire, comment faire, comment accompagner, comment s'adapter à chaque situation thérapeutique. Il a besoin de comprendre ce qu'il fait et de se repérer à chaque instant. Il a besoin de découvrir les ressources de son imaginaire, de développer son sens de l'interaction avec le patient, de connaître ses limites.

Le thérapeute doit aussi savoir rester observateur de la situation. C'est un des points délicats. Il en effet plus facile pour le thérapeute de se mettre lui-même en transe, dans cet état de conscience où il est le plus intuitif et le plus imaginatif, et de s'éloigner de sa conscience critique et de sa capacité à la surveillance et aux recadrages nécessaires. La formation permet au thérapeute d'être à la fois en transe et à la fois en conscience critique. C'est un paradoxe : être dedans et dehors à la fois. Autrement dit, le thérapeute doit apprendre à se dissocier pour fonctionner sur deux modes en même temps, comme le conducteur de la voiture. Ceci s'acquiert dans la position d'observateur des échanges thérapeute/patient : un observateur qui assure la sécurité, qui vérifie que les procédures de dissociation et de ré-association sont parfaites, qui assure que le patient est confortable et peut exprimer ce qu'il ressent si besoin. Progressivement, le thérapeute apprend à jouer tous les rôles à la fois. C'est à ce moment qu'il devient capable de conduire une transe hypnotique en totale autonomie.

C'est peut-être dans le rôle de patient que nous apprenons le plus, que nous apprenons les besoins, les attentes, les inquiétudes du patient, que nous comprenons le mieux ce que vit chacun de nos patients dans les expériences hypnotiques, comment chaque mot, chaque geste est important. Comment aussi la transe est agréable, confortable, sécurisante quand elle est bien conduite par un thérapeute en confiance avec ses compétences, comment cette confiance acquise du thérapeute génère la confiance du patient.

Comme tout enseignement, il doit être progressif pour passer les niveaux de difficulté en toute sécurité. De la même manière qu'on apprend à poser une péridurale après avoir maîtrisé les techniques fondamentales d'injection, on apprend la dissociation après avoir acquis les techniques fondamentales de communication et d'accompagnement.

La pratique clinique respectera cette même progressivité et le thérapeute fera ses premières expériences thérapeutiques dans les meilleures conditions. Il doit lui-même se sentir en sécurité pour s'autoriser à entrer en transe et à se dissocier. Rappelons-nous les conditions qui permettent de conduire une voiture en laissant son esprit rêver à autre chose…

Certains se demandent s'ils ont le don ? D'autres se disent plutôt qu'ils ne l'ont pas. Y aurait-il un don spécial à posséder pour utiliser l'hypnose thérapeutique ? Pendant des années, nous disions « non ». Aujourd'hui, nous disons « oui ». Le don très spécial de vouloir passer sa vie à s'occuper des autres, à faire de notre mieux pour qu'ils guérissent, pour qu'ils recouvrent la santé quand ils l'ont perdue. C'est un don que possèdent les soignants, un don qu'ils développent tout au long de leur vie professionnelle. Quelque chose qui a fait que, un jour, ils se sont engagés dans un métier de santé. Il y a parfois des hasards de la vie mais, dans l'immense majorité des cas, il y a eu un choix, et il y en avait beaucoup d'autres possibles.

C'est pourquoi les formations peuvent être dispensées à tout professionnel de santé qui a fait le choix de cet engagement. L'hypnose lui apportera plus de compétences pour atteindre ses objectifs au bénéfice des patients.

Cependant, cette formation touche à ce que chacun a de plus intime, à notre mode intérieur, à notre imaginaire. Cette dimension fait qu'il est difficile d'accepter cette évolution intérieure si elle n'est pas choisie, décidée, si, pour une raison ou une autre, nous ne sommes pas prêts à changer notre mode relationnel, notre distance, à mettre à la disposition des patients non seulement nos connaissances mais aussi un peu de quelque chose d'autre, quelque chose de plus personnel. Si ce n'est pas le moment maintenant, peut-être ce professionnel sera-t-il plus disponible demain pour ces changements…

Les différentes formations

La formation individuelle

Un professionnel peut faire le choix individuel et personnel de se former à l'hypnose, il peut aussi être soutenu par son établissement. Dans le cas de la formation individuelle, nous avons souvent constaté que ces « poissons pilotes » disposaient d'un enthousiasme débordant mais que, en pratique, ils avaient souvent des difficultés à appliquer facilement tout ce qu'ils avaient appris. Autour d'eux, il y a la force des habitudes… et ce n'est pas simple de changer tout seul les modes de fonctionnement d'une équipe. Nous pensons qu'il est préférable qu'il y ait rapidement plusieurs professionnels de santé formés afin qu'ils puissent échanger sur leurs pratiques et adapter au mieux leurs compétences à leur contexte de travail. Concrètement, nombre de ces « poissons-pilotes » communiquent à leurs collègues cet enthousiasme et leur donnent envie d'acquérir ces nouvelles compétences.

La formation au sein d'un établissement

De plus en plus, ce sont les établissements de santé qui décident de proposer ce genre de formation à une partie du personnel. Au-delà de l'intérêt évident d'évoluer ensemble, cette formule permet d'intégrer l'hypnose plus rapidement et plus facilement et de voir les changements de pratique.

Aujourd'hui, des établissements inscrivent l'hypnose thérapeutique dans leur projet d'établissement. Au-delà de l'intérêt de l'amélioration des pratiques dans chaque service concerné, il y a la richesse d'un changement transversal qui décloisonne les services, qui favorise la ré-association des équipes dissociées les unes par rapport aux autres. L'enseignement réunit alors des professionnels d'origines très diverses qui retrouvent ensemble l'universalité des fonctions soignantes dans lesquelles les techniques hypnotiques prennent une place fondamentale.

Les moyens mis en œuvre favorisent des programmes de recherche plus élaborés, stimulés aussi par l'émulation des équipes entre elles.

La formation au sein de la formation

L'avenir est à l'introduction des bases de la communication hypnotique conceptuelles et pratiques dans les formations initiales. Aujourd'hui que nous connaissons l'intérêt de ces techniques, leur impact très positif pour les soignants et les patients et les économies qui peuvent en découler, il est difficile de comprendre comment un professionnel de santé peut pratiquer son art sans posséder ces bases relationnelles minimales. La prédisposition à l'empathie est naturelle chez la plupart des professionnels de santé mais le don n'est qu'une sale manie qui se travaille et se développe grâce à des techniques qui doivent s'apprendre. La Société internationale d'hypnose met en place actuellement un programme de 20 heures qui pourrait être dispensé dans toutes les écoles de formation aux professions de santé dans tous les pays concernés. C'est une initiative heureuse que nous soutenons. Elle sera plus ou moins facile à mettre en place selon les pays et les établissements et elle évoluera probablement au fil du temps. Il est souhaitable que, très bientôt, tout étudiant en médecine, en soins infirmiers, en chirurgie dentaire, en kinésithérapie ou en école de sage-femme puisse reconnaître les différents modes de conscience et les mots et gestes thérapeutiques fondamentaux. Il appartiendrait ensuite à chacun d'acquérir des compétences plus larges pour la pratique de l'hypnose thérapeutique.

La communication thérapeutique

Certains centres de formation, dont Émergences à Rennes, ont mis en place depuis quelques années une formation plus compacte orientée vers la communication thérapeutique. Elle ne donne pas de compétences à l'utilisation de la transe provoquée – en particulier, elle n'aborde pas les phénomènes dissociatifs – mais elle permet de modifier la relation quotidienne avec les patients. Elle permet de repérer les transes spontanées négatives, de les éviter, de favoriser des transes positives. La communication thérapeutique peut tout à fait s'inscrire dans le cadre de projet de pôle hospitalier ou de clinique pour le plus grand nombre en complément de la formation en hypnose de quelques-uns.

Le choix d'un centre formateur

Concernant le centre de formation, il est essentiel de vérifier qu'il ne forme à l'hypnose thérapeutique que des professionnels de santé. Ces établissements le disent dans leurs documentations.

Une formation vaut par son contenu et surtout par ses formateurs. Vous devez pouvoir répondre à ces quelques questions.

— Les formateurs sont-ils des professionnels de santé ?
— Sont-ils compétents dans mon domaine d'activité ?
— Depuis combien de temps et où ont-ils été formés ?
— Où pratiquent ces professionnels pour avoir une expérience clinique suffisante à transmettre ?
— Présentent-ils leurs travaux dans des congrès médicaux scientifiques ?
— Publient-ils des articles dans des journaux ou revues ?

Que vous soyez individuel ou service de formation continue, prenez bien le temps pour avoir toutes ces réponses. Il est légitime d'envoyer un courrier pour avoir toutes ces informations. Nous pensons à cet établissement qui, faute de précautions, a confié à un hypnotiseur de spectacle sans aucune compétence médicale une conférence d'initiation à l'hypnose thérapeutique qui a réuni un grand nombre de professionnels de santé désappointés.

Plusieurs centres proposent actuellement des formations en hypnose adaptées aux professionnels de santé. Certaines sont particulièrement destinées aux anesthésistes comme, par exemple, à Liège sous la direction du professeur Faymonville ou à Rennes à l'Institut Émergences. D'autres sont plus généralistes et enseignent les bases de l'hypnose mais sans être spécifiquement destinées à un usage au bloc opératoire, il en existe un grand nombre en France. Enfin, certaines sont sanctionnées par la remise d'un diplôme universitaire comme, par exemple, à Paris sous la direction des docteurs Benhaiem et Becchio ou à Bordeaux. Avant de s'inscrire à une formation, il est important de vérifier que celle-ci entre dans le cadre de la formation continue et que son enseignement est validé par les sociétés savantes en hypnose.

La formation continue

Les soignants sont soumis à l'obligation de suivre une formation continue. L'hypnose n'échappe pas à cette règle morale et déontologique.

Article 32 (article R. 4127-32 du Code de la santé publique)

« Dès lors qu'il a accepté de répondre à une demande, le médecin s'engage à assurer personnellement au patient des soins consciencieux, dévoués et fondés sur les données acquises de la science, en faisant appel, s'il y a lieu, à l'aide de tiers compétent. »

La formation continue peut se faire de multiples manières :
— les intervisions sont des réunions entre professionnels ayant une pratique de l'hypnose avec exposé des cas ayant posé difficulté ;
— les supervisions sont des intervisions dirigées par un formateur aguerri ;
— les congrès permettent de rencontrer d'autres pratiquants et d'apprendre de nouvelles techniques ;
— les perfectionnements sont plutôt ciblés sur une pratique ou une technique et, en général, plus axés sur la pratique ;
— les ouvrages comprennent les livres, les revues…

■ L'INTRODUCTION DE L'HYPNOSE APRÈS LA FORMATION

L'introduction de l'hypnose dans une structure de soin est un moment délicat qui mérite attention. Une étude réalisée par Delaunay et Plantet auprès de gens formés montre que 80 % des personnes ayant reçu l'initiation à l'hypnose la pratiquent. Elle décrit bien comment l'introduction de l'hypnose dans un établissement de santé obéit à certaines règles et est plus facile si plusieurs personnes sont formées dans l'équipe *(cf. Annexes)*.

L'utilisation de l'hypnose conversationnelle

C'est certainement la technique la plus facile à mettre en place dès lors qu'on est formé. De multiples opportunités de le faire se présentent quotidiennement : diminution de l'anxiété, pose de perfusions, réalisation d'anesthésie locorégionale… En ce qui concerne l'hypnose conversationnelle, celle-ci s'apparente plus à une prise en charge empathique du patient et ne peut être considérée comme une technique d'anesthésie au sens propre. Elle ne nécessite donc pas d'information préalable du patient.

Au bloc opératoire

Les conditions

Les conditions de réalisation de l'hypnosédation dans le cadre du bloc opératoire sont les mêmes que pour n'importe quel geste. Le matériel de sécurité doit être prêt et vérifié, les conditions de prise en charge du patient doivent être respectées (consultation pré-anesthésique faite à distance, visite pré-anesthésique dans les heures qui précèdent l'intervention, consentement éclairé du patient...).

La motivation de l'équipe chirurgicale

De même que pour l'anesthésie locorégionale, l'équipe chirurgicale doit être partante pour réaliser l'intervention avec hypnosédation. Le trépied de la réussite décrit dans le chapitre des résistances est également valable pour l'équipe chirurgicale : confiance, coopération et motivation. À ce titre, il est essentiel que l'équipe connaisse les différents temps de l'induction hypnotique qui demande un minimum de calme pour sa réalisation. Cependant, l'anesthésiste qui utilise l'hypnose devra veiller à ce que sa demande ne soit pas trop excessive afin de ne pas démotiver les opérateurs et leurs aides soumis à de trop grandes contraintes. Durant le geste, un « *signaling* » devra être établi avec l'équipe afin d'optimiser la prise en charge. Il pourra, par exemple, être convenu au préalable que, lorsque l'anesthésiste dit le mot « inconfort », l'équipe s'interroge sur les raisons de cet inconfort et réagisse en conséquence (réinjection d'anesthésique locale, modification de la position des écarteurs, modification de la pression abdominale durant les colonoscopies...).

Le début de l'intégration

Il est important de commencer par des interventions faciles pour intégrer progressivement l'hypnose à son arsenal thérapeutique. L'hypnose conversationnelle est facile à introduire, de façon quasi naturelle et automatique. Pour les hypnosédations, il est possible de commencer par des interventions pour lesquelles rien n'était fait avant, en dehors d'une anesthésie locale (cystoscopie, arthroscopie de distension capsulaire, infiltration, laser du col utérin, coloscopie courte, nævi, réalisation d'anesthésies locorégionales...). Cette mise en place permet au soignant d'étrenner et de parfaire sa technique hypnotique sans être mis sous pression par une obligation de résultat puisque l'hypnose vient s'ajouter et non remplacer. Dans ce cadre, le patient et l'intervenant ne trouvent que des bénéfices. Débuter par une intervention compliquée risque, en entraînant un échec, de favoriser l'apparition de résistances ou de renforcer celles qui existent déjà.

Le respect des limites et compétences

L'hypnose est un outil qui doit s'intégrer en tant que tel dans l'arsenal thérapeutique d'un anesthésiste. Elle est en ce point comparable à l'échographie qui est maintenant de pratique courante lors de la réalisation des anesthésies locorégionales. Les médecins anesthésistes qui s'en servent régulièrement se bornent à cette utilisation et, pourtant, l'échographie sert également aux obstétriciens, aux sages-femmes, aux radiologues, aux gastro-entérologues... Chacun dans son domaine utilise l'outil « échographie » selon ses compétences et sa formation. Les psychiatres et les psychologues utilisent l'hypnose mais il nous paraîtrait inconcevable que cela soit dans le cadre d'un bloc opératoire pour une hypnosédation. De même, les anesthésistes ont des compétences mais ce ne sont pas celles des psychiatres, des psychothérapeutes ou des psychologues.

En ce qui concerne les limites de l'utilisation de l'hypnose au bloc opératoire, elles sont très claires : il ne faut réaliser que des interventions bien connues du thérapeute, avec l'accord du reste de l'équipe et celui du patient bien sûr.

La loi

En 2005, le Conseil national de l'Ordre des médecins a interrogé la Société française d'anesthésie et de réanimation (SFAR) sur le bien-fondé de l'utilisation de l'hypnose en anesthésie. La SFAR a donné un avis positif quant à l'intégration de cette technique parmi les outils utilisables en anesthésie. Des communications, des ateliers trouvent d'ailleurs depuis leur place au sein des principaux congrès d'anesthésie-réanimation français (SFAR, MAPAR, JEPU, Agora de Rennes, AEA de Clermont-Ferrand...), attestant de l'intérêt porté à la technique par les différentes sociétés savantes d'anesthésie-réanimation.

■ CRÉER UNE DYNAMIQUE

Un pôle d'hypnose en anesthésie

Il est très important de créer une dynamique en hypnose au sein d'un service. Cette création passe inévitablement par la formation d'un ou de plusieurs autres membres de l'équipe, l'idéal étant de former toute une partie de l'équipe simultanément. Le partage de cette connaissance par plusieurs soignants permet de mettre en commun des expériences (échecs ou réussites) et de pouvoir progresser grâce à une sorte d'intervision permanente. Si plusieurs soignants sont formés au sein d'une équipe, il devient plus facile de mettre au point des protocoles, de réaliser des études…

L'hypnose est une technique dont l'utilisation rencontre encore un certain nombre de résistances qui viennent, pour une part, de l'image de l'hypnose de spectacle. Cependant, l'information et la vulgarisation progressive de cette technique font reculer cette image délétère. Nénamoins, pour certains soignants, l'obligation de garder une position basse bouscule leurs habitudes ainsi que leurs certitudes et s'avère très anxiogène. Un rapprochement est tout à fait possible avec les réticences rencontrées, lors de l'arrivée de l'anesthésie locorégionale, dans les anciennes générations d'anesthésistes et de chirurgiens.

Il convient, avant de se lancer dans un prosélytisme inconsidéré, de connaître son entourage afin de pouvoir recruter des alliés et convaincre sans entraîner de nouvelles résistances.

Une grille de ce type peut être particulièrement utile à utiliser dans ce cadre *(Fig. 1)*.

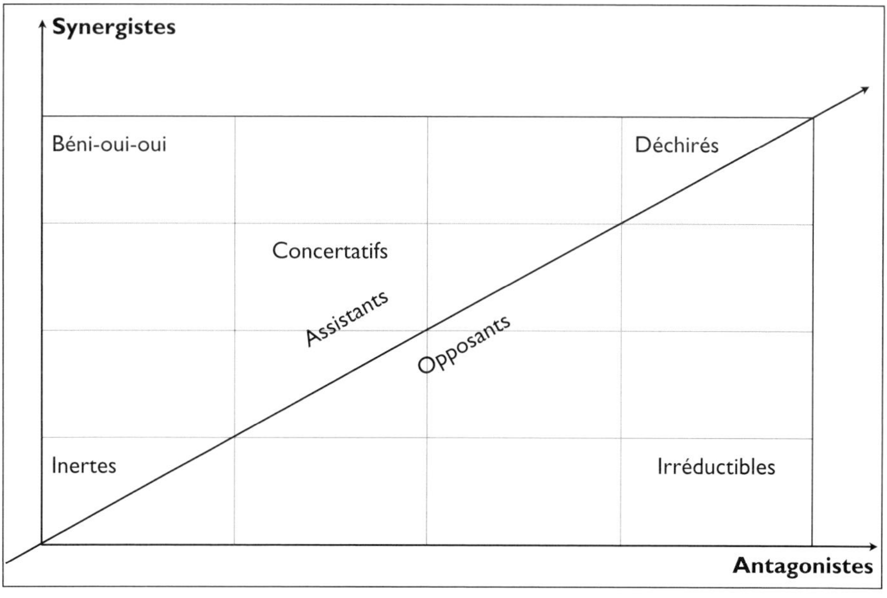

Figure 1 ▪ Synergie/Antagonisme.

Il est intéressant de classer les membres de l'équipe qui vous entoure en fonction de leur personnalité et des premières réactions qu'ils ont face à l'hypnose.

Les béni-oui-oui sont toujours d'accord avec vous, ils ne présentent aucune forme d'opposition ; les inertes ne s'intéressent à rien et ne vous seront d'aucune aide ; les irréductibles comprennent les soignants très directifs n'acceptant pas la remise en question de leurs certitudes ni la position basse, ils sont définitivement contre toute innovation qui ne vient pas d'eux ; les déchirés sont bloqués dans une situation où ils entrevoient à la fois tous les avantages et tous les inconvénients, ne parvenant jamais à prendre une décision.

À la suite de cette classification, il sera complètement inutile de s'intéresser aux extrémités de la grille. Il faudra, par contre, concentrer son énergie sur le centre qui comprend ceux qu'on qualifie de « concertatifs », c'est-à-dire ceux ayant des attitudes critiques constructives qui peuvent vraiment vous aider dans la mise en place du projet. En fonction de leur attitude plutôt antagoniste ou au contraire synergique, ils sont partagés en opposants et en assistants.

La transmission

Quotidienne

Il est facile en quelques mots, lors d'une réunion d'information par exemple, d'expliquer l'hypnose médicale et les impératifs techniques qui en découlent pour les soignants. De même, les bases de l'hypnose conversationnelle pourront être aisément abordées. Ces réunions d'informations permettent de travailler au sein d'une équipe dont la cohérence a un impact fort sur le sentiment de sécurité du patient.

La formation interne

La mise en place d'une formation interne est une étape qui nécessite que le projet soit porté par une personne de l'établissement déjà formée et ayant un recul suffisant pour participer à l'encadrement des soignants qui vont se former.

La formation peut être dispensée par des organismes spécialisés qui se déplacent, à condition qu'il y ait un assez grand nombre de participants.

Si plusieurs médecins sont déjà formés, ils peuvent participer à la formation, voire effectuer une formation eux-mêmes.

Pour être plus facilement acceptée auprès des instances administratives, la formation doit présenter plusieurs critères qui seront mis en avant afin de faire tomber

les résistances des administratifs et stimuler leur enthousiasme pour le projet. Parmi ces critères, citons :
— l'intégration dans un projet de service ou un projet de pôle ;
— la création d'une dynamique de pôle ;
— l'accroissement de la fierté d'appartenance à l'entreprise ;
— la mise en place d'un lien transversal au sein de l'établissement.

■ LA RÉALISATION D'UN BILAN PERSONNEL

Pour plusieurs raisons, il est intéressant de faire le point sur son activité et ses compétences. Ce bilan d'activité permet de faciliter l'installation de l'hypnose dans la structure de travail, de faire évoluer sa pratique, de comprendre ses échecs ou ses difficultés.

Plusieurs critères sont utiles à évaluer pour faire le bilan de cette activité. L'analyse va porter sur :
— l'environnement dans lequel le thérapeute évolue ;
— le comportement de celui-ci lorsqu'il réalise des accompagnements hypnotiques ;
— l'émotion qu'il ressent à ce moment là ;
— les capacités techniques : la technique est-elle correcte ? ;
— les attitudes du thérapeute lorsqu'il exerce ;
— les croyances ;
— l'identité ;
— la place dans le système.

L'environnement

> *« Où et quand est-ce que je fais de l'hypnose ? Quelles sont mes contraintes ? »*

Cette question permet de s'interroger sur l'équipe avec laquelle le travail se fait. L'utilisation de l'hypnose au bloc opératoire en tant que technique d'anesthésie ne peut se faire sans l'accord, la confiance et la motivation de l'équipe opératoire.

Le comportement

> *« Qu'est-ce que je fais pour faire de l'hypnose ? »*

Devant tout nouvel outil, toute nouvelle technique, chacun met en place un certain nombre de processus plus ou moins compliqués. Ces processus ont l'avantage de poser un certain nombre de jalons, ils permettent de canaliser une certaine angoisse, ils alourdissent parfois la mise en place de la technique. Pour l'hypnose, l'accrochage de pancartes, la coupure des alarmes, l'extinction des téléphones portables de bloc, le silence dans la salle sont autant d'éléments qui paraissent indispensables au néophyte et qui, au cours du temps, prennent moins d'importance. Il faut réduire au minimum la procédure afin que celle-ci soit acceptable par tous et facilitée.

Les émotions

« Qu'est-ce que je ressens quand je fais de l'hypnose ? »

Une façon de connaître ses émotions est de réaliser une échelle EVA personnelle :
— 0 = je n'y vais pas, je ne fais pas d'hypnose ;
— 10 = je me sens extrêmement motivé.

Cette règle peut aider à comprendre que certains des problèmes rencontrés sont liés au thérapeute. La motivation du thérapeute est aussi importante que la motivation du patient *(voir plus loin « L'évaluation des résistances du soignant »).* Il ne faut jamais perdre de vue que le but de l'utilisation de l'outil hypnotique est l'amélioration de la situation du patient et non la réalisation parfaite de la technique en soi. En hypnosédation, si le geste chirurgical ou endoscopique est réalisé et si le patient est content du résultat, c'est tout ce qui compte. Dans tous les autres cas, l'hypnose ne se substitue pas, elle accompagne : il ne peut donc y avoir de résultat négatif, l'hypnose étant alors proposée comme amélioration d'une situation et non comme substitution d'une technique d'anethésie.

Les techniques

« Comment est-ce que je m'y prends pour induire et entretenir ? »

Savoir lire et relire les cours afin de parfaire sa technique est, pour l'hypnose comme pour toute technique, une manière de s'améliorer.

Plusieurs niveaux peuvent être décrits afin de mieux cerner ses façons de faire.

Le protocole d'induction et d'entretien est-il bien fait ?

Le schéma ci-dessous rappelle le déroulement classique d'une induction *(Fig. 2).* Avec l'habitude, le thérapeute saura s'éloigner de ce canevas et gagner en souplesse dans l'exécution des inductions.

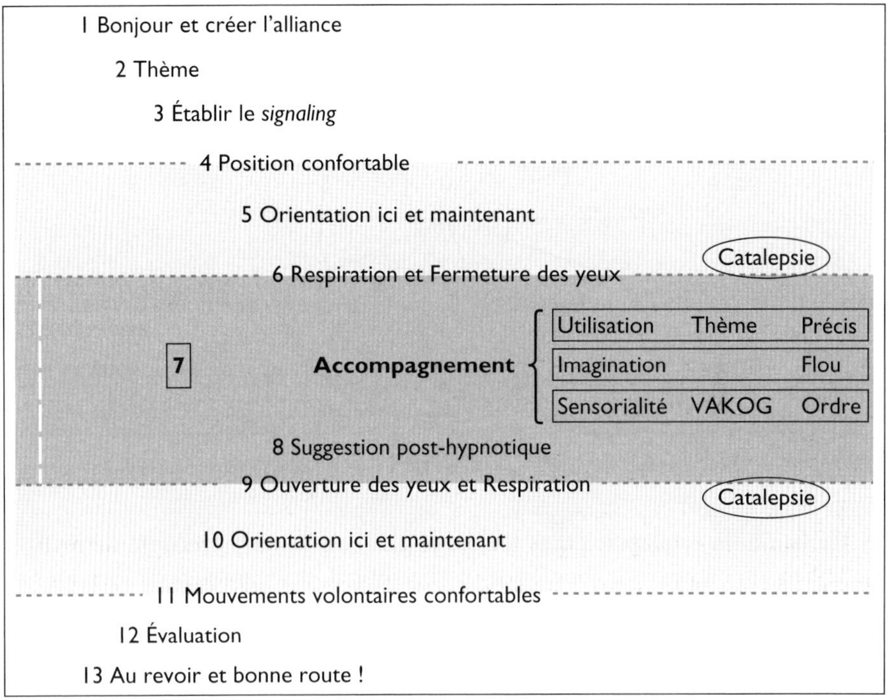

Figure 2 ▪ Le protocole d'induction complet.

Les techniques utilisées sont-elles des techniques apportant plutôt du confort ou plutôt de la dissociation ?

Sur ce schéma, les techniques du bas de la cible sont plutôt des techniques destinées à apporter du confort alors que celles du haut vont plus dans le sens de la dissociation *(Fig. 3)*.

Il peut être intéressant de se donner une note en utilisant la cible et, ainsi, de schématiser son profil de thérapeute. Afin d'être le plus objectif possible, il faut demander à un observateur externe de le faire ; cet observateur externe peut être le thérapeute lui-même s'il se filme.

En règle générale, les techniques de confort sont plus utilisées que les techniques de dissociation par les débutants, car ce sont des techniques plus faciles et plus « naturelles » pour un soignant habitué à la pratique de l'empathie. Cependant, il est important de bien connaître les techniques de dissociation qui vont rendre les transes plus stables et fournissent au thérapeute de véritables nouveaux outils.

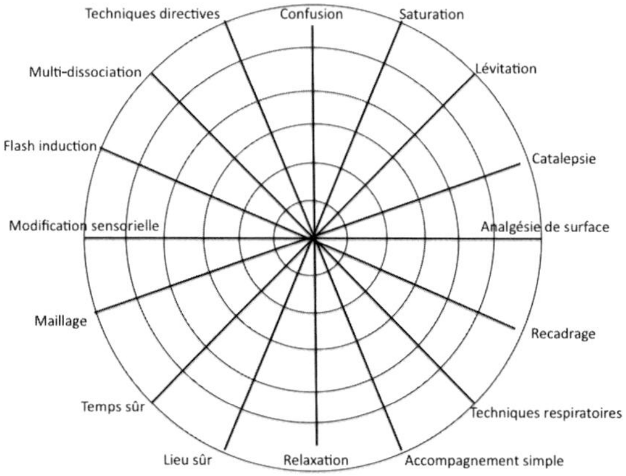

Figure 3 ■ Les techniques hypnotiques.

La lévitation, la catalepsie et les techniques de confusion permettent de réaliser facilement un ou plusieurs degrés de dissociation. Les techniques dissociantes se potentialisent les unes les autres, c'est ce qu'on appelle la synergie dissociative ou multi-dissociation.

La réification, l'analgésie en gant, la couverture magique et les modifications sensorielles sont utilisées dans des buts antalgiques précis.

Une fois sa propre « cartographie » établie, les moyens de progresser vont être les suivants : participer à des intervisions, des supervisions, des perfectionnements et, surtout, se filmer.

La règle des trois « O » est-elle bien mise en application ?

Observer la transe du patient, Observer les gestes du patient, Observer le langage du patient.

La règle des trois « V » est-elle bien mise en pratique ?

Si la règle des trois « O » reprend plutôt les particularités « réceptrices » du thérapeute, pour être un bon émetteur dans le système de communication « émetteur-récepteur », le thérapeute doit intégrer les trois niveaux de langages : Verbal, non Verbal et para-Verbal. C'est la règle des trois « V ».

Le langage verbal

Au niveau du langage verbal, plusieurs items peuvent être ainsi retenus.

— Le langage dissociatif consiste à donner dans ses paroles des indications majorant la marginalisation de certaines parties du corps ou de certains phénomènes physiologiques. Pour la réalisation de ce type de langage, il ne faut jamais parler à la deuxième personne et ne jamais employer de pronom possessif pendant l'induction.

> Ne jamais dire : « *Vous pouvez voir, vous pouvez entendre* ».
> Au lieu de dire : « *Vos yeux peuvent voir, vos oreilles peuvent entendre* », préférer : « *Les yeux peuvent voir, les oreilles peuvent entendre, la respiration se pose...* ».

— Les techniques verbales suggestives. Elles sont plus ou moins élaborées. Toutes ces formes verbales ont déjà été largement détaillées plus haut (suggestions, confusions).

— Les structures linguistiques particulières. Il ne s'agit plus là seulement du contenu du langage mais aussi de la forme syntaxique de celui-ci. Ces structures linguistiques particulières ont été largement décrites plus haut (confusions).

— L'étude du canal sensoriel du patient. Le vocabulaire employé par le patient permet souvent de déterminer un ou deux canaux sensoriels préférés. Cela permet de privilégier ce mode sensoriel et d'être plus en accordage avec le patient.

Toutes ces structures linguistiques particulières à l'hypnose sont résumées dans la figure sur les techniques verbales *(Fig. 4)*.

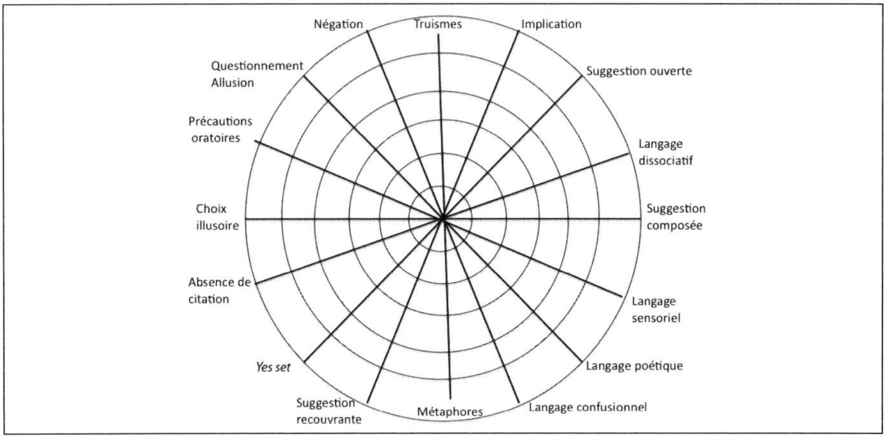

Figure 4 ▪ Les techniques verbales.

Celle-ci pourra être utilisée de la même façon que la cible des techniques hypnotiques *(Fig. 3)*.

Le langage para-verbal et le langage non verbal

Les techniques para-verbales et non verbales sont résumées dans la troisième cible « techniques non linguistiques » *(Fig. 5)*. Certaines dépendent du thérapeute, d'autres sont inhérentes au patient.

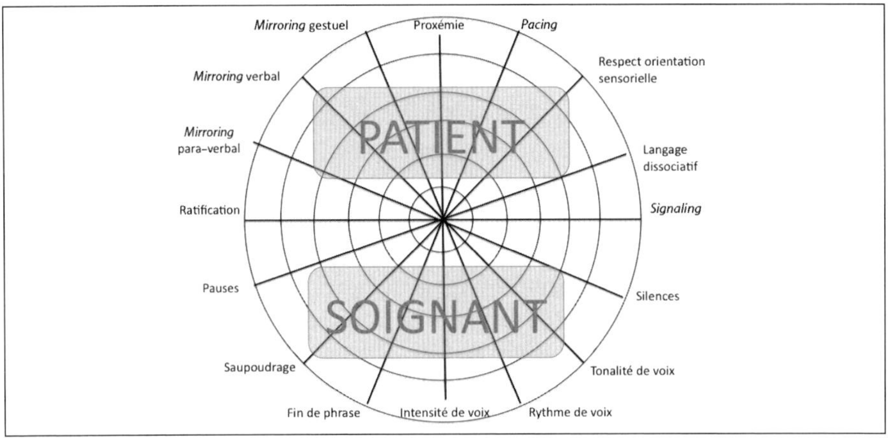

Figure 5 ▪ Les techniques non linguistiques.

Toutes ces techniques ont été parfaitement décrites plus haut *(cf. Chapitre 3)*. L'utilisation de cette cible est un outil de plus pour faciliter la réalisation de son bilan personnel. Elle sera utilisée comme les deux autres (cible des techniques hypnotiques et cible des techniques verbales).

Les attitudes

> *« Comment est-ce que je réagis face à un échec ? »*

La gestion des échecs peut être le tremplin de la réussite. Dans un premier temps, il peut être utile de faire un tableau à deux colonnes où sont écrits les éléments plutôt positifs et les éléments plutôt négatifs consécutifs à un échec.

Les éléments positifs seront gardés comme des ressources.

Les éléments négatifs peuvent être traités de la façon suivante.

— Observation critique écrite de ce qui a eu lieu : au niveau du patient, de l'intervention, du chirurgien et de soi.

Par exemple : « *Le patient criait qu'il avait mal, j'ai injecté sans cesse du produit, la colonoscopie a eu lieu, le patient était content, le gastro-entérologue n'a rien dit.* »

— Observation de ses propres sentiments. On exclura les sentiments liés à l'interprétation, c'est-à-dire ceux qui peuvent se poursuivre par « par » (comme « *Je me suis senti ridiculisé par quelque chose ou quelqu'un* »). Par contre « *Je me suis senti ridicule* » peut être conservé.

Par exemple : « *Je me suis senti triste, confus.* »

— Démarche à suivre :
- reprendre dans l'observation les éléments positifs ;
- reprendre les sentiments, les éclairer à la lumière de l'observation des éléments positifs ;

Par exemple : « *Suis-je encore triste alors que la colonoscopie a réussi et que le gastro-entérologue n'a rien dit ?* »

- analyser les éléments négatifs de l'observation froide puis les décortiquer techniquement afin de trouver des explications et en parler à un autre soignant (intervision, supervision éventuellement).

Par exemple : « *Ai-je observé les signes de transe, ai-je fait de la ratification ? Ai-je interrogé mon patient ? Ai-je pensé à enrichir mon procédé ou à changer de technique ? Ai-je demandé à l'opérateur ce qui se passait ?* »

Les compétences

« *Ai-je les moyens de réussir ?* »

L'utilisation de la réglette EVA des émotions va permettre de mesurer ses compétences, de se donner un but et de la confiance.

Si la note donnée est 3, il faut s'interroger sur ce qui fait que la note est 3 et non 0 (par exemple, la formation reçue, le fait que l'intervention se passe sans hypnose d'habitude, les drogues disponibles...) et reporter ces ressources en bas de la page.

Il faut ensuite se fixer un but (par exemple, si je suis à 8, c'est bien), ce qui permet de mettre la barre moins haut et de reprendre de la confiance.

L'identité

« Suis-je capable, ai-je l'aptitude ? »

Certains ne sont pas faits pour la profession ou l'activité qu'ils ont choisie. Il s'agit d'une question non pas de compétences mais de confiance en soi et d'identité. La bonne question à se poser est : *« Comment est-ce que je fais pour faire rater ? »*.

Le système

« Qui suis-je dans l'équipe lorsque je fais de l'hypnose ? »

Voici la dernière question à se poser. Elle permet de se positionner au sein de son équipe et peut être complétée par une analyse de ses ressources humaines.

Remplir la grille croisant synergistes et antagonistes *(Fig. 1)* permet de ne pas perdre du temps et de l'énergie. Il ne faut s'intéresser qu'à ceux qui sont des assistants, qui vont vous apporter de l'aide ou des critiques constructives. S'occuper des autres est inutile.

■ LES RÉSISTANCES

La voie de la réussite et du succès passe par l'examen des résistances.

La résistance peut se définir comme une réticence aux soins et au traitement ou à l'aide que le soignant peut proposer. L'hypnose ne refuse pas la résistance : non seulement elle est considérée comme normale mais elle est acceptée, ce qui permet de ne pas l'amplifier, et peut même être utilisée. La gestion des résistances comprend les résistances du patient mais aussi celles induites par le thérapeute. Ces dernières ne sont pas forcément les plus faciles à dépister et donc à contourner.

L'évaluation des résistances du patient

Le type de patient

La première partie consiste à savoir à quelle sorte de patient on s'adresse. Grossièrement, on peut typer les patients en trois catégories. Une comparaison est souvent établie entre le patient et le badaud qui passe devant un magasin. On parle de passant, de client ou d'acheteur.

Le passant

Comme son nom l'indique, il ne fait que passer devant la vitrine du magasin, il n'achète rien et n'en a pas l'intention.

L'équivalent patient est un sujet naturellement résistant. Il est vraisemblablement amené par les circonstances ou l'entourage. Il est inutile de s'en occuper car il demandera beaucoup d'énergie et le résultat a de grandes chances de ne pas être satisfaisant.

Le client

C'est la personne qui entre dans le magasin, qui sait qu'il peut trouver là ce qui lui plaît mais qui a encore quelques doutes.

L'équivalent patient est un sujet parfois difficile à cerner, visiblement entre les deux autres catégories. Il vaut la peine de s'y intéresser afin de le faire passer dans la troisième catégorie. Dans ce cadre, il peut être intéressant d'évaluer les résistances inhérentes à l'environnement (famille, médecin…) qui, souvent, empêchent le client de devenir acheteur.

L'acheteur

Il entre dans le magasin, il sait ce qu'il veut et il achète rapidement.

L'équivalent pour un patient est un sujet dont la sélection s'est faite en amont. Avec lui l'alliance thérapeutique sera facile à mettre en œuvre. Il reste cependant important de vérifier l'idée que le patient se fait de l'hypnose. Une trop forte idéalisation de la technique est parfois présente. Le patient peut alors être ultérieurement déçu par la réalité. Un recadrage précis permet d'éviter cet écueil.

Le trépied de la réussite

La réussite en hypnose passe par trois conditions concernant le patient.

La confiance

C'est un élément essentiel, la condition sine qua non à toute relation thérapeutique. Elle commence avec le respect des compétences, c'est pourquoi il est toujours recommandé de commencer avec des interventions que l'on connaît bien.

Le soignant doit donc savoir se poser la question : « *Est-ce que ce patient me fait réellement confiance ?* ». La multiplicité des interrogations du patient, la position très basse ou très haute du patient sont autant d'éléments qui peuvent en faire douter.

Dans le doute, un bon moyen de connaître la position du patient peut être de lui poser la question : *« Que faudrait-il pour que vous me fassiez entièrement confiance ? ».*

La réponse directe du patient peut prendre trois formes.

> *« Je vous fais déjà parfaitement confiance. »*
> *« Si vous restez avec moi toute l'intervention... »*
> *« Je ne sais pas. »*

Ces trois formes correspondent, dans un ordre décroissant, à trois niveaux de confiance différents.

D'autres éléments peuvent nous renseigner sur l'état de confiance du patient et notamment le langage non verbal : par exemple, une attitude de retrait bras et jambes croisés font état d'un manque de confiance total. Le silence ou, au contraire, une logorrhée invincible peut attester d'une certaine résistance. De même, lorsque le thérapeute se sent obligé de se justifier.

La motivation

La motivation peut être explorée de façon simple en demandant au patient ce qui le conduit à demander une hypnosédation pour cette intervention. Là encore, trois possibilités de réponses.

> *« J'ai vraiment envie de faire cette intervention sous hypnose, je ne veux pas d'anesthésie générale. »*
> *« Cela me tente, mon voisin l'a fait et me l'a conseillé mais je ne suis pas certain d'y arriver. »*
> *« Le chirurgien m'a conseillé de faire comme cela, ma femme ne veut pas que je fasse une anesthésie générale... »*

Parfois, en fonction de l'indication, la motivation doit être encouragée chez le patient. Par exemple, un patient pour lequel on choisit l'hypnosédation pour des raisons médicales (intubation difficile prévue, allergies multiples...) ne sera pas forcément motivé au départ. Il a besoin d'information rigoureuse et complète sur la balance bénéfices/risques pour chacune des techniques d'anesthésie envisageables, comme à chaque fois qu'il y a le choix. C'est là le travail d'information du médecin anesthésiste en consultation pré-anesthésique, afin d'obtenir le consentement éclairé (et donc motivé) du patient.

La coopération

Cet item explore la capacité du patient à prendre en compte que le chemin doit être parcouru pour plus de la moitié par lui pour obtenir la réussite. En effet, certains sujets peuvent être tellement confiants et motivés qu'ils s'en remettent complètement au thérapeute sans imaginer qu'ils vont devoir « travailler » aussi. L'absence de coopération est souvent inconsciente, elle peut venir d'un manque d'information (le patient pense que le thérapeute est tout-puissant, que l'hypnose est une sorte de sommeil). Un moyen simple d'explorer la coopération est de prendre la main du patient comme pour faire une catalepsie et de lâcher doucement le poignet. Trois situations sont alors envisageables :
— la main reste en suspension dans l'air ;
— la main reste en suspension mais retombe plus ou moins rapidement ;
— la main ne reste pas du tout en suspension et retombe tout de suite.

La coopération est évidemment fonction décroissante de ces trois situations. Là encore, d'autres éléments peuvent nous renseigner.

> M. Pierre H., 40 ans, doit avoir une colonoscopie et vient en consultation de pré-anesthésie une semaine avant le geste pour me voir. Il paraît très motivé, il est commerçant, veut partir rapidement après le geste pour ne pas perdre sa journée, son attitude non verbale est le reflet de la confiance qu'il semble me porter.
> Je lui explique les avantages et les inconvénients de la technique. Il semble parfaitement convaincu. Je le range dans la catégorie des acheteurs. À la fin de la consultation, je lui demande de réfléchir à une activité qu'il affectionne particulièrement ou à un endroit où il s'est déjà rendu pour que, le jour de la colonoscopie, je puisse lui redonner le plaisir de cette activité ou de cette promenade.
> Une semaine passe. Je revois ce patient dans le couloir du bloc quelques instants avant l'exploration digestive. Il n'a pas pensé à chercher un endroit ou une activité et ne sait pas trop quoi prendre.

Ce patient, pourtant visiblement confiant et motivé, manque de coopération, signe d'une résistance cachée. Parfois, le manque de coopération s'exprime par la situation inverse du patient qui a trouvé plusieurs activités ou endroits et qui vous laisse le choix…

L'évaluation des résistances du soignant

Le trépied de la réussite exploré pour le patient est également valable pour le thérapeute.

La coopération du thérapeute

Les résistances inhérentes au thérapeute sont plus difficiles à repérer car il est difficile d'être juge et partie, notamment en ce qui concerne la coopération selon la technique utilisée. Celle-ci ne pourra être évaluée qu'à l'issue de la séance grâce à la visualisation du film seul ou en supervision afin de repérer les éléments mis en place par le thérapeute pour faciliter l'échec.

Les deux autres items

Confiance et motivation sont facilement explorables en se posant deux questions.

La première question

> *« Ai-je envie de voir ce patient ? »*

La première question explore la relation mise en place avec le patient. Celui-ci a pu être mis dans la catégorie acheteur alors qu'il n'est encore que client ; cette erreur d'évaluation préalable ne résiste pas à la question. La crainte de voir le patient trahit une anomalie dans le lien avec ce patient.

La deuxième question

> *« Ai-je envie de faire de l'hypnose aujourd'hui ? »*

Cette question explore plus particulièrement la motivation du thérapeute dans le contexte du soin avec un patient précis. Plus largement, elle peut explorer la confiance que le thérapeute place en ses propres capacités.

Ces deux questions pourront être regroupées en une seule.

> *« Ai-je envie de faire cette hypnose ? »*

Diverses échelles ont été établies pour tester l'hypnotisabilité des sujets. Comme il a été indiqué au premier chapitre de ce livre, les échelles servent essentiellement en laboratoire pour la réalisation d'expériences afin de sélectionner des sujets similaires et d'éviter ainsi un certain nombre de biais liés à la sélection des sujets. Dans le cadre du soin, il semble que les choses sont différentes et qu'il est plus adéquat de parler d'hypnotisabilité contextuelle.

Il peut être utile d'évaluer le trépied de la réussite avant de conclure un contrat avec un patient. Une grille peut aider à l'évaluation des résistances de part et d'autre du lien thérapeutique *(Tab. 1)*. La motivation du patient est notée sur 6, celle du thérapeute sur 3. Le score global est la multiplication du premier chiffre par le deuxième (avec un score maximum de 18). Si la moyenne n'est pas obtenue (score < 9), il semble inutile de commencer avant d'avoir fait bouger la situation.

Tableau I ▪ Le score de réussite

MOTIVATION : Pourquoi avoir choisi l'hypnose ?	Très bonne raison	2
	C'est le chirurgien qui m'a dit	1
	Je ne sais pas trop	0
CONFIANCE DU PATIENT : Que faudrait-il pour que vous me fassiez totalement confiance ?	Je vous fais entièrement confiance	2
	Si vous restez là avec moi, ça ira	1
	Je ne sais pas	0
COOPÉRATION : Prendre la main du patient pour mettre en place une catalepsie	Elle reste	2
	Elle reste puis tombe	1
	Elle retombe tout de suite	0
Total /6		
MOTIVATION ET CONFIANCE DU THÉRAPEUTE : Ai-je envie de faire cette hypnose ?	Oui, je suis très motivé	3
	J'ai un peu peur mais ça va aller	2
	Pas trop mais il le faut	1
	Pas du tout	0
TOTAL /3		
RÉSULTAT /18		

Comment éviter leur apparition ?

L'étude de l'étiologie des résistances permet de déduire une conduite destinée à prévenir leur apparition.

L'étiologie des résistances

Le malentendu

L'idée que le patient se fait de l'hypnose peut être très différente de la réalité et la confrontation avec cette réalité entraîne l'apparition d'une résistance et d'un échec de la technique. La persistance de l'image de l'hypnose de spectacle explique en partie ce phénomène. Dans le grand public, l'hypnose est souvent assimilée à une pratique magique associée à la toute-puissance du thérapeute. Ainsi, un certain nombre de patients croient encore que l'hypnose est une sorte de sommeil ou de coma proche de l'anesthésie générale. Ils pensent que, pendant l'intervention, ils ne se rendront compte de rien, ne sentiront rien. Il est très important de les détromper et de clarifier leurs attentes, leurs craintes et leurs idées erronées. Expliquer et démystifier l'hypnose permet de ne garder que les « clients » et les « acheteurs ».

La position haute du thérapeute

Dans le chapitre sur la communication hypnotique, nous avons vu l'importance de la position basse. Notre situation de soignant, nos études ne nous ont pas habitués à cette prise de position. La position basse permet d'accepter la résistance du sujet, ce qui, nous l'avons vu plus haut, évite son amplification et permet ainsi d'éviter le conflit. L'hypnose directive fut à la base de beaucoup d'échecs et du quasi-abandon de la technique. L'originalité des principes ericksoniens est d'aborder les problèmes de manière indirecte.

La permissivité permet de laisser le choix au patient et favorise une certaine confiance fondée sur le respect. Le questionnement, en particulier, est une façon de suggérer sans imposer. La question est avant tout là pour guider, elle est formulée de manière à ne pas attendre de réponse.

> *« Pouvez-vous un instant observer le contact du corps avec le drap de dessous puis avec celui de dessus ?... Certaines personnes préfèrent fermer les yeux pour entrer en état d'hypnose, d'autres gardent les yeux ouverts pour approfondir la transe ; je ne sais pas encore à laquelle des deux catégories vous appartenez. »*

La faiblesse du lien initial

La mise en place d'une alliance thérapeutique de qualité est le préalable indispensable à tout travail avec l'hypnose. L'ancrage de la relation a été largement abordé plus haut. L'observation du patient, le « *mirroring* », l'approche utilisationnelle des gestes, des mots, le « *pacing* » respiratoire, le diagnostic de l'orientation sensorielle sont autant d'éléments qu'il est important de bien prendre en compte.

La rupture du lien

Le sentiment d'abandon entraîne la perte de confiance. La ratification permet de faire comprendre au patient que le soignant est en permanence à son écoute et ainsi de le rassurer. Cette ratification passe par la mise au point avant le début de la transe d'un « *signaling* ». La ratification des inconforts et des douleurs peut se faire de manière indirecte, en couplant l'événement avec un élément de la transe.

« Le chemin monte de plus en plus, cela tire dans les jambes, le cœur s'accélère, la respiration devient plus rapide, mais vous savez que dans quelques secondes vous serez arrivé au sommet de cette montée et que vous pourrez profiter de la vue magnifique ; ce n'est pas la première difficulté de la sorte que vous rencontrez et vous vous sentez forte de cette idée, vous savez que cela est possible et une partie de vous sait trouver les forces et le courage utiles et nécessaires. »

La ratification peut se faire également de façon indirecte, en prévenant l'équipe chirurgicale à voix haute qu'un inconfort survient. Cette méthode a deux conséquences : l'équipe chirurgicale peut redonner du confort (injection d'anesthésique local, modification de la tension d'un écarteur…) et le patient sait que son inconfort a été perçu.

Enfin, la ratification peut se faire par questionnement en cas de doute : *« Est-ce que tout va bien ? »*.

L'utilisation et la réduction des résistances du patient

L'utilisation des résistances

À la manière de certains arts martiaux comme l'aïkido, l'hypnose a l'originalité d'utiliser la résistance du patient pour favoriser la thérapeutique. On peut parler d'« aïkidhypnose ».

« Et plus vos yeux restent ouverts, plus la transe sera profonde. »
« Et les yeux restent ouverts et je vais vous proposer de les laisser ouverts et de ne pas bouger les paupières avant d'entrer en transe. »

La saturation de la conscience

La saturation de la conscience ainsi que la confusion sont des techniques un peu plus directives qui permettent d'affaiblir le contrôle que le patient peut avoir sur la situation et donc de favoriser le lâcher prise. De nombreux exemples sont donnés au chapitre sur la confusion *(cf. Chapitre 7)*.

L'utilisation des suggestions verbales indirectes

Cela nécessite de bien connaître les techniques verbales qui rendent les suggestions les plus indirectes possibles *(cf. Chapitre 3 sur la communication hypnotique)* :

— Truismes.
— Implications.

— Alternative illusoire.
— Suggestion ouverte.
— Suggestion fermée.
— Suggestion composée.
— Négation.
— Questionnement.
— Structures linguistiques hypnotiques.
— Absence de citation.
— « *Yes set* ».
— Méta-communication.
— Métaphores.

L'utilisation des suggestions non verbales

Nous avons déjà abordé les techniques non verbales. Elles favorisent la transe car elles sont purement indirectes, il est important de bien les connaître. Deux d'entre elles s'avèrent particulièrement efficaces pour réduire les résistances.

La catalepsie *(Fig. 6)*

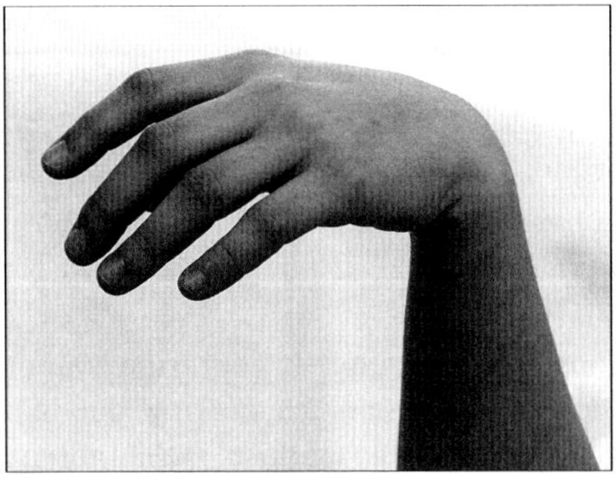

Figure 6 ▪ Une main en catalepsie.

Elle est souvent considérée comme caractéristique de l'hypnose, sans doute parce qu'elle est visible. Elle objective ainsi le processus. Pour le sujet, elle est également un moyen de ratifier la transe. Elle peut être un mode d'induction.

Les pauses et les silences dans le discours

Ils permettent le changement de sens d'une phrase.

> *« De façon très bénéfique il nous arrive parfois de... ne rien faire... ou au contraire... »*

Les silences respectent la transe du patient et sont souvent craints par le soignant, surtout au début, et appréciés par les patients. Une manière possible de s'imposer des silences et des pauses dans le discours est de calquer son rythme de paroles sur l'expiration et de laisser passer un ou deux cycles respiratoires entre chaque morceau de phrase.

Les résistances de l'équipe

Il n'était pas possible de clore ce chapitre sans aborder les résistances liées à l'équipe. Celles-ci sont comparables à celles que certains anesthésistes ont pu rencontrer lors de l'introduction de l'anesthésie locorégionale au sein des blocs. L'hypnosédation n'est possible que si toute l'équipe interventionnelle est d'accord avec ce mode d'anesthésie. Cela passe parfois par l'information et la communication avant l'adoption ainsi que nous l'avons déjà dit dans le paragraphe sur l'introduction de l'hypnose au début de ce chapitre.

■ COMPLÉTER SA FORMATION

Afin d'élargir ses connaissances il est important de lire d'autres articles et ouvrages. Vous trouverez ici une bibliographie sélective. Vous trouverez aussi sur le site Émergences des articles en français et en anglais, comptes rendus d'expériences et travaux de recherche.

Après avoir appris à utiliser l'hypnose dans les situations de douleur aiguë, certains souhaitent apprendre à l'utiliser pour les patients douloureux chroniques. Ceci suppose d'acquérir d'autres connaissances et d'autres techniques plus adaptées à ces troubles difficiles. Il est également possible de choisir une formation plus générale à l'hypnose pour acquérir de l'aisance dans toutes les situations de soins que vous pouvez rencontrer dans la pratique. Ces formations sont plus longues et réunissent des professionnels d'horizons différents. Elles permettent d'avoir plus de recul sur l'ensemble des possibilités thérapeutiques de l'hypnose et plus de précision dans son application.

Conclusion

L'intérêt de développer la pratique et les connaissances sur l'hypnose thérapeutique est multiple et concerne tous les acteurs du système de santé.

L'attente des patients est de recevoir des soins dans les meilleures conditions de sécurité et de confort. L'hypnose leur offre une alternative à l'anesthésie générale avec des indications bien connues aujourd'hui, indications qui se multiplient chaque année. Remplacer un coma pharmacologique lorsqu'il n'est pas indispensable est rassurant pour beaucoup. Cette alternative peut être encore plus importante pour des soins répétitifs ou pour des patients en grave difficulté. Nous pensons, par exemple, à la pose de chambres implantables pour des patients atteints de cancer. L'analgésie hypnotique leur apporte beaucoup de confort et une meilleure récupération. Mais aussi, l'hypnose leur permet de développer le sentiment d'avoir des ressources disponibles, d'être vivants et capables de s'occuper d'eux-mêmes dans ces circonstances difficiles. L'impact moral est considérable.

L'attente des patients est aussi aujourd'hui d'être impliqués dans le parcours thérapeutique. De ne plus être seulement un corps que nous devons réparer mais un individu avec une histoire, des besoins, des expériences que nous devons prendre en compte. Chaque patient attend aujourd'hui un soin personnalisé auquel il pourra participer et que le thérapeute sache prendre en compte ses limites mais aussi ses ressources et compétences. C'est aussi ce que les patients entendent déjà dans différents champs de la société et du monde médical : vous évoluerez mieux si vous vous prenez en charge. Ceci est corroboré par ce constat que nous pouvons faire lors de soins en hypnose : l'évolution est meilleure, les douleurs post-chirurgicales sont réduites, le patient s'implique mieux dans sa rééducation ou sa réadaptation.

Guérir dans les meilleures conditions a toujours été le but des soignants. Depuis toujours, le corps médical est à la recherche de nouvelles méthodes pour aider au mieux les patients. Les époques précédentes se sont concentrées sur les possibilités matérielles : techniques chirurgicales, appareillage, produits chimiques de mieux en mieux connus, mieux dosés, mieux adaptés, lieux de soins plus confortables... L'évolution continuera dans ce sens mais, aujourd'hui, le corps médical sait que la réussite d'un soin dépend aussi de la dimension mentale du patient, laquelle, si elle est prise en compte, entraîne des bénéfices thérapeutiques immédiats. L'hypnose répond complètement à cet engagement fondamental des soignants.

Réaliser le plus parfaitement possible l'analgésie, le pansement, l'extraction, la péridurale est primordial. Savoir accueillir un patient, le rassurer, lui expliquer, respecter ses valeurs, s'appuyer sur ses expériences, l'accompagner du premier instant de la rencontre jusqu'à sa guérison sont des compétences tout aussi essentielles. Que ce soit pour orienter les choix et émotions du patient dans le meilleur sens pour les soins, pour pouvoir travailler avec lui (et non sur lui...), pour créer une relation dans laquelle le patient est en confiance et le thérapeute aussi ou, plus radicalement encore, pour que le patient accepte les soins qui lui sont nécessaires. Pour faire diminuer autant que faire se peut ce chiffre noir des patients qui repoussent les soins jusqu'à la dernière limite, aggravant leur cas par crainte du soin ou par difficulté relationnelle – vécue ou imaginée – avec des praticiens de santé.

L'apprentissage de l'hypnose et des modèles de communication thérapeutique donne à chaque thérapeute de nouvelles compétences dans tous ces domaines. Elles s'appuient sur des recherches développées depuis les années 50 qui ont montré que l'interaction et la prise en compte des ressources du patient sont des alliés précieux dans tout soin. Elles nous engagent dans une conception moderne de la médecine dans laquelle la complémentarité des deux acteurs est essentielle pour réussir.

Ces compétences existent déjà à divers titres chez de nombreux soignants. Le respect, l'empathie, la douceur, l'écoute... sont des qualités présentes chez nombre d'entre eux. Ces valeurs sont souvent ce qui a décidé chacun à consacrer sa vie au bien-être de l'autre. Ces compétences naturelles ont besoin d'être étendues, renforcées pour rester efficaces dans les moments les plus difficiles et pour rester vivantes tout au long d'une carrière dans des contextes de soin qui peuvent être épuisants. Lorsqu'un soignant s'approche dangereusement du « *burn-out* », il n'a plus très envie d'accueillir ce patient angoissé avec un grand sourire et de lui donner les 2 ou 3 minutes supplémentaires dont il aurait besoin. Les praticiens de santé vivent aujourd'hui avec beaucoup de stress : réaliser des prouesses techniques quotidiennes dans un temps de plus en plus court pour des patients de plus en plus exigeants, avec une menace judiciaire permanente, avec une administration qui tente de cadrer l'ensemble, tout en menant sa vie privée... Stop. Certains praticiens renoncent progressivement à l'excellence, aux expériences nouvelles, à la créativité, à la formation, au don de soi envers le patient pour retrouver quelque tranquillité et surtout de la sécurité. En même temps, ils s'engagent dans un parcours dénué de plaisir, d'excitation, d'enthousiasme. L'exercice professionnel devient vide. Les patients perçoivent ce vide qui panique et ils deviennent d'autant plus anxieux et exigeants... Magnifique cercle vicieux. Il y aurait aujourd'hui 50 % de médecins généralistes au bord du « *burn-out* ».

Nous pensons qu'une partie de l'intérêt des soignants pour l'hypnose est d'abord pour eux-mêmes, pour retrouver de l'enthousiasme, de la souplesse mentale, de la créativité, pour rester plus calmes et plus stables dans les moments délicats. Un an après une formation de 20 soignants, nous avons évalué les outils les plus utilisés. Au fil des réponses, nous avons eu la surprise d'entendre que le plus utile est... l'auto-hypnose du soignant, simplement parce que toutes les compétences développées pendant la formation sont réactivées et amplifiées par l'auto-hypnose. Surtout aussi parce que l'auto-hypnose permet à ces soignants de rester disponibles, d'assimiler les émotions, le stress et de rester soignants, au plus grand bénéfice des patients.

Les établissements de santé engagent de plus en plus leurs personnels soignants dans cette voie. Pourquoi ? Si l'administration est concernée par le bien-être des patients, elle l'est aussi par le bien-être des soignants. Elle trouve avantage à avoir du personnel dynamique et heureux dans son travail, elle trouve avantage à la réussite des compétences transversales qui décloisonnent les services. Ceci évite beaucoup de temps perdu dans les difficultés relationnelles, les arrêts de travail et les blocages au sein de l'institution lorsqu'il s'agit de développer des stratégies globales. Elle remplit ainsi mieux sa mission de service public. Je vous invite à lire cet article appelé curieusement « *Les hôpitaux magnétiques* », qui décrit le fonctionnement de certains établissements de santé dans lesquels personnel soignant et personnel administratif ont établi des relations conviviales dans le meilleur intérêt de chacun et des patients bien sûr [36].

Si l'hypnose était un vieil outil remis au goût du jour dans une perspective passéiste, elle n'aurait aucun intérêt et aucun avenir. D'ailleurs elle ne nous aurait pas intéressés non plus et ce livre n'existerait pas. Si l'hypnose a un tel développement aujourd'hui, c'est parce qu'elle a intégré les connaissances les plus pointues en termes de neurosciences. La mise en évidence d'un fonctionnement spécifique du cerveau des patients en hypnose a été un événement considérable. Ceux qui pratiquaient déjà l'imaginaient mais l'arrivée des images a permis d'ancrer chacun dans ses convictions. En fait, tout au long de son parcours, l'hypnose a fasciné les chercheurs et a été adaptée selon les époques et les connaissances du moment. Ce n'est peut-être pas l'hypnose qui est fascinante mais le fonctionnement du mental, le fonctionnement du cerveau. Comment pensons-nous ? Aujourd'hui, nous disposons de deux voies d'abord : celle de la technologie la plus avancée et celle de l'hypnose qui fait apparaître un fonctionnement mental spécifique, très peu connu et décrit par les neuroscientifiques. Il nous paraît évident que ceux qui travaillent déjà, et ceux qui vont s'y mettre, ont les meilleures possibilités de faire avancer la connaissance sur le cerveau et les relations corps-esprit que des techniques comme la catalepsie ou l'analgésie en gant interrogent.

Un système fonctionne sur des échanges équilibrés. Le système économique fonctionne sur des échanges financiers équilibrés. Les dépenses doivent être compensées par des recettes. Si l'hypnose coûte cher sans permettre de bénéfices, elle disparaîtra. Heureusement, c'est tout l'inverse. Éviter des nuits d'hospitalisation, des césariennes, des heures de SSPI, des consultations post-intervention, des FIV à répétition, des journées d'arrêt de travail… génère une économie importante. Évidemment, elles n'apparaissent que progressivement, lorsque les structures de soin sont adaptées à ces nouvelles techniques et aux nouvelles compétences des soignants. De nombreuses études portent aujourd'hui sur la qualité des soins, les bénéfices pour les patients. Elles sont toutes positives. Demain, les études devront porter sur cet aspect économique pour que le niveau institutionnel soutienne cette évolution. Citons simplement ici cette étude de Lang qui montre que des patients ayant bénéficié d'hypnose coûtent deux fois moins cher pour des explorations rénales. Ces économies seront réinvesties ailleurs pour améliorer d'autres aspects du système de santé, pour le plus grand bénéfice de la société tout entière [37].

Développer la pratique de l'hypnose, c'est améliorer le quotidien de tous les acteurs de l'acte de soin : le patient, le soignant, l'administration, les scientifiques et la société. Ce changement sera progressif, il devra tenir compte de toutes les habitudes et traditions mais nous savons que les acteurs de santé ont toujours su s'approprier les connaissances disponibles pour faire leur métier de la plus belle façon.

Bibliographie

[1] Rainville P, Duncan GH, Price DD, Carrier B, Bushnell MC. Pain affect encoded in human anterior cingulate but not somatosensory cortex. Science 1997 ; 277 : 968-71.

[2] Faymonville ME, Laureys S, Degueldre C, Delfiore G, Luxen A, Franck G, Lamy M, Maquet P. Neural mechanisms of antinociceptive effects of hypnosis. Anesthesiology 2000 ; 92 : 257-67.

[3] Gorton BE. The physiology of hypnosis. Psychiatr Q 1949 ; 23 : 317-43.

[4] Hilgard ER. A quantitative study of pain and its reduction through hypnotic suggestion. Proc Natl Acad Sci USA 1967 ; 57 : 1581-6.

[5] Barber TX, Hahn KW. Physiological and subjective responses to pain producing stimulation under hypnotically-suggested and walking-imagined « analgesia ». J Abnormal Social Psychology 1962 ; 65 : 411-8.

[6] Evans MB, Paul GL. Effects of hypnotically suggested analgesia on physiological and subjective responses to cold stress. J Consult Clin Psychol 1970 ; 35 : 362-71.

[7] Bakan P. Hypnotisability, laterability of eye movements and functional brain asymmetry. Percept Mot Skills 1969 ; 28 : 927-32.

[8] Hugdahl K, Nordby H, Kval G. Conditional learning and brain asymmetry empirilical data and a theorolical framework. Learn Indiv Dif 1989 ; 1 : 385-405.

[9] Barabasz A, Barabasz M, Jensen S, Calvin S, Trevisan M, Warner D. Cortical event-related potentials show the structure of hypnotic suggestion is crucial. Int J Clin Exp Hypn 1999 ; 47 : 5-22.

[10] Rainville P, Duncan GH, Price DD, Carrier B, Bushnell MC. Pain affect encoded in human anterior cingulate but not somatosensory cortex. Science 1997 ; 277 : 968-71.

[11] Maquet P, Faymonville ME, Degueldre C, Del Fiore G, franck G, Luxen A, Lamy M. Functional neuroanatomy of hypnotic state. Biological Psychiatry 1999 ; 45 : 327-33.

[12] Rainville P, Hofbauer RK, Paus T, Duncan GH, Bushnell MC, Price DD. Cerebral mechanisms of hypnotic induction and suggestion. J Cogn Neurosci 1999 ; 11 : 110-25.

[13] Kosslyn SM, Thompson WL, Costantini-Ferrando MF, Alpert NM, Spiegel D. Hypnotic visual illusion alters colour processing in brain. Am J Psychiatry 2000 ; 157 : 1279-84.

[14] Beydon L, Dima CE. Anxiété périopératoire : évaluation et prévention. Le Praticien en Anesthésie Réanimation 2007 ; 11 : 242.
[15] Bonnet F. Quels sont les critères de satisfaction des patients après une anesthésie ? Ann Fr Anesth Reanim 2006 ; 25 : 681-2.
[16] Defechereux T, Degauque C, Fumal I, Faymonville ME, Joris J, Hamoir E, Meurisse M. L'hypnosédation, un nouveau mode d'anesthésie pour la chirurgie endocrinienne cervicale. Étude prospective randomisée. Ann Chir 2000 ; 125 : 539-46.
[17] Faymonville ME, Mambourg PH, Joris J, Vrijens B, Fissette J, Albert A, Lamy M. Psychological approaches during conscious sedation. Hypnosis *versus* stress reducing strategies: a prospective randomized study. Pain 1997 ; 73 : 361-7.
[18] Frenay MC, Faymonville ME, Devlieger S, Albert A, Vanderkelen A. Psychological approaches during dressing changes of burned patients: a prospective randomised study comparing hypnosis against stress reducing strategy. Burns 2001 ; 27 : 793-9.
[19] Saadat H, Drummond-Lewis J, Maranets I. Hypnosis reduces preoperative anxiety in adult patients. Anesth Analg 2006 ; 102 : 1394-6.
[20] Lucas-Polomeni MM, Sauve-Barbarot C, Azzis O, Fremond B. Intérêt de l'hypnose en chirurgie pédiatrique. Arch Pediatr 2008 ; 15 : 920.
[21] Faymonville ME, Roediger L, Del Fiore G, Delgueldre C, Phillips C, Lamy M, *et al.* Increased cerebral functional connectivity underlying the antinociceptive effects of hypnosis. Cognitive Brain Research 2003 ; 17 : 255-62.
[22] Vanhaudenhuyse A, Boly B, Balteau E, Schnakers C, Moonen G, Luxen A, *et al.* Pain and non-pain processing during hypnosis: a thulium-YAG event-related fMRI study. NeuroImage 2009 ; 47 : 1047-54.
[23] Benhaiem JM, Attal N, Brasseur L, Chauvin M, Bouhassira D. Local and remote effects of hypnotic suggesting of analgesia. Pain 2001 ; 89 : 167-75.
[24] Hilgard ER. Hypnotic susceptibility. New York : Harcourt, Brace and World, 1965.
[25] Miller ME, Bowers KS. Hypnotic analgesia: dissociated experience or dissociated control? Abnorm Psychol 1993 ; 102 : 29-38.
[26] Spanos NP, Perlini AH, Robertson LA. Hypnosis, suggestion and placebo in the reduction of experimental pain. J Abnorm Psychol 1989 ; 98 : 285-93.
[27] Guy-Coichard C, Boureau F. Comprendre l'effet placebo pour mieux traiter la douleur. Rev Med Interne 2005 ; 26 : 226-32.
[28] Kiernan BD, Dane JR, Phillips LH, Price DD. Hypnotic analgesia reduced R-III nociceptive reflex: further evidence concerning the multifactorial nature of hypnotic analgesia. Pain 1995 ; 60 : 39-47.
[29] Bingel U, Lorenz J, Schoell E, Weiller C, Büche C. Mechanisms of placebo analgesia: rACC recruitment of a subcortical antinociceptive network. Pain 2006 ; 120 : 8-15.
[30] Watzlawick P. Le langage du changement. Paris : Éditions du Seuil, 1980.
[31] Chertok L. Les méthodes d'accouchement psychosomatiques sans douleur. L'Expansion 1957.
[32] Levitas E, Parmet A, Lunenfeld E, Bentov Y, Burstein E, Friger M, Potashnik G. Impact of hypnosis during embryo transfer on the outcome of *in vitro* fertilization-embryo transfer: a case-control study. Fertility and Sterility 2006 ; 85 (Issue 5) : 1404-8.
[33] Hérin JM. La naissance en douceur. Hypnose et Thérapies Brèves 2010 ; 16 : 46-9.
[34] Touyarot A. Pas À Pas. Guide d'auto-préparation à l'accouchement par l'hypnose. Bruxelles : Éditions Satas, 2006.
[35] Waisblat V. Mémoire de DU d'hypnose. Pitié Salpêtrière, 2008.

[36] Brunelle Y. Une source d'enseignements : les hôpitaux « magnétiques » américains. Pratiques et Organisation des Soins 2009 n° 1 (Disponible sur : http://www.ameli.fr/fileadmin/user_upload/documents/Les_hopitaux_magnetiques.pd).
[37] Lang EV, Rosen Max P. Cost analysis of adjunct hypnosis with sedation during outpatient interventional radiologic procedures. In : Radiology. Oak Brook (IL) : Radiological Society of North America, 2002, 2 : 375-82.

■ OUVRAGES ET ARTICLES CONSEILLÉS

Benhaiem JM, coord. L'hypnose aujourd'hui. Paris : Éditions InPress, 2006.
Edgette JH, Edgette JS. Manuel des phénomènes hypnotiques en psychothérapie. Bruxelles : Éditions Satas, 2009.
Erickson MH. L'intégrale des articles de Milton H. Erickson sur l'hypnose. 4 tomes. Bruxelles : Éditions Satas, 1999.
Farcy-Jacquet MP. La communication hypnotique dans la consultation courante en cancérologie. In : Virot C, ed. Recherches et succès clinique de l'hypnose contemporaine. Gap : Le souffle d'or, 2007.
Faymonville ME. L'hypnose en anesthésie réanimation, de l'application clinique aux mécanismes cérébraux. Thèse en vue de l'obtention du grade d'Agrégé de l'Enseignement Supérieur. Université de Liège, 2002. (Renseignements : secrétariat service d'anesthésie, CHU Sart Tilman, Liège.)
Gauchenot-Potin L. Hypnose et mémorisation per opératoire. In : Les actes du congrès Agora 2004. Label production Éd. (Disponible sur : http://www.emergences-rennes.com/bibliographie-hypnose/.)
Michaux D, Halfon Y, Wood C. Manuel d'hypnose pour les professions de santé. Paris : Maloine, 2007.
Parodi C, Kaiser K. Hypnose pratique au cabinet dentaire : hypnose et anesthésie. In : Virot C, ed. Recherches et succès clinique de l'hypnose contemporaine. Gap : Le souffle d'or, 2007.
Rossi EL. A discourse with our genes. The psychosocial and cultural genomics of therapeutic hypnosis and psychotherapy (Hardcover). Rome (Italie) : Editris, 2005.
Rossi EL. Free Book. 2007. Traduction française. Virot C, *et al.* (Disponible sur www.emergences-rennes.com).
Virot C. L'hypnose au quotidien. De la transe spontanée à l'hypnose médicale en anesthésie. In : Les actes du Congrès Agora 2002. Paris : Arnette, 2002.
Virot C. Association et dissociation. In : Michaux D, ed (sous la direction de). Hypnose et dissociation psychique. Paris : Maloine, 2003.

■ DVD CONSEILLÉS

Ginsbourger F. Les étapes de la transe. Étude d'une thyroïdectomie sous hypnose. Réalisation : Virot C, Rantière A. Emergences 2008 (Disponible sur : www.emergences-rennes.com).
Wood C, *et al.* Le bruit des vagues. Réalisation : Dal Molin M, Dal Molin B. © 2009 Advita Productions (disponible sur www.advita.com/boutique).

Annexes

Tableau I ■ Réinitialisation des cinq sens

Visuel	Auditif	Kinesthésique	Olfactif	Gustatif
Et vos yeux peuvent contempler Et j'invite les yeux à observer Et des images se présentent	Et vos oreilles peuvent entendre Et j'invite les oreilles à entendre, à trouver Et des sons se présentent à l'entrée des oreilles	Et des sensations se présentent Et je vous invite à observer les sensations tactiles	Et des odeurs se présentent devant les narines Et je vous invite à sentir des parfums	Et peut-être que sur la langue le goût de Et j'invite toutes les papilles à percevoir le goût
Des images Des taches de couleur Des formes différentes, certaines plus rondes, d'autres plus carrées ou carrément différentes De la lumière, des places de lumière et des places plus sombres, peut-être que la lumière se déplace de place en place Le ciel Le sol Des éléments de la nature Des éléments minéraux Tout autour des éléments vivants Peut-être d'autres personnes La ligne d'horizon peut être cachée Des bâtiments avec des murs, des ouvertures, un toit	Des sons Des bruits Des sons qui sont des sons et des sons qui sont des bruits Des musiques Des choses qui s'orchestrent comme des notes de musique Des murmures, la brise, les frémissements des éléments naturels Des cris ou des voix plus ou moins lointains Certains bruits sont comme des chuchotements, des murmures, des bruissements, des harmonies, des mélodies, des consonances	Les pieds sont bien en contact avec le sol ou, si vous êtes assis, ce sont les fesses qui peuvent ressentir ce contact La température est idéale L'air caresse la peau Et se présentent des sensations, des perceptions du monde autour Des impressions Peut-être les bras les jambes sont-ils en activité ou, au contraire, profitez-vous de l'immobilité Des sensations agréables Des muscles qui travaillent De l'ambiance	Des parfums Des effluves Des odeurs Des vapeurs Une odeur douce, suave, subtile, délicate, fraîche, musquée, volatile, parfumée, odorante, musquée, sucrée	Doux, sucré, moelleux, appétissant, exquis, délicieux, salé, épicé

Tableau 2 ■ Grille de conseils aléatoires

Les liaisons	Sujet	Verbes		Locutions adverbales
Et	Vous (tu)	Se mobilise	Change	Profondément
Alors	L'inconscient	Trie	Grandit	Pour vous
Aussi	Tout votre corps	Transforme	Demande	Tranquillement
Donc	Votre esprit	Façonne	Connaît	Simplement
Pendant que	L'esprit inconscient	Bâtit	Comprend	Agréablement
Alors que	Une partie de vous	Crée	Guérit	Complètement
Tout en	Un autre niveau	Apprécie	Améliore	Doucement
Dès que	Cela	Explore	Optimise	Avec lucidité
Aussitôt que	Une facette de votre esprit	Approfondit	Organise	Confortablement
	Toutes vos ressources	Évolue	Prend soin	À tous les niveaux
		Découvre		Consciemment
		Enrichit		Inconsciemment
		Décide		Et en collaboration avec votre esprit
		Résout		En toute sécurité
				Sans rien faire
				De façon autonome
				Avec plaisir
				Avec calme

Complément de temps	Complément d'objet direct	Adjectif	Objectif
À chaque respiration, souffle, inspiration, expiration	L'état hypnotique	Suffisant	Pour votre évolution
Maintenant	L'équilibre	Stimulant, important	Harmonie intérieure
Dans un instant	L'expérience	Profond, simple, sûr	Réalisation
À un moment connu de vous seul	Le confort	Nécessaire	Vie future
Au bon moment	Les changements	Utile	Bonne santé
Je ne sais pas encore quand	Les savoirs	Agréable	An changement que vous souhaitez
Complément de lieu	L'énergie	Unique	Une transe profonde et agréable
En vous (toi)	Les émotions	De chaque partie de vous	Pour explorer l'espace des solutions
Dans une partie de vous	Les sensations	Indispensable	Pour plus de maîtrise de votre confort
Dans un endroit connu de vous seul	Les apprentissages	Subtile	Pour la découverte d'un chemin utile
Dans un endroit secret	Les souvenirs	Utile	Pour la liberté de choisir
À l'endroit le plus adapté	Les comportements	Confortable	Pour votre bonheur, bien-être
En un grand nulle part	Les chemins de vie	Dont vous avez besoin	Pour mobiliser vos ressources utiles
Un endroit que vous connaissez bien	Le bonheur	Magnifique	Pour trouver ou retrouver du calme
	Le bien-être		
	Cette légèreté		
	Cette liberté		
	Les différents niveaux		
	Quelque chose de vraiment important		

■ ARTICLE PARU DANS LES ACTES DU CONGRÈS AGORA-ARNETTE 2006

DIFFICULTÉS RENCONTRÉES POUR LA MISE EN PLACE DE L'HYPNOSE AU BLOC OPÉRATOIRE

L. Delaunay*, F. Plantet**
** Département d'anesthésie réanimation, Clinique Générale – 74000 Annecy. ** Département d'anesthésie réanimation, Centre Hospitalier Régional – 74000 Annecy*

INTRODUCTION

Récemment le conseil national de l'ordre des médecins s'est inquiété du développement de l'hypnose et a interrogé la Société Française d'Anesthésie sur l'opportunité de telles pratiques. Cela illustre bien l'image « foraine » pour ne pas dire négative que véhicule encore cette technique. Pourtant il existe une littérature importante ayant montré puis validé son intérêt dans de nombreux domaines notamment en ce qui concerne l'anesthésie et l'analgésie (1). Le côté "magique" qu'on lui prête, la crainte de la perte de contrôle, l'idée d'une soumission à une force occulte sont encore très fortement ancrées dans l'imaginaire collectif et génèrent autant de craintes que d'espoirs injustifiés. Avant toutes choses, il convient de rappeler que l'hypnose est un état de conscience modifié, particulier qui ne correspond pas à un état de sommeil, le patient restant vigilant et coopérant. En pratique on n'est jamais "hypnotisé", on accepte qu'une tierce personne crée les conditions pour entrer « soi-même » en état d'hypnose. Il ne peut pas y avoir de processus hypnotique sans collaboration, motivation et confiance. L'hypnose n'étant finalement qu'un phénomène naturel et banal de concentration mentale ainsi que l'a défini Ericksson (2).

L'absence de critère objectif validant l'existence du processus hypnotique a longtemps été un frein à son utilisation. Le développement de la neuro-imagerie fonctionnelle (tomographie à émission de positons : TEP) a permis de mettre en évidence une cartographie spécifique du cerveau lors du processus hypnotique (1). D'autres études sur des volontaires sains ont montré que l'hypnose permettait de moduler la douleur (3-4). Enfin il faut reconnaître que l'efficacité, la simplicité, la bonne tolérance et la rapidité de l'anesthésie pharmacologique n'ont pas non plus favorisé le développement de l'hypnose.

L'hypnose a été utilisée dès 1821 en chirurgie, mais elle est resté longtemps anecdotique essentiellement pour les raisons précédemment décrites. C'est sous l'impulsion de gens comme Alain Forster à Genève et Marie Elisabeth Faymonville à Liège qu'elle est en train de trouver une place nouvelle dans l'arsenal thérapeutique des anesthésistes. Pour lever toute ambiguïté, il convient de parler plutôt d'hypnosédation, c'est-à-dire que l'hypnose est combinée à une sédation consciente intraveineuse et associée à une anesthésie locale dans le but de réduire au maximum la consommation d'agents anesthésiques. Ainsi au CHU de Liège, depuis le début des années 90, près de 5000 interventions ont été réalisées sous hypnosédation que ce soit des chirurgies mineures (varices, curetages...) ou plus conséquentes (thyroïdectomie, hystérectomie). Le bénéfice pour les patients se manifeste par un vécu très différent de l'acte chirurgical (le patient se sentant plus comme un acteur à part entière de son intervention) et des suites significativement améliorées avec une diminution de l'anxiété, de la douleur et une "récupération" plus rapide (5).

Une autre utilisation intéressante de l'hypnose en anesthésie concerne la préparation du patient. Une étude récemment publiée a comparé une prémédication classique avec du midazolam à une préparation par hypnose chez des enfants devant bénéficier d'une chirurgie ORL. Chez les enfants "hypnotisés", on observe une réduction de l'anxiété à l'induction et une diminution des troubles du comportement pendant la première semaine postopératoire (6). Indépendamment de la chirurgie, l'hypnose peut être une technique pertinente de prémédication même chez l'adulte. Plusieurs équipes utilisent l'hypnose pour la réalisation de techniques d'ALR comme alternative à la sédation. Cela semble particulièrement intéressant quand on sait que « la piqûre » est le plus mauvais souvenir rapporté par les patients après une ALR et que d'autre part la sédation IV reste controversée dans ce cas. L'hypnose conversationnelle est également très utile pour les anesthésistes. Le principe consiste à utiliser dans une simple conversation l'attitude et certains outils propres à l'Hypnose Ericksonienne pour induire des suggestions positives au patient mais hors de tout contexte hypnotique. Le choix des termes est important par exemple la phrase : "vous n'aurez pas mal .." est le meilleur moyen de faciliter l'apparition d'une douleur, l'inconscient ne retient pas la négation mais juste le mot "mal" ! Quelles sont les difficultés qui peuvent freiner le développement de l'hypnosédation au bloc opératoire ? La première est évidente, il s'agit d'une technique avec ses possibilités, ses avantages et ses inconvénients, ses indications et ses contre-indications, elle n'est pas intuitive et impose un apprentissage orienté sur l'activité anesthésique. Il existe maintenant plusieurs centres spécialisés et il est indispensable de suivre une formation adéquate avant de débuter l'hypnosédation. Le chirurgien étant partie prenante de la technique, il est indispensable d'obtenir son acceptation et sa participation totale. Celui-ci doit en outre parfaitement maîtriser son geste chirurgical. Il est également important de bien sélectionner les types de chirurgie pouvant se prêter à une telle prise en charge. Celle-ci doit pouvoir en effet être réalisée sous anesthésie locale avec des doses raisonnables d'anesthésiques locaux. Elle nécessite une coopération de l'ensemble des intervenants du bloc comme les infirmières anesthésistes ou de bloc opératoire mais également des brancardiers. L'ambiance au bloc doit être calme, avec un niveau sonore minimum, sans conversation inutile, sans déplacements inutiles. Il faut donc considérer que l'introduction de l'hypnose au bloc opératoire ne relève pas de la seule volonté de l'anesthésiste mais de l'ensemble de la structure au sens large. Il est évident que, non seulement, l'accord du patient est indispensable (obligation légale) mais cette technique requiert de surcroît une participation complète de sa part ainsi qu'une bonne compréhension du déroulement de l'intervention et des principes de l'hypnose, notamment la conservation d'un état de conscience. La crainte de l'échec est également souvent mise en avant, mais il ne faut pas perdre de vue que ces patients sont perfusés et monitorés comme pour n'importe quelle anesthésie et qu'il est toujours possible d'endormir le patient en cas d'échec. En plus il apparaît clairement que cette inquiétude diminue rapidement avec l'expérience et le parallèle souvent fait à cet égard avec l'ALR est réaliste. En ce qui concerne l'anesthésiste en lui-même la principale limite retrouvée est, comme souvent, la nécessité de modifier ses habitudes de travail. Même si son rôle peut être plus ou moins important selon les temps opératoires, l'hypnosédation nécessite la présence permanente de l'anesthésiste et une implication personnelle importante pendant toute la durée de l'intervention. Enfin il est classiquement reproché à cette technique son caractère chronophage. Là aussi, le parallèle avec l'ALR est intéressant car il s'agit en pratique essentiellement d'un problème d'organisation . Si le patient est correctement préparé, l'induction de l'hypnose peut débuter dès l'installation pendant que les panseuses et les chirurgiens finissent de se préparer. Tout doit et peut se faire en limitant le volume sonore, et en préservant au maximum l'isolement sensoriel du patient. Certains

bruits incontournables ou l'installation des champs peuvent même être intégrés au discours de l'anesthésiste pendant l'induction. En ce qui concerne l'intervention en elle-même la technique ne semble pas majorer les durées opératoires (7).
Ayant suivi une formation d'hypnose en 2004 il m'a semblé intéressant 1 an après d'effectuer une petite enquête auprès des gens ayant également suivi cette formation pour voir où ils en étaient, quelles étaient leurs pratiques et quelles difficultés ils avaient pu rencontrer.

MÉTHODOLOGIE ET RÉSULTATS

Une enquête téléphonique a été effectuée sur le groupe ayant participé à la formation "hypnose en anesthésie" en 2004 environ 1 an après. Sur les 24 participants 20 ont pu être contactés, le questionnaire est fourni en annexe. 11 femmes pour 9 hommes, l'âge moyen était de 40 ± 6 ans. La majorité des participants à la formation n'avait jamais pratiqué l'hypnose avant la formation (fig 1). Un an après la formation, 76 % des personnes interrogées ont une pratique régulière de l'hypnosédation (fig. 2), de plus toutes sauf une, utilise l'hypnose dans d'autres indications que l'hypnosédation (fig. 3). La figure 4 donne les interventions les plus souvent pratiquées sous hypnosédation. Parmi ceux pratiquant l'hypnosédation, la majorité considère leur activité comme insuffisante (fig. 5) et essentiellement pour des problèmes d'organisation (fig. 6). Cinq (25%) n'ont aucune activité d'hypnosédation le fait d'être seul et la crainte de l'échec sont les raisons principales, un seul n'a pas été convaincu par la technique. Enfin pour développer la technique c'est la formation (collègues supplémentaires et individuelle) ainsi que l'information vers les patients qui arrivent en tête (fig. 7).

Fig. 1 : Réponses question 1

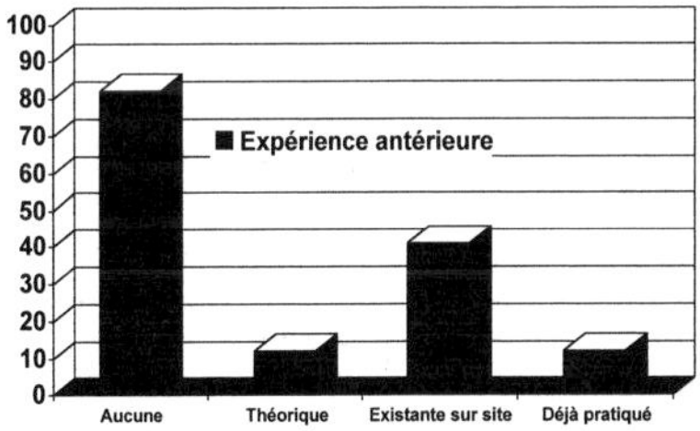

Fig. 2 : Réponses question 2

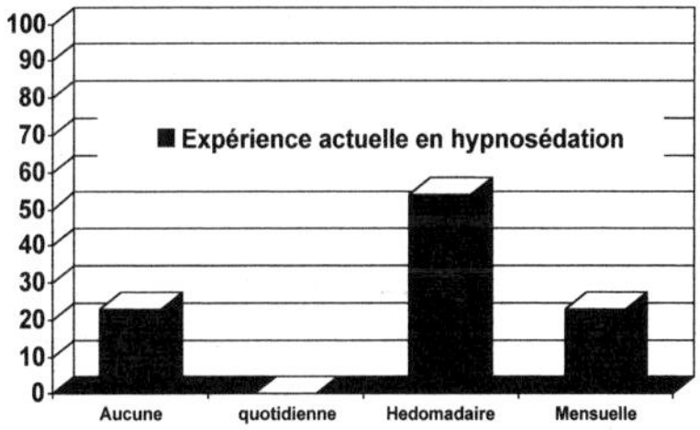

Fig. 3 : Réponses question 3

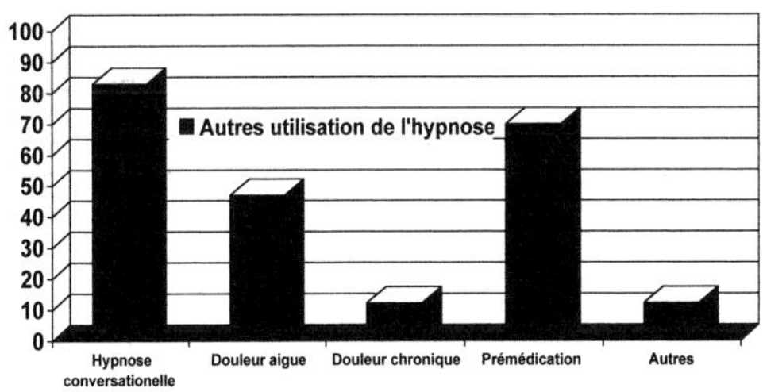

Fig. 4 : Réponses question 4

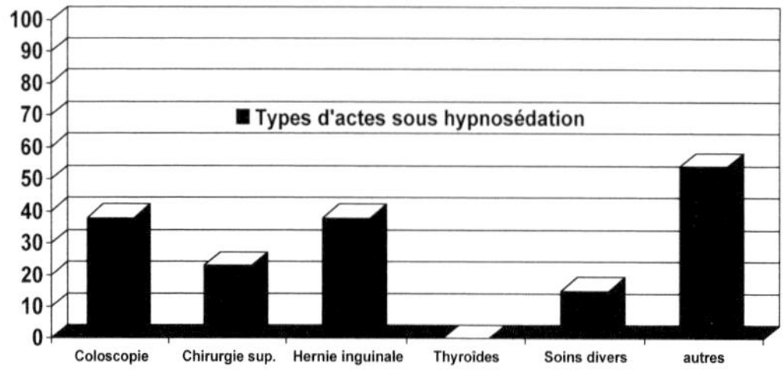

Fig. 5 : Réponses question 6

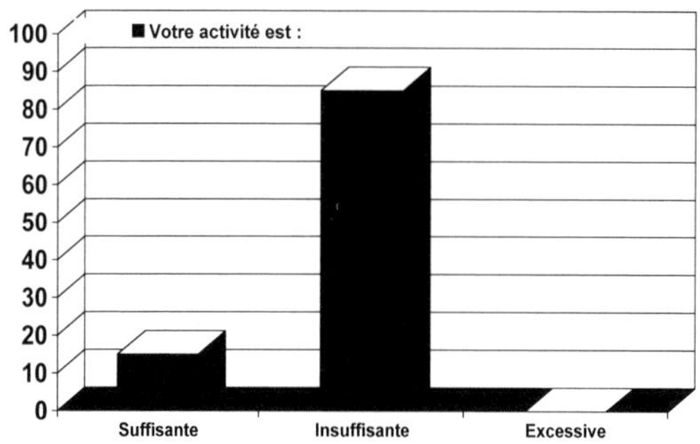

Fig. 6 : Réponses question 8

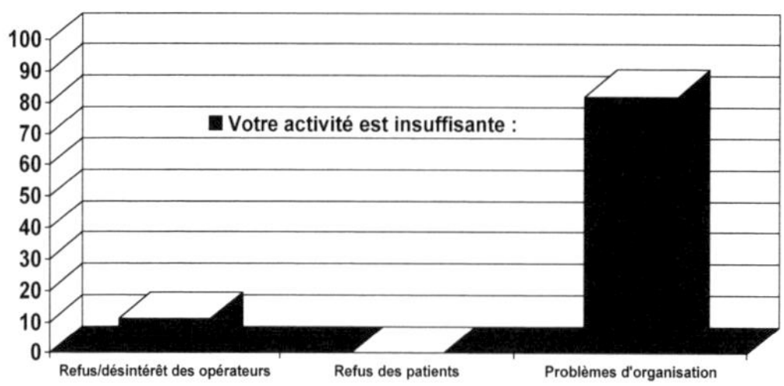

Fig. 7 : Réponses question 11

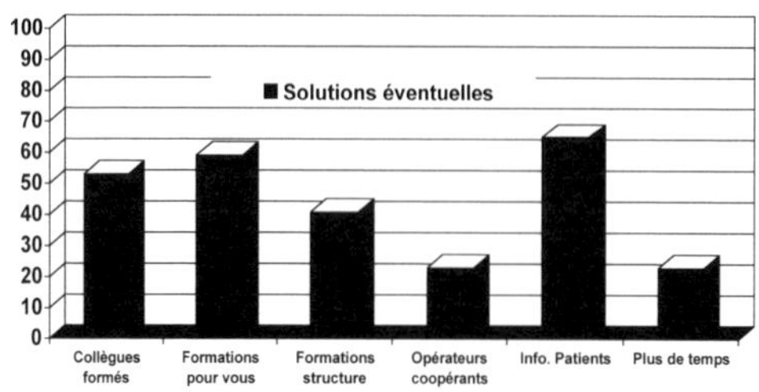

DISCUSSION

Le résultat le plus significatif de cette enquête est certainement le fait qu'avec une formation relativement courte (9j) prés de 80% des participants ont pu pratiquer l'hypnosédation de façon régulière. Il faut toutefois souligner que la majorité des anesthésistes souhaiterait compléter leur formation avec des stages de perfectionnement. La modulation de l'enseignement initial reposant sur des bases théoriques et pratiques permet une application immédiate, mais une consolidation des connaissances semble nécessaire. Dans le même ordre d'idée, on peut également remarquer l'importance du "compagnonnage". Les participants venus au moins à 2 d'une même structure ou travaillant dans des établissements où l'hypnose était déjà utilisée ont développé une activité plus importante. La pratique d'une nouvelle technique est en effet source d'inquiétude et de difficultés d'organisation qui sont forcément aplanies si d'autres membres de l'équipe peuvent encadrer les premiers pas de l'anesthésiste. En outre une équipe déjà étoffée paraît d'emblée plus performante et peut ainsi plus aisément organiser la prise en charge des patients. Ainsi les cinq personnes qui n'ont pas pratiqué d'hypnosédation ont mis en avant le fait d'être seules. En conséquence de quoi, il peut être intéressant de concevoir la mise en place de la technique avec une équipe cohérente et formée de plusieurs médecins et/ou IADE. Ce principe de travail en équipe permet d'envisager plus facilement une prise en charge régulière et facilement intégrable dans la programmation du bloc. La crainte de l'échec et de la gestion de celui-ci est généralement évoqué moins spontanément mais joue probablement un rôle important dans les réticences des praticiens et renvoie à la nécessité de formations complémentaires. Il n'est pas inutile également de prévoir dans la structure une information sur la technique à destination de tous les intervenants (chirurgiens, personnels du bloc et des services) afin de les sensibiliser mais aussi d'expliquer objectivement l'apport de l'hypnose pour les patients. On a déjà évoqué l'ambiance nécessaire à l'induction hypnotique et tous les acteurs de la structure doivent avoir les éléments pour comprendre les principes de cette prise en charge et pouvoir s'impliquer en toute connaissance de cause.

Pratiquement tous les participants utilisent l'hypnose de façon régulière dans d'autres indications. Les techniques d'hypnose conversationnelle, la prise en charge de la douleur ou des prémédications par hypnose ouvrent d'autres perspectives intéressantes et manifestement plus simples à mettre en œuvre lorsqu'on débute avec cet outil.

L'utilisation de cette technique reste encore malgré tout très limitée, au mieux hebdomadaire, et ne concerne que quelques patients. L'enquête donne quelques indications pour expliquer cela. Contrairement à ce que l'on aurait pu penser, le refus ou le désintérêt des opérateurs n'est pas un facteur limitant, la principale difficulté semblant être d'ordre organisationnel. Cette prise en charge nécessite, outre les problèmes de formation que nous avons déjà évoqués, une chirurgie adaptée, des chirurgiens travaillant en parfaite collaboration avec l'anesthésiste et des patients coopérants. Les actes chirurgicaux réalisés sous hypnose ne peuvent être, dans un premier temps du moins, que des gestes simples. Comme toute nouvelle technique, elle nécessite un apprentissage et ne peut être projetée sur des gestes plus lourds que par des équipes entraînées. L'allongement des temps opératoires n'est pas retrouvé dans les centres référents mais reste possible tant que le tandem anesthésiste-chirurgien n'est pas parfaitement rodé. Au début, il convient donc de cibler ses indications et de sélectionner en pratique des actes courts dans des programmes pas trop chargés. Le chirurgien, on l'a déjà dit, se doit d'être doux, patient, d'être capable de réaliser son geste sous une anesthésie locale de bonne qualité et de communiquer avec l'anesthésiste afin d'anticiper les temps plus douloureux. En discutant avec les anesthésistes ayant participé à cette enquête, il s'avère qu'il est le plus souvent possible de trouver des opérateurs qui sont intéressés par cette nouvelle technique. Ce n'est donc pas un frein pour au moins débuter cette activité. Une autre difficulté est la sélection et l'information des patients. Le chirurgien a un rôle important en proposant à sa consultation l'hypnosédation, Cette étape est essentielle car elle rassure le patient sur la cohésion de l'équipe. Pendant la consultation d'anesthésie, il convient de bien exposer les tenants et les aboutissants de la technique et permettre ainsi de lever les idées reçues. Il est en effet primordial, comme pour tout anesthésie, que le patient soit parfaitement informé et coopérant. On remarque dans cette enquête que les anesthésistes ont principalement pratiqué l'hypnose sur une population d'adulte et seulement un tiers chez les enfants. L'enfant doit effectivement être capable d'établir une relation avec le médecin (en pratique vers 4 ans) mais on peut s'étonner que l'hypnose n'ait pas été plus utilisée en prémédication. La peur de l'échec en est probablement la cause essentielle et on peut penser que les praticiens attendent de mieux maîtriser la technique avant d'élargir leurs indications. Le manque de temps peut également être une explication valable puisque la prémédication nécessite de pouvoir se dégager du temps avant l'intervention voir idéalement d'aller chercher l'enfant dans sa chambre (6).

L'ensemble des résultats de cette enquête reste encourageant puisque, outre le fait qu'une grande partie des anesthésistes formés se soient « lancés » dans l'application pratique de la technique, la même proportion souhaiterait élargir ses indications et développer cette prise en charge.

CONCLUSION

L'hypnose se présente donc comme un outil à la disposition de l'anesthésiste mais qui nécessite la formation non seulement du praticien mais aussi de son équipe. La mise en place d'une organisation adaptée, de la consultation à l'organisation du programme opératoire, est nécessaire mais ne représente pas un obstacle insurmontable. Cette technique impose cependant de bien sélectionner les patients et les actes chirurgicaux adéquats et de mettre en œuvre une information complète du patient et des différents intervenants. Avant toute chose, et c'est probablement le plus important, il est indispensable d'être convaincu par la technique et savoir que l'on est capable de le faire. Le classique parallèle avec l'anesthésie locorégionale, cher à Alain Thomas, prend ici toute sa valeur.

RÉFÉRENCES

1) **Faymonville ME, Joris J, Lamy M, Maquet P, Laureys S**. Hypnose : des bases neurophysiologiques à la pratique clinique. *Conférence d'actualisations, Congrés SFAR* 2005; 59-69.

2) **Erickson MH**. L'hypnose thérapeutique 3ème édition.

3) **Langlade A, Jussiau C, Lamonerie L, Marret E, Bonnet F**. Hypnosis increases heat detection and heat pain thresholds in healthy volunteers. *Reg Anesth Pain Med.* 2002 Jan-Feb;27:43-6.

4) **Faymonville ME, Roediger L, Del Fiore G, Degueldre C, Phillips C, Lamy M, Luxen A, Maquet P, Laurey S**. Increased cerebral functional connectivity underlying the antinociceptive effects of hypnosis. *Cog Brain Res* 2003 ;17 :255-62.

5) **Faymonville ME**. Hypnose et anesthésie : Quelle est la part du rêve ? MAPAR 2005. *MAPAR éditions le Kremlin Bicètre* ; 311-18.

6) **Calipel S, Lucas-Polomeni MM, Wodey E, Ecoffey C**. Premedication in children : hypnosis versus midazolam. *Paediatric Anaesth* 2005 ;15 :275-81.

7) **Defechereux TH, Degauque C, Fumal I, Faymonville ME, Joris J, Hamoir M, Meurisse M**. L'hypnosedation un nouveau mode d'anesthésie pour la chirurgie endocrine cervicale. Etude prospective randomisée. *Annales de Chirurgie* 2000 ;125 :539-46.

ANNEXE 1

N° :

Sexe : M – F Âge : ans

Spécialité :

Activité : Structure hospitalière – Cabinet isolé – Cabinet de groupe

1) Expérience antérieure à la formation :

- Aucune
- Formation d'initiation théorique
- Activité déjà existante sur le site IADE ou ARE/autres médecins
- Déjà pratiqué un peu

2) Expérience actuelle en hypnosédation vraie :

- Quotidienne
- Hebdomadaire : 1 à 4/semaine
- Mensuelle : 1 à 3 /mois
- Aucune

3) Autres utilisations de l'hypnose

- Hypnose conversationnelle
- Douleur aiguë
- Douleur chronique
- Prémédication
- Autres :

4) Type d'acte

- Coloscopie
- Chirurgie superficielle : esthétique, K cutanés
- Hernie inguinale
- Thyroïde
- Soins divers
- Autres :

5) Quels patients ?

- Pédiatrie % (< 16 ans)
- Adultes : 90 %

6) Si vous pratiquez régulièrement de l'hypnosédation, considérez-vous votre activité comme étant :
- Suffisante
- Insuffisante
- Excessive

7) Votre activité est suffisante. Pourquoi ?
- La demande est satisfaite
- Les indications sont limitées
- Vous ne souhaitez pas en faire plus

8) Votre activité est insuffisante. Pourquoi ?
- Refus des opérateurs
- Refus des patients
- Problèmes d'organisation

9) Votre activité est excessive. Pourquoi ?
- Demande trop importante
- Pas assez de temps
- Trop d'indications

10) Vous ne pratiquez pas du tout l'hypnose. Pourquoi ?
- Refus des patients
- Refus des opérateurs
- Vous êtes seul
- Crainte de l'échec
- Problèmes organisationnels
- Vous n'avez pas été convaincu par la technique

11) Quelles seraient les solutions éventuelles pour débuter ou développer cette activité ?
- Collègues supplémentaires
- Formations complémentaires pour vous
- Formations, sensibilisation dans la structure dans laquelle vous travaillez
- Trouver un opérateur coopérant
- Information des patients
- Plus de temps
- Autres :

■ FICHE D'INFORMATION SUR L'UTILISATION DE L'HYPNOSE AU SEIN D'UN ÉTABLISSEMENT (HTTP://WWW.ANESTHESIE-RENNES.COM)

Certaines interventions ou investigations peuvent être réalisées sous hypnosédation. Il s'agit d'une technique qui, en couplant de l'hypnose à des tranquillisants, permet d'éviter l'anesthésie générale. Cette technique nécessite la coopération du patient et le rend acteur de son soin.

Quelles sont les interventions qui sont réalisables ? Les interventions qui peuvent être faites sous anesthésie locale, les colonoscopies, les interventions pour contraception tubaire… Il est difficile d'établir une liste exhaustive et le mieux est de poser la question au médecin ou au chirurgien qui vous opérera, pour savoir si l'intervention est réalisable sous hypnose et s'il accepte de le faire.

L'hypnose médicale n'est pas de la magie, c'est une méthode qui, par des techniques d'absorption de la conscience, permet de focaliser l'attention du patient sur autre chose que l'opération elle-même et transforme ainsi une réalité qui pourrait être mal vécue en un moment agréable. À tout moment, il est possible de compléter l'hypnose par des petites quantité de médicaments destinées à lutter contre la douleur ou à augmenter la relaxation. Et, si la technique d'hypnosédation s'avérait insuffisante, l'anesthésiste est là pour réaliser une anesthésie générale, si le patient décide d'interrompre l'hypnose.

Environ la moitié des anesthésistes de notre établissement sont déjà formés à l'hypnose et peuvent vous proposer cette technique. La question peut être posée lors de la consultation d'anesthésie, le mieux étant de le déclarer lorsque vous prenez votre rendez-vous pour cette consultation afin qu'on puisse vous faire rencontrer un médecin si possible déjà formé à l'hypnose.

La consultation d'anesthésie s'établira alors en deux parties : une partie où on vous interrogera sur vos antécédents médicaux et où il sera procédé à un examen clinique, comme pour toute anesthésie, et une deuxième partie où on vous expliquera ce qu'est l'hypnose ; il vous sera remis un document complétant les informations données par oral. Il est alors toujours possible de prendre sa décision entre le moment où vous rencontrez l'anesthésiste pour la première fois et celui où vous venez pour vous faire opérer ou pour avoir votre examen sous anesthésie.

L'hypnose médicale peut aussi être parfois utilisée à la maternité pour vous faire patienter en attendant la réalisation d'une anesthésie péridurale ou si cette dernière est récusée pour des raisons médicales. La plupart des sages-femmes et des auxiliaires de puériculture de notre établissement ont été initiées à l'hypnose dans le cadre de la formation continue interne à l'établissement. De même, pour le confort de nos patients et dans le cadre de la lutte contre la douleur, des infirmières des services de médecine, de chimiothérapie et de salle de réveil ont bénéficié de cette initiation. Chaque année de nouveaux professionnels sont ainsi formés en interne par les anesthésistes de notre hôpital.

L'hypnose médicale peut être utilisée de façon formelle pour réaliser des interventions mais aussi, de façon plus discrète, pour favoriser le confort péri-opératoire (poses de perfusions, réalisation des anesthésies locorégionales, mise en condition avant l'anesthésie générale, utilisation au réveil...). Elle peut être également utile pour améliorer la communication ; des techniques issues de ce qu'on appelle « l'hypnose conversationnelle » peuvent ainsi être mises en œuvre pour établir une bonne relation avec le patient et favoriser l'alliance thérapeutique bénéfique pour le patient mais aussi pour le médecin ou le professionnel de santé qui trouve dans la fluidité de cette relation un épanouissement professionnel de qualité.

Mise en page : Stdi
Achevé d'imprimer en mars 2012 par Wilco
Dépôt légal : juin 2010

Imprimé aux Pays-Bas